国家卫生健康委员会"十三五"规划教材

全国高等职业教育教材

供助产专业用

妇科护理学

第 2 版

U0207768

主　编　程瑞峰

副主编　莫洁玲　杨小玉

编　者（按姓氏笔画排序）

王钰姗（江西卫生职业学院）（兼秘书）　　李德琴（襄阳职业技术学院）

牛　倩（河南护理职业学院）　　　　　　杨小玉（天津医学高等专科学校）

左欣鹭（承德护理职业学院）　　　　　　周　雪（山西医科大学汾阳学院）

刘　莉（黑龙江护理高等专科学校）　　　姚晓岚（上海健康医学院）

刘立新（大庆医学高等专科学校）　　　　莫洁玲（广西医科大学护理学院）

汤　云（青岛市妇女儿童医院）　　　　　韩　琦（哈尔滨医科大学附属第二医院）

李　琴（大理护理职业学院）　　　　　　程瑞峰（江西卫生职业学院）

李仁兰（重庆医科大学附属第二医院）

人民卫生出版社

图书在版编目（CIP）数据

妇科护理学 / 程瑞峰主编. —2 版. —北京：人
民卫生出版社，2019

ISBN 978-7-117-27743-3

Ⅰ. ①妇…　Ⅱ. ①程…　Ⅲ. ①妇科学－护理学－高等
职业教育－教材　Ⅳ. ①R473.71

中国版本图书馆 CIP 数据核字（2019）第 002260 号

| 人卫智网 | www.ipmph.com | 医学教育、学术、考试、健康，购书智慧智能综合服务平台 |
| 人卫官网 | www.pmph.com | 人卫官方资讯发布平台 |

妇科护理学
第 2 版

主　　编：程瑞峰
出版发行：人民卫生出版社（中继线 010-59780011）
地　　址：北京市朝阳区潘家园南里 19 号
邮　　编：100021
E - mail：pmph @ pmph.com
购书热线：010-59787592　010-59787584　010-65264830
印　　刷：河北新华第一印刷有限责任公司
经　　销：新华书店
开　　本：850×1168　1/16　印张：13　插页：8
字　　数：411 千字
版　　次：2014 年 1 月第 1 版　　2019 年 1 月第 2 版
　　　　　2023 年 11 月第 2 版第 10 次印刷（总第 16 次印刷）
标准书号：ISBN 978-7-117-27743-3
定　　价：39.00 元
打击盗版举报电话：010-59787491　E-mail：WQ @ pmph.com
（凡属印装质量问题请与本社市场营销中心联系退换）

高等职业教育三年制护理、助产专业全国规划教材源于原国家教育委员会"面向 21 世纪高等教育教学内容和课程体系改革"项目子课题研究,是由原卫生部教材办公室依据课题研究成果规划并组织全国高等医药院校专家编写的"面向 21 世纪课程教材"。本套教材是我国高等职业教育护理类专业第一套规划教材,第一轮于 1999 年出版,2005 年和 2012 年分别启动第二轮和第三轮修订工作。其中《妇产科护理学》等核心课程教材列选"普通高等教育'十五''十一五'国家级规划教材"和'十二五''十三五''十四五'职业教育国家规划教材",为我国护理、助产专业人才培养做出卓越的贡献!

根据教育部和国家卫生健康委员会关于新时代职业教育和护理服务业人才培养相关文件精神要求,在全国卫生职业教育教学指导委员会指导下,组建了新一届教材建设评审委员会启动第四轮修订工作。新一轮修订以习近平新时代中国特色社会主义思想为指引,全面落实党的二十大精神进教材相关要求,坚持立德树人,对接新时代健康中国建设对护理、助产专业人才培养需求。

本轮修订的重点:

1. **秉承三基五性** 对医学生而言,院校学习阶段的学习是一个打基础的过程。本轮教材修订工作秉承人民卫生出版社国家规划教材建设"三基五性"优良传统,在基本知识、基本理论、基本技能三个方面进一步强化夯实医学生基础。整套教材从顶层设计到选材用材均强调思想性、科学性、先进性、启发性、适用性。在思想性方面尤其突出新时代育人导向,各教材全面融入社会主义核心价值观,体现"敬佑生命、救死扶伤、甘于奉献、大爱无疆"的卫生与健康工作者精神,将政治素养和医德医技培养贯穿修订、编写及教材使用全过程。

2. **强化医教协同** 本套教材评审委员会和编写团队进一步增加了临床一线护理专家,更加注重吸收护理业发展的新知识、新技术、新方法以及产教融合新成果。评委会在全国卫生职业教育教学指导委员会指导下,在加强顶层设计的同时注重指导各修订教材对接最新专业教学标准、职业标准和岗位规范要求,更新包括疾病临床治疗、慢病管理、社区护理、中医护理、母婴护理、老年护理、长期照护、康复促进、安宁疗护以及助产等在内的护士执业资格考试所要求的全部内容,力求使院校教育、毕业后教育和继续教育在内容上相互衔接,凸显本套教材的协同性、权威性和实用性。

3. **注重人文实践** 护理工作的服务对象是人,护理学本质上是一门人学,而且是一门实践性很强的科学。第四轮修订坚持以学生为本,以人的健康为中心,注重人文实践。各教材围绕护理、助产专业人才培养目标,将知识、技能与情感、态度、价值观的培养有机结合,引导学生将教材中学到的理论、方法去观察病情、发现问题、解决问题,在加深学生对理论的认知、理解和增强解决未来临床实际问题的能力的同时,更加注重启发学生从心灵深处自悟、陶冶灵魂,从根本上领悟做人之道。

4. **体现融合创新** 当前以信息技术、人工智能和新材料等为代表的新一轮科技革命迅猛发展,包括护理学在内的多个学科呈深度交叉融合。本套教材的修订与时俱进,主动适应大数据、云计算和移动通讯等新技术新手段新方法在卫生健康和职业教育领域的广泛应用,体现卫生健康及职业教育与新技术的融合成果,创新教材呈献形式。除传统的纸质教材外,本套教材融合了数字资源,所选素材主题鲜明、内容实用、形式活泼,拉近学生与理论课和临床实践的距离。通过扫描教材随文二维码,线上与线下的联动,激发学生学习兴趣和求知欲,增强教材的育人育才效果。

全套教材包括主教材、配套教材及数字融合资源,分职业基础模块、职业技能模块、人文社科模块、能力拓展模块、临床实践模块 5 个模块,共 47 种教材,其中修订 39 种,新编 8 种,供护理、助产 2 个专业选用。

教 材 目 录

序号	教材名称	版次	所供专业	配套教材
1	人体形态与结构	第2版	护理、助产	√
2	生物化学	第2版	护理、助产	√
3	生理学	第2版	护理、助产	√
4	病原生物与免疫学	第4版	护理、助产	√
5	病理学与病理生理学	第4版	护理、助产	√
6	正常人体结构	第4版	护理、助产	√
7	正常人体功能	第4版	护理、助产	
8	疾病学基础	第2版	护理、助产	
9	护用药理学	第4版	护理、助产	√
10	护理学导论	第4版	护理、助产	
11	健康评估	第4版	护理、助产	√
12	基础护理学	第4版	护理、助产	√
13	内科护理学	第4版	护理、助产	√
14	外科护理学	第4版	护理、助产	√
15	儿科护理学	第4版	护理、助产	√
16	妇产科护理学	第4版	护理	
17	眼耳鼻咽喉口腔科护理学	第4版	护理、助产	√
18	母婴护理学	第3版	护理	
19	儿童护理学	第3版	护理	
20	成人护理学（上册）	第3版	护理	
21	成人护理学（下册）	第3版	护理	
22	老年护理学	第4版	护理、助产	
23	中医护理学	第4版	护理、助产	√
24	营养与膳食	第4版	护理、助产	
25	社区护理学	第4版	护理、助产	
26	康复护理学基础	第2版	护理、助产	
27	精神科护理学	第4版	护理、助产	
28	急危重症护理学	第4版	护理、助产	

续表

序号	教材名称	版次	所供专业	配套教材
29	妇科护理学	第 2 版	助产	√
30	助产学	第 2 版	助产	
31	优生优育与母婴保健	第 2 版	助产	
32	护理心理学基础	第 3 版	护理、助产	
33	护理伦理与法律法规	第 2 版	护理、助产	
34	护理礼仪与人际沟通	第 2 版	护理、助产	
35	护理管理学基础	第 2 版	护理、助产	
36	护理研究基础	第 2 版	护理、助产	
37	传染病护理	第 2 版	护理、助产	√
38	护理综合实训	第 2 版	护理、助产	
39	助产综合实训	第 2 版	助产	
40	急救护理学	第 1 版	护理、助产	
41	预防医学概论	第 1 版	护理、助产	
42	护理美学基础	第 1 版	护理	
43	数理基础	第 1 版	助产、护理	
44	化学基础	第 1 版	助产、护理	
45	信息技术与文献检索	第 1 版	助产、护理	
46	职业规划与就业指导	第 1 版	助产、护理	
47	老年健康照护与促进	第 1 版	护理、助产	

数字内容编者名单

主　编　程瑞峰

副主编　莫洁玲　杨小玉

编　者（按姓氏笔画排序）

王钰姗（江西卫生职业学院）（兼秘书）

牛　倩（河南护理职业学院）

左欣鹭（承德护理职业学院）

刘　莉（黑龙江护理高等专科学校）

刘立新（大庆医学高等专科学校）

汤　云（青岛市妇女儿童医院）

李　琴（大理护理职业学院）

李仁兰（重庆医科大学附属第二医院）

李德琴（襄阳职业技术学院）

杨小玉（天津医学高等专科学校）

周　雪（山西医科大学汾阳学院）

姚晓岚（上海健康医学院）

莫洁玲（广西医科大学护理学院）

韩　琦（哈尔滨医科大学附属第二医院）

程瑞峰（江西卫生职业学院）

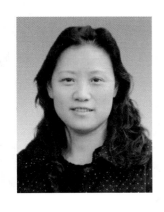

程瑞峰，主任医师、教授。现任江西卫生职业学院副院长。从事护理、助产专业妇产科教学、管理和研究三十余年。获得"江西省卫生科技先进个人""江西省高等学校中青年骨干教师""江西省卫生系统学术和技术带头人培养对象"等荣誉称号。在各类期刊发表论文二十余篇，主编、副主编专业教材二十余部，主持和参与各类科研项目十余项。主持的助产学课程为江西省高等学校省级精品在线开放课程。

兼任中国妇幼保健协会助产士分会常务委员及助产教育专业学组委员会副主任委员，全国高职高专助产专业教材评审委员会主任委员，全国高等卫生职业教育护理类专业规划教材评审委员会常务委员，教育部现代学徒制工作专家指导委员会入库专家，江西省教育督导专家，江西省妇幼保健与优生优育协会助产士分会主任委员等职务。

寄语：

同学们，人类的繁衍离不开助产士，助产士守护着生命的起点，助产士专业能力是广泛的知识、熟练的技能和高尚职业道德的结合。希望你们努力学习尽快成长为一名优秀的助产士！做孕产妇真正意义上的守护神和合作伙伴，为保障母婴安康、提高人口素质助力！

助产士（midwife）被誉为"双手托着两个生命"的天使，是母婴生命的守护神，其工作质量对降低孕产妇和围产儿死亡率、优生优育及提高母儿健康水平意义重大。助产士将为广大妇女提供整个孕期、产时和产后必要的支持、护理和咨询，在职责范围内进行助产接生、提供新生儿照护，为孕产妇提供全程连续性服务，让她们今后提到分娩过程时，永远是幸福、温暖的回忆。助产人员素质关系到一个国家和地区出生人口的质量，反映其经济发展水平。

高职高专助产专业是职业教育中独具特色并人才紧缺的专业，尤其是在全面放开二孩政策之后，我国各级医疗卫生机构高级助产人员严重不足。为满足全国各有关院校高职高专助产专业教学的需要，全国卫生职业教育教材建设指导委员会组织国内相关专业教师和临床医护专家，在2014年1月首次出版了高职高专助产专业职业技能核心课程《妇科护理学》《助产学》《优生优育与母婴保健》《助产综合实训》规划教材，以上教材的出版解决了以往简单将护理专业教材使用在助产专业教育中，造成教学与临床助产岗位脱节，助产专业学生进入临床角色适应慢等影响教学效果的瓶颈问题，得到了各高职高专院校的高度肯定。现根据第一轮教材使用的反馈意见和助产专业发展最新进展进行修订，以便能更好地服务于广大师生。

妇科护理学实践应用性强，是助产专业学生进入临床实践必须掌握的基础知识和基本技能。本教材全面落实党的二十大精神进教材相关要求，编写遵循"三基五性"以及"必需、够用、实用、好用"的原则，认真把握教材的广度与深度，力求做到编排合理、内容精选、深浅适宜、详略有度、文字通顺、便于教学。注重全套教材的整体优化，章节前运用了情景导入激发学生学习兴趣，正文中插入知识链接拓展学生视野，章末设置了思考题帮助学生复习、巩固知识，依据全国护士执业资格考试大纲和助产岗位核心胜任能力对考点和重点内容进行了特殊标识。从专业实际工作任务出发，参照助产专业临床规范，符合和满足高职高专教育的培养目标和技能要求，重视培养学生独立分析和解决护理实践问题的能力。同时充分体现以"人的健康为中心"的整体护理理念，突出体现人文关怀、护理技术操作人性化，尽可能做到"面向临床，学用一致"，培养具有较高综合职业素质的现代高级助产人才。

本教材全面介绍了妇科常见病、多发病，包括计划生育、性与性功能障碍、妇女保健等护理相关内容，共20章，适用于助产专业高职高专层次教育或继续教育，也可供临床护士、助产士执业考试及相关人员参考。本教材实现了教材的立体化建设，配套编写了《妇科护理学实训和学习指导》，包括重点难点提示、实践指导、与护士执业资格考试接轨的习题集，并依据全国助产、护理专业技能操作竞赛的参考评分办法制定了各项操作考核与评分标准，让教学活动能进行自评与互评，强化操作技能。另外附有数字资源服务内容供教师课堂教学和学生课后复习和拓展学习使用。

教材编写过程中得到了江西卫生职业学院和各参编者所在单位的大力支持,使教材的编写工作得以顺利进行,在此表示诚挚谢意。本教材的内容及编排难免存在疏漏和不妥之处,殷切期望使用本教材的广大师生和同道们给予批评指正,以便再次修订时改进和完善。

程瑞峰

2023 年 10 月

教学大纲(参考)

目　录

绪 论

一、妇科护理学的定义与范畴

妇科护理学是研究女性在非妊娠状态下，生殖系统的生理、病理及其相关的病因、机制以及心理-社会等方面的行为反应，运用护理程序对其现存和潜在的健康问题实施整体护理的一门科学，包括了计划生育和妇女保健内容，是临床护理学的重要组成部分，也是助产专业的专业核心课程之一。计划生育主要研究女性生育的调控，包括生育时期的选择、生育数量和间隔的控制及非意愿妊娠的预防和处理等。妇女卫生保健是根据女性的生理特点，运用现代医学科学技术，采取有效的防御措施，对妇女经常性开展预防保健工作，不断提高妇女的生殖健康水平。

目前，国际上一般以妇女和儿童的健康水平作为衡量国家经济与社会发展状况的一个重要指标。现代医学模式及健康观念的转变是人们对生殖健康和医疗保健需求的变化，妇科护理学的研究领域已从单纯的"疾病护理"向"健康促进"过渡，并逐渐演变发展形成一门独立的学科。

二、妇科护理学的发展概况

约在公元前 1825 年，古埃及的《Kahun 妇科纸草书》中就有关于妇产科学及妇产科护理学的记载。至公元前 460 年，著名"医学之父"希波克拉底（Hippocrates）在他的医学巨著中就对一些妇科疾病如白带、痛经、月经失调、不孕、子宫和盆腔炎症等做了详细的观察和记载。古罗马医学家 Soranus（公元 98～138 年）撰写的《论妇女病》对月经、避孕、分娩、婴儿护理等作了详细论述，被誉为妇产科学的创始人。虽然中世纪（5～15 世纪）欧洲的医学发展缓慢，但却出现了专职助产士。

在我国，妇科护理学成为专门学科已有悠久的历史，可追溯到东周时期。几千年来，在妇科诊治方面积累了许多宝贵经验并有详细的记载。《黄帝内经·素问》中已有关于女性生理和月经病的记载。张仲景的《金匮要略》中记载了带下、无月经、痛经和月经过多等。到了汉代，人们除了重视妇科疾病的治疗以外，还很重视妇女的保健工作。隋大业八年（公元 612 年），巢元方在《诸病源候总论》中记载了妇产科疾病的病源和症候。唐代孙思邈著《千金方》将妇科列为首卷。汉、隋、唐时期各学者对于外阴、阴道炎症、瘙痒等均有详细论述，并主张用各种局部灌洗方法和坐浴进行治疗，至今这些方法仍是临床上常用的专科护理技术。宋代陈自明是我国历史上著名的妇产科专家，他的《妇人良方大全》概括了妇产全科疾病，为以后妇产科学的发展作出了卓越的贡献。

三、妇科护理学的现状与发展趋势

自 19 世纪中叶南丁格尔首创了护理专业，护理学理论逐步形成和发展，并逐渐成为医学领域的一个重要组成部分。近代，随着社会和医学科学的发展，为适应新时期人类健康和临床医疗实践的需要，护理学已成为医学领域内一门独立的学科。

1960 年口服避孕药首次在美国批准上市，它通过控制生育改变了妇女的生活。20 世纪中叶，一大批新理论、新技术和新观念的出现，促进了许多新兴学科的建立。随着助孕技术的发明、女性内分泌学的研究理论、妇科肿瘤学的创新性成就、腹腔镜技术使妇科手术出现划时代进步、妇女保健学的

1

倡导以及整体护理理念的推进等,妇科护理学作为临床护理学的一个亚学科,其理论或模式必将推动生殖健康和生殖科学的进步。尤其是 20 世纪 80～90 年代,以德国学者 Hausen 为代表的科学家确立了人乳头瘤病毒与子宫颈癌之间的因果关系,使子宫颈癌成为第一个病因明确的恶性肿瘤,并直接导致了 2006 年人类第一个肿瘤疫苗的问世。

我国妇科学、产科学的发展长期居于世界先进水平,随着经济的发展和妇女社会地位的提高,需要一大批既有深厚理论知识又受过专门训练,具备专科技能的护士从事妇科护理工作。现代的妇科护士既是广大妇女疾病治疗的合作者,又是健康教育的传播者,更应该是家庭支持系统的发起者和社区护理的组织者。妇科护理的目标不仅是满足患者生理和生殖上的需求,更应着眼于提高女性患者的生活质量和社会的适应能力。

四、妇科护理学的特点

1. 妇产科护理学的整体性　由于女性生殖的特殊性,产科与妇科在临床工作中是密不可分的,两者中某些疾病甚至互为因果关系。如产伤可造成阴道前后壁膨出、子宫脱垂、尿瘘等;一些妇科疾病可以影响妊娠和分娩,如生殖器官发育不良、月经病、生殖器官炎症以及子宫内膜异位症等可导致不孕和异位妊娠等;妇科肿瘤如宫颈肌瘤、盆腔肿瘤可造成难产。

2. 妇科护理和机体整体性密切相关　女性生殖系统只是机体的一部分,与其他脏器或系统都有密切的相关性。如妇女周期性月经来潮不仅是子宫内膜的变化,而且是由大脑皮质 - 下丘脑 - 垂体 - 卵巢轴等一系列神经内分泌调节变化的结果,其中任何一个环节功能发生异常,都可导致月经紊乱。又如妇女患有其他系统疾病也可影响妇女的生理变化,如糖尿病、甲状腺功能亢进等均可导致月经失调、不孕等。

3. 妇科护理学是指导女性建立良好生活方式、促进健康的重要保障　许多妇科疾病,通过有效的预防措施可避免发生或减轻其对健康的危害。如在妇科开展的防癌普查可以预防或早期发现子宫颈癌;做好青春期保健可以预防各种月经病。开展性教育、普及性知识可避免夫妇性生活不和谐所引起的精神和躯体疾病,提高生活质量。

4. 妇科护理学促进妇女劳动保护　男女除第一性征差异外,身体其他部分如身高、体形、体重、骨骼、肌肉、韧带、脏器以及生理指标等均有许多不同,尤其在女性特殊生理状态下如月经期、妊娠期、哺乳期、围绝经期等,在劳动生产中应重视对妇女的保护。

五、妇科护理学的学习要点

学好妇科护理学除需要具有医学基础知识和人文学科知识外,还需具有健康评估、护理学基础、内科护理学、外科护理学等知识。树立整体观念,不仅对疾病进行整体护理,还要关心患者的心理 - 社会因素,时刻以高度的责任心、实事求是的工作态度,满腔热情地为每一位患者服务。学习中要掌握妇科护理学的基本理论、基本知识和基本技能,做到:①遵循"以人的健康为中心"的服务宗旨,为患者提供缓解病痛、促进康复的护理帮助。②为女性提供自我保健知识,预防疾病并维持健康状态。③充分认识妇科护理学是一门实践性很强的学科,在学习过程中要强调理论联系实际。④在临床实践中,要充分考虑到妇科整体护理的特点,针对个体差异提供个性化整体护理的原则,运用所学护理程序的知识、科学管理的方法为护理对象提供高质量的护理服务,最大限度满足患者各方面的需求。⑤在学习过程中要正确认识个体与环境、局部与整体、心理与病理、预防与治疗、护理与保健等各方面的辩证关系。

(程瑞峰)

第一章　妇科护理病史采集及检查配合

学习目标

1. 掌握妇科病史的采集方法与内容、妇科检查的护理配合及注意事项。
2. 熟悉妇科疾病常见症状、体征及妇科检查的操作方法。
3. 了解妇科门诊及病区的护理管理规范。
4. 具有良好的职业素养、医德修养和良好的沟通能力，能对妇科患者进行护理评估并正确书写妇科护理文书。

　　通过病史采集和体格检查获取病历资料，是疾病诊断、治疗、护理、预防和预后评估的重要依据，也是临床总结经验、提高护理质量和进行科学研究的基础，甚至某些情况下还涉及医疗法律、法规的佐证。病史采集和体格检查是妇产科临床实践的基本技能，妇科护理病史和妇科检查既有与其他各科检查相同的基本内容和基本方法，又有其自身的特点，盆腔检查是妇科特有的检查方法。为了使妇科病史和检查能够准确、系统、全面，护士应熟悉妇科患者常见的临床表现和特有的检查方法，以便配合医生诊治并正确书写妇产科护理文书。临床工作中护理人员要应用护理程序，采集病史、进行体格检查，评估和分析患者的心理-社会状态，根据不同服务对象的需要，制订相应的护理计划。本章除了介绍妇科病史的采集和妇科盆腔检查的方法外，还重点列举妇科疾病常见症状、体征和常见护理诊断。

第一节　妇科疾病常见症状和体征

一、阴道流血

　　为妇产科疾病最常见的主诉。妇女生殖道的任何部位，包括宫体、宫颈、阴道、处女膜和阴道前庭均可发生出血。虽然绝大多数出血来自宫体，但无论其源自何处，除正常月经外，均称"阴道流血"。

　　1. 原因　引起阴道流血的常见原因有以下六类：

　　（1）卵巢内分泌功能失调：可引起异常子宫出血。

　　（2）与妊娠有关的子宫出血：常见的有流产、异位妊娠、妊娠滋养细胞疾病、产后胎盘部分残留、胎盘息肉和子宫复旧不全等。

　　（3）生殖器炎症：如阴道炎、宫颈炎和子宫内膜炎等。

（4）生殖器肿瘤：**子宫肌瘤是引起阴道流血的常见病因**，其他恶性肿瘤，包括外阴癌、阴道癌、宫颈癌、子宫内膜癌、子宫肉瘤、绒毛膜癌等均可致阴道流血。

（5）全身性疾病：如血小板减少性紫癜、再生障碍性贫血、白血病、肝功能损害等。

（6）其他因素：生殖道损伤如外阴阴道骑跨伤、性交所致处女膜或阴道损伤、阴道异物，放置宫内节育器常并发子宫异常出血。**雌激素或孕激素（包括含性激素保健品）使用不当。**

2. 临床表现　阴道流血的表现形式有：

（1）经量增多：月经量多（>80ml）或经期延长但周期基本正常，为子宫肌瘤的典型症状，其他如子宫腺肌病、排卵性月经失调、放置宫内节育器均可出现经量增多。

（2）周期不规则的阴道流血：多为无排卵性功能失调性子宫出血，但应注意排除早期子宫内膜癌。避孕药或性激素药物使用不当也可引起周期不规则阴道流血。

（3）长期持续阴道流血：一般多为生殖道恶性肿瘤所致，首先应考虑宫颈癌或子宫内膜癌的可能。

（4）停经后阴道流血：发生于育龄妇女应先考虑与妊娠有关的疾病，如流产、异位妊娠、葡萄胎等；发生于绝经过渡期妇女多为无排卵性功能失调性子宫出血，但应排除生殖道恶性肿瘤。

（5）阴道流血伴白带增多：一般应考虑晚期宫颈癌、子宫内膜癌或子宫黏膜下肌瘤伴感染。

（6）接触性出血：于性交或阴道检查后立即有鲜血流出，应考虑宫颈癌、宫颈炎、子宫黏膜下肌瘤的可能。

（7）经期之间出血：若发生在下次月经来潮前 14～15 日，历时 3～4 日，且血量极少时，偶伴有下腹疼痛和不适，多为排卵期出血。

（8）经前或经后点滴出血：月经来潮前数日或来潮后数日持续少量阴道流血或极少量阴道褐红色分泌物，可见于排卵性月经失调或系放置宫内节育器的副作用。

（9）绝经多年后阴道流血：若流血量极少，历时 2～3 日即净，多为绝经后子宫内膜脱落引起的出血或萎缩性阴道炎；若流血量较多、流血持续不净或反复阴道流血，应考虑子宫内膜癌的可能。

（10）间歇性阴道排出血水：应警惕有输卵管癌的可能。

（11）外伤后阴道流血：常见于发生骑跨伤后，流血量可多可少，多伴外阴血肿、疼痛。

除以上各种不同形式的阴道流血外，年龄对诊断亦有重要参考价值。新生女婴生后数日少量阴道流血，系因离开母体后雌激素骤然下降，子宫内膜脱落所致；幼女出现阴道流血应考虑有性早熟或生殖道恶性肿瘤的可能；青春期少女阴道流血多为无排卵性功能失调性子宫出血；育龄妇女出现阴道流血应考虑与妊娠相关的疾病；绝经过渡期阴道流血以无排卵性功能失调性子宫出血最多见，但应首先排除生殖道恶性肿瘤。

二、白带异常

白带（leucorrhoea）是由阴道黏膜渗出物、宫颈管及子宫内膜腺体分泌物等混合而成，其形成与雌激素的作用有关。**正常白带**呈白色稀糊状或蛋清样，黏稠，无腥臭味，量少，对妇女健康无不良影响，称生理性白带。生殖道出现炎症，特别是阴道炎、宫颈炎或生殖道发生癌变时，白带量显著增多，且性状发生改变，称病理性白带。临床常见有：

1. 透明黏性白带　外观与正常白带相似，但其量显著增多，应考虑卵巢功能失调或宫颈高分化腺癌等疾病的可能。

2. 灰黄色或黄白色泡沫状稀薄白带　为**滴虫阴道炎的特征**，可伴外阴瘙痒。

3. 凝乳块状或豆渣样白带　为**外阴阴道假丝酵母菌病的特征**，常伴严重外阴瘙痒或局部灼痛。

4. 灰白色匀质鱼腥味白带　常见于**细菌性阴道病**。有鱼腥臭味，伴外阴轻度瘙痒。

5. 脓样白带　色黄或黄绿，黏稠，多有臭味，为细菌感染所致。可见于阴道炎、急性宫颈炎及宫颈管炎，宫腔积脓、宫颈癌和阴道癌并发感染或阴道内异物残留。

6. 血性白带　白带中混有血液，血量多少不一，应考虑宫颈癌、子宫内膜癌、宫颈炎、宫颈柱状上皮异位合并感染或子宫黏膜下肌瘤等。放置宫内节育器有时亦可致血性白带。

7. 水样白带　持续流出淘米水样白带，且具奇臭者，一般为晚期宫颈癌、阴道癌或黏膜下肌瘤伴感染。间断性排出清澈、黄红色或红色水样白带，应考虑输卵管癌的可能。

组图：各类典型白带特征

三、下腹疼痛

下腹疼痛为妇科疾病常见的症状，应根据下腹痛的性质和特点考虑各种不同情况。

1. 起病急缓 起病缓慢而逐渐加剧者，多为内生殖器炎症或恶性肿瘤所引起；急骤发病者，应考虑**卵巢囊肿蒂扭转或破裂**，或子宫浆膜下肌瘤蒂扭转，性交后发生剧烈腹痛应考虑卵巢黄体破裂；反复隐痛后突然出现撕裂样剧痛伴阴道流血者，应想到**输卵管妊娠破裂或流产**的可能。

2. 下腹痛部位 下腹正中出现疼痛多为子宫病变引起的疼痛，较少见；**一侧下腹痛应考虑为该侧子宫附件病变**，如卵巢囊肿蒂扭转、输卵管卵巢炎症，右侧下腹痛还应除外急性阑尾炎等；**双侧下腹痛常见于子宫附件炎性病变**；卵巢囊肿破裂、输卵管妊娠破裂或盆腔腹膜炎时，可引起整个下腹疼痛甚至全腹疼痛。

3. 下腹痛性质 **持续性钝痛多为炎症或腹腔内积液所致，顽固性疼痛难以忍受应考虑晚期生殖器肿瘤可能**，子宫或输卵管等空腔器官收缩表现为阵发性绞痛，输卵管妊娠破裂或卵巢肿瘤破裂可引起撕裂性锐痛，宫腔内有积血或积脓不能排出常可导致下腹坠痛。

4. 下腹痛时间 在**月经周期中间**出现一侧下腹隐痛应考虑为**排卵性疼痛**；经期出现腹痛可为原发性痛经或有子宫内膜异位症的可能；周期性下腹痛但无月经来潮多为经血排出受阻所致，见于先天性生殖道畸形或术后宫腔、宫颈管粘连等。与月经周期无关的慢性下腹痛见于下腹部手术后组织粘连、子宫内膜异位症、慢性附件炎、盆腔静脉淤血综合征及妇科肿瘤等。

5. 腹痛放射部位 放射至肩部应考虑为腹腔内出血，放射至腰骶部多为宫颈、子宫病变所致，放射至腹股沟及大腿内侧一般为该侧子宫附件病变所引起。

6. 腹痛伴随症状 同时有停经史多为妊娠并发症，伴恶心、呕吐考虑有卵巢囊肿蒂扭转的可能，有畏寒、发热常为盆腔炎症，有休克症状应考虑有腹腔内出血，出现肛门坠胀一般为直肠子宫陷凹有积液所致，伴有恶病质为生殖器晚期肿瘤的表现。

四、外阴瘙痒

外阴瘙痒（pruritus vulvae）是妇科患者常见的症状，多由外阴各种不同病变引起，外阴正常者也可偶尔发生。当瘙痒严重时，患者坐卧不安，以致影响正常生活与工作。

1. 原因

（1）局部原因：**外阴阴道假丝酵母菌病和滴虫阴道炎是引起外阴瘙痒最常见的原因**。此外，还可见于细菌性阴道病、萎缩性阴道炎、疥疮、阴虱、蛲虫病、湿疹、尖锐湿疣、疱疹、外阴鳞状上皮增生、药物过敏、化学品刺激及不良卫生习惯等。

（2）全身原因：**糖尿病、黄疸**、维生素（A、B）缺乏、重度贫血、白血病、妊娠期肝内胆汁淤积症及不明原因的外阴瘙痒等。

2. 临床表现

（1）外阴瘙痒部位：外阴瘙痒大多位于阴蒂、小阴唇、大阴唇、会阴甚至肛周等皮损区。长期搔抓可引起抓痕、血痂或导致毛囊炎。

（2）外阴瘙痒症状及特点：外阴瘙痒常表现为阵发性发作，也可为持续性，一般夜间加剧。瘙痒程度因不同疾病和不同个体而有明显差异。**外阴阴道假丝酵母菌病和滴虫阴道炎以外阴瘙痒、白带增多为主要症状**。**外阴鳞状上皮增生以外阴奇痒为主要症状，伴有外阴皮肤发白**。蛲虫病引起的外阴瘙痒以夜间熟睡后为甚。糖尿病患者由于尿糖对外阴皮肤刺激，特别是伴发外阴阴道假丝酵母菌病时，外阴瘙痒特别严重。无原因的外阴瘙痒一般仅发生在生育年龄或绝经后妇女，外阴瘙痒十分严重，甚至难以忍受，但局部皮肤和黏膜外观正常，或仅有抓痕和血痂。黄疸、维生素（A、B）缺乏、重度贫血、白血病、妊娠期肝内胆汁淤积症等患者出现外阴瘙痒常为全身瘙痒的一部分。

五、下腹部包块

下腹部包块是妇科患者就医时的常见主诉。包块可能是患者本人或家属无意发现，或因其他症状（如下腹痛、阴道流血等）做妇科检查时被发现，或体检行B超检查盆腔时发现。根据下腹部包块质地

5

不同可分为：①囊性：一般为良性病变，如卵巢囊肿、输卵管积水或充盈的膀胱等；②实性：除妊娠子宫外，排除子宫肌瘤、卵巢纤维瘤、盆腔附件炎性等良性包块，其他实性包块应首先考虑为恶性肿瘤。

下腹部包块可来自肠道、泌尿系统、腹壁、腹膜后或生殖器官等，女性以源自生殖道者最多见。很多下腹部包块是在患者查体或偶然发现，并无临床症状。根据来源下腹包块可分为：

1. 子宫增大　位于下腹正中且与宫颈相连的包块，多为子宫增大。子宫增大可能是：

（1）妊娠子宫：**育龄妇女有停经史**，且在下腹部扪及包块，**应首先考虑为妊娠子宫。停经后出现不规则阴道流血且子宫增大变软**超过停经周数者，**可能为葡萄胎**。妊娠早期子宫峡部变软时，宫体似与宫颈分离，此时应警惕将宫颈误认为宫体，而将妊娠子宫误诊为卵巢肿瘤。

（2）子宫肌瘤：子宫均匀增大，或表面有单个或多个球形隆起。**子宫肌瘤的典型症状为月经过多**。带蒂的浆膜下肌瘤仅蒂与宫体相连，且多无症状，故检查时有可能将其误诊为卵巢实质性肿瘤。

（3）子宫腺肌病：**子宫均匀增大、质硬**，一般不超过妊娠 12 周子宫大小，患者多伴有逐年加剧的进行性痛经、经量增多及经期延长。

（4）子宫畸形：双子宫或残角子宫可扪及子宫另一侧有与其对称或不对称的包块，两者相连，硬度也相同。

（5）宫腔阴道积血或子宫积脓：宫腔及阴道积血多系处女膜闭锁或阴道无孔横膈引起的经血外流受阻，患者至青春期有周期性腹痛并扪及下腹部包块。宫腔积脓或积液增大见于子宫内膜癌、老年性子宫内膜炎合并子宫积脓，或在宫颈癌放射治疗后多年出现。

（6）子宫恶性肿瘤：老年患者子宫增大且伴有不规则阴道流血应考虑子宫内膜癌的可能；子宫增长迅速伴有腹痛及不规则阴道流血可能为子宫肉瘤；以往有生育或流产史，特别是有葡萄胎史者，若子宫增大甚至外形不规则且伴有子宫出血时，应考虑绒毛膜癌的可能。

2. 子宫附件肿块　子宫附件（adnexa）包括输卵管和卵巢。在正常情况下均难以扪及。当附件出现包块时多属病理现象。临床常见的子宫附件包块有：

（1）输卵管（或卵巢）妊娠：包块位于子宫旁，大小、形状不一，有明显的触痛。患者多有短期停经后阴道持续少量流血及腹痛史。

（2）附件炎性包块：包块多为双侧性，位于子宫两旁，与子宫有粘连，压痛明显。**急性附件炎症患者有发热、腹痛。慢性附件炎症患者有不孕症及下腹部隐痛史**，甚至出现反复急性盆腔炎发作。

（3）卵巢非赘生性囊肿：多为单侧可活动的囊性包块，直径一般不超过 8cm。黄体囊肿可在妊娠早期扪及；葡萄胎常并发双侧卵巢黄素囊肿；输卵管卵巢囊肿常有不孕或盆腔感染病史，附件区囊性块物，可有触痛，边界清或模糊，活动受限。

（4）卵巢赘生性囊肿：无论包块大小，如表面光滑、囊性且可活动者多为良性囊肿。肿块为实性、表面不规则、活动受限，特别是盆腔内扪及其他结节或伴有胃肠道症状者多为卵巢恶性肿瘤。

第二节　妇科护理病史采集

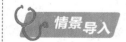

情景描述：

孙护士是门诊妇科检查室的护士。早上 8 点上班，一位 22 岁的学生因下腹疼痛来门诊就诊。患者是第一次来本院就诊。

请思考：

1. 在进行病历登记时，孙护士应收集哪些方面的资料？

2. 在患者进行盆腔检查时，孙护士应配合医生做好哪些工作？

一、病史采集方法

病史是病历的重要组成部分。采集资料是进行妇科护理评估的前提，对确定护理诊断、制订护理计划、评价护理效果有重要意义。妇科病史采集是通过细致询问和耐心聆听患者陈述获取妇女生理、心理、社会、精神、文化等方面的信息，并加以整理、综合、判断收集到有关患者的完整、准确的病史资料。询问病史应有目的性，可采用启发式提问，但应避免暗示和主观臆测。由于女性生殖系统解剖生理的特殊性，疾病常涉及患者个人或家庭隐私，所以在采集病史过程中要做到态度和蔼、语言亲切、关心体贴和尊重患者，在条件允许的情况下，避免其他人在场倾听，消除其紧张情绪和思想顾虑。为患者保密才能收集到患者真实的病史、生理和心理 - 社会资料，以免遗漏关键性的病史内容造成漏诊或误诊。对危重患者在初步了解病情后，应立即抢救，以免贻误治疗。**外院转诊患者，应索阅患者的病情介绍作为重要参考资料。**

二、妇科病史内容

完整的妇科病史应包括以下内容：

1. 一般项目　包括患者姓名、性别、年龄、籍贯、职业、民族、文化程度、宗教信仰、家庭住址、月经史、婚姻史、生育史、传染病史、输血史、外伤手术史、药物过敏史、邮政编码、身份证号码、病史可靠程度等，并记录入院日期，观察患者入院的方式。若非患者陈述，应注明陈述者与患者的关系。

2. 主诉　是指促使患者就诊的主要症状（或体征）及其持续时间和严重程度，就诊目的和要求。要求通过主诉可初步估计疾病的大致范围。主诉力求简明扼要，通常不超过 20 个字。**妇科临床常见症状**有外阴瘙痒、阴道流血、白带增多、闭经、下腹痛、下腹部包块及不孕等。若患者有停经、阴道流血及腹痛三种主要症状，则还应按其发生时间顺序，将主诉书写为：停经 × 日，阴道流血 × 日，腹痛 × 小时。若患者无任何自觉症状，仅为妇科普查时发现妇科疾病"如子宫肌瘤"，主诉应该写为：普查发现"子宫肌瘤"× 日。

3. 现病史　是指患者本次疾病发生、演变、诊疗全过程，采取的护理措施及效果等方面的详细情况，为病史的主要组成部分，**应以主诉症状为核心，按时间顺序书写**。包括起病时间、主要症状特点、伴随症状、发病后诊疗情况及结果，以及睡眠、饮食、体重、大小便、活动能力及心理反应等一般情况的变化。常见症状的**采集要点**有：①阴道出血：注意出血日期、出血量、持续时间、颜色、性状，有无血块或组织物，出血与月经的关系，有无诱因及伴随症状，正常的末次月经和末次前月经日期。②白带异常：白带量、颜色、性状、气味，发病时间，与月经的关系及伴随症状。③腹痛：发生时间、部位，性质及程度，起病缓急，持续时间，疼痛与月经的关系，诱因及伴随症状。④下腹包块：发现时间、部位、大小、活动度、硬度、增大情况、疼痛及伴随症状。

4. 月经史　**询问**初潮年龄、月经周期及经期持续时间、经量、颜色和性状，每次经量多少（每日更换卫生巾次数），有无血块，有无痛经（疼痛部位、性质、程度，以及痛经起始和消失时间）及其他不适（如乳房胀痛、水肿、精神抑郁或易激动）等月经期伴随症状，记录末次月经（last menstrualperiod，LMP）日期、经量和持续时间或绝经年龄。月经史可简写为：初潮年龄 $\dfrac{经期}{周期}$ 绝经年龄 / 末次月经日期。

如初潮 13 岁，周期 28～30 日，经期 4～5 日，49 岁绝经，可简写为：$13\dfrac{4～5}{28～30}49$。月经异常者还应了解末次前月经（previous men-strual period，PMP）。已绝经的患者应询问绝经年龄，绝经后有无阴道流血、阴道分泌物异常或其他不适。

5. 婚育史　包括**结婚年龄**（初婚、再婚、婚次及每次结婚年龄），**是否近亲结婚**（直系血亲及三代旁系血亲），配偶的年龄及健康情况，有无性病史及同居情况等。**生育情况包括初孕和初产年龄，足月产、早产及流产次数以及现存子女数**（可用数字简写表达，依次为：足月产 - 早产 - 流产 - 现存子女或孕 X 产 Y）。如足月产 2 次，无早产，流产 1 次，现存子女 1 人，**生育史简写为"2-0-1-1"**，或用孕$_3$产$_2$（$G_3 P_2$）表示。**记录分娩方式**，有无难产史，新生儿出生情况，产后有无大量出血或感染史。自然流产或人工流产情况；末次分娩或流产日期；采用何种避孕措施及效果。

6. 既往史　是指患者过去的健康状态和患病情况。内容包括以往一般健康状况、疾病史、传染病史、预防接种史、手术外伤史、输血史、药物过敏史。重点应了解与妇科和现病史有关的既往史、手术史。

7. 个人史及家族史　询问个人生活和居住状况，有无烟、酒等个人特殊嗜好及毒品使用史等。了解父母、兄弟、姊妹及其子女健康状况，家族成员中有无遗传性疾病（如血友病、白化病等）、可能与遗传有关的疾病（如糖尿病、高血压、肿瘤等）以及传染病（如结核、梅毒等）。

第三节　妇科疾病患者的身心评估和常见护理诊断

一、妇科疾病患者的身心评估及检查配合

【身体评估】

身体评估是进行护理诊断和制定护理措施的重要依据，可通过体格检查和妇产科特殊检查进行（详见本教材第二章　妇科常用的特殊检查及护理配合），体格检查应在采集病史后进行。包括全身检查、腹部检查和盆腔检查（盆腔检查为妇科所特有，又称妇科检查）。女性生殖系统是人体最隐秘的部位，在妇科检查时患者会感到害羞与不适，检查时要关心患者，向患者做好解释工作，态度要认真严肃，语言要亲切，动作要轻柔，注意使用屏风遮挡。**男性医务人员检查时应有女性医务人员在场**。

（一）全身检查

常规测量体温、脉搏、呼吸、血压、体重和身高。注意患者神志、精神状态、面容、体态、全身发育及毛发分布情况、皮肤、浅表淋巴结（特别是左锁骨上淋巴结和腹股沟淋巴结）、头部器官、颈、乳房（注意乳房发育情况、皮肤有无凹陷、有无包块及分泌物）、心、肺、脊柱及四肢情况。

（二）腹部检查

为妇科体格检查的重要组成部分，应在盆腔检查前进行。视诊主要观察腹部有无隆起呈蛙状腹或凹陷，腹壁有无皮疹、瘢痕、静脉曲张、妊娠纹、腹壁疝、腹直肌分离等。触诊主要了解腹壁厚度、质地，肝、脾、肾有无增大及压痛，腹部是否有压痛、反跳痛或肌紧张，能否扪到包块。有包块时应当描述其发生部位、大小（以厘米为单位或以相应的妊娠月份表示）、形状、质地、活动度、表面是否光滑、有无高低不平，以及有无压痛等。叩诊时注意鼓音和浊音分布范围，有无移动性浊音。必要时听诊了解肠鸣音情况。如为孕妇还应检查宫底高度、子宫大小、胎位、胎心音及胎儿大小等。

（三）盆腔检查

盆腔检查（pelvic examination）包括外阴、阴道、宫颈、宫体及双侧附件检查。

1. 检查**注意事项**

（1）月经期或**有阴道流血者一般不做盆腔检查，当有异常阴道流血等特殊情形必需检查者应严格消毒外阴阴道**，使用无菌手套，以防发生感染。**每检查一人，应更换置于臀部下面的垫单或纸巾（一次性使用），做到一人一垫，防交叉感染。**

（2）**对未婚女子禁行阴道检查，禁用阴道窥器**，可用示指放入直肠内，行直肠 - 腹部诊。如确须检查应向患者及家属说明情况并征得本人和家属签字同意**后方可用示指缓慢放入阴道内扪诊或行双合诊或阴道窥器检查。

（3）**男性医务人员进行检查时，必须有其他女性医务人员在场**，以避免患者紧张心理和发生不必要的误会。

（4）检查时采集的标本如阴道分泌物、宫颈刮片等应及时送检以免影响结果。

（5）评估患者的活动能力，对高龄、体弱、活动受限的患者应**协助其上下检查床**避免跌倒、坠床的发生，遇危重或不宜搬动的患者可在病**床上检查**，检查时应观察其血压、脉搏、呼吸的变化，配合医生积极抢救以免延误诊治。

（6）疑有盆腔病变的腹壁肥厚、高度紧张、检查不合作或未婚患者，若盆腔检查不满意时，可行 B 超检查，必要时可在麻醉下进行盆腔检查。

2. 护理配合

（1）护理人员要热情接待患者，做到态度和蔼，语言亲切，关心体贴，使其尽量放松。耐心向患者解释检查方法、目的及注意事项，告知盆腔检查可能会引起的不适，并指导患者如何配合，减少不适。消除患者紧张、羞怯心理，做好屏风遮挡，注意保护患者的隐私，取得患者的信任和配合。室内环境

安全、安静，冬季应注意保暖，保证检查室温度适宜。

（2）准备用物：照明灯、无菌手套、阴道窥器、无齿长镊子、无菌持物钳、臀垫、消毒敷料、生理盐水、液状石蜡、污物桶、内盛消毒液的器具浸泡盆等。

（3）检查前嘱咐患者**排空膀胱，必要时先导尿**。在检查床上铺消毒臀垫，取**膀胱截石位**（图1-1），协助患者脱去一侧裤腿，仰卧于检查台上，两手平放于身旁，腹部放松。尿瘘患者有时需取膝胸位接受妇科检查，对于经期或异常阴道出血必须行阴道检查者，配合医生做好外阴、阴道严格消毒。

（4）每检查完一人，及时更换置于臀下垫单或纸巾（一次性使用）、无菌手套和检查器械，以防交叉感染。对于检查使用过物品及时消毒处理。

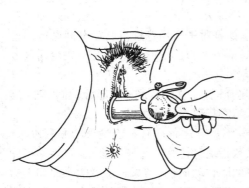

图1-1　膀胱截石位（盆腔检查体位）

3. 检查方法

（1）外阴检查：观察外阴的发育情况、阴毛疏密及分布，有无畸形、充血、水肿、溃疡、赘生物或肿块，注意皮肤和黏膜色泽及质地变化，有无增厚、变薄或萎缩。然后用左手拇指和示指分开小阴唇，暴露阴道前庭、尿道口和阴道口。观察尿道口周围黏膜色泽及有无赘生物。未婚者的处女膜完整，其阴道口勉强可容示指；已婚者的阴道口能容成人两指通过；经产妇的处女膜仅剩余残痕或可见会阴侧切瘢痕。必要时嘱患者**用力向下屏气**，观察有无阴道前后壁膨出、直肠膨出、子宫脱垂或张力性尿失禁等。

（2）阴道窥器（临床又称窥阴器）检查：根据患者年龄、身高及阴道大小和松紧程度选用合适的阴道窥器，以免给患者造成不适或影响检查效果。**未婚者未经本人签字同意，禁用窥器检查**。使用阴道窥器检查阴道和宫颈时，要注意阴道窥器的结构特点，不同方向检查阴道壁四周、阴道穹隆部及宫颈组织，以免漏诊。

放置窥器时，应先将其前后两叶前端并合，表面涂上润滑剂，一手拇指和示指分开小阴唇暴露阴道口，一手持窥器将两叶合拢后避开敏感的尿道周围区斜行沿阴道后壁轻轻插入阴道（图1-2），边插入边将两叶转平后缓慢张开，完全暴露子宫颈、阴道壁及穹隆部，固定窥器于阴道内（图1-3）。如拟**做宫颈刮片或阴道上1/3段涂片细胞学检查，则不宜用润滑剂，以免影响检查结果，可改用生理盐水**。检查内容包括：①检查阴道：前后壁、侧壁及穹隆黏膜颜色、皱襞多少，是否有阴道隔或双阴道等先天畸形，有无红肿、溃疡、赘生物或囊肿等。**注意阴道分泌物量、性状、色泽、有无臭味**。阴道分泌物异常者应做滴虫、假丝酵母菌、淋菌及线索细胞等检查。②**检查宫颈**：暴露宫颈后，观察宫颈大小、位置、颜色、外口形状，有无出血、肥大、裂伤、糜烂样改变、撕裂、外翻、腺囊肿、息肉、赘生物和接触性出血，宫颈管内有无出血或分泌物。必要时可采集宫颈外口鳞-柱状上皮交界处的脱落细胞或取宫颈分泌物标本。

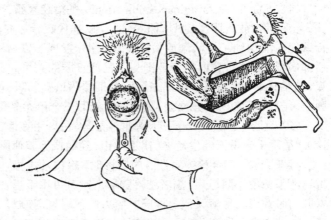

图1-2　沿阴道侧后壁放入阴道窥器

图1-3　阴道窥器检查

阴道窥器放置后所显示的正面及侧面观（暴露宫颈及阴道侧壁）

宫颈阴道检查完毕，旋松阴道窥器侧部及中部螺丝，将两叶合拢后缓慢退出，以免引起患者不适或损伤阴道及阴唇黏膜。

（3）双合诊（bimanual examination）：**是盆腔检查中最常用、最重要的检查项目**。检查者一手戴手套，示、中两指或其中一指放入阴道，另一手放在腹部配合进行触摸，称双合诊检查（图 1-4）。**目的在于检查阴道、宫颈、宫体、输卵管、卵巢、宫旁结缔组织及骨盆腔内壁有无异常**。

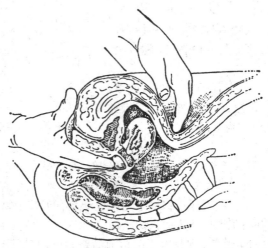

图 1-4　双合诊（检查子宫）

检查方法：检查者戴无菌手套，右手（或左手）示、中两指蘸滑润剂，顺阴道后壁轻轻插入，检查阴道通畅度和深度、弹性，有无畸形、瘢痕、肿块，阴道穹隆情况，再扪触宫颈大小、形状、硬度及外口情况，有无接触性出血和宫颈举痛。当扪及宫颈外口方向朝后时宫体为前倾，当扪及宫颈外口方向朝前时宫体为后倾，宫颈外口朝前且阴道内手指伸达后穹隆顶部可触及宫体时子宫为前屈。随后将阴道内两指放在宫颈后方，另一手掌心朝下，手指平放在患者腹部平脐，当阴道内手指向上、向前抬举宫颈时，腹部手指往下、往后按压腹壁，并逐渐向耻骨联合部移动，通过内、外手指同时分别抬举和按压，相互协调，即可扪清楚子宫的位置、大小、形状、软硬度、活动度以及有无压痛。正常子宫位置一般是前倾略微前屈。"倾"是指宫体纵轴与身体纵轴的关系。若宫体朝向耻骨称前倾（ante version），朝向骶骨称后倾（retroversion）。"屈"指宫体与宫颈间的关系。若两者间的纵轴形成的角度朝向前方为前屈（anteflexion），形成的角度朝向后方为后屈（retroflexion）。扪清子宫后，将阴道内两指由宫颈后方移至一侧穹隆部，尽可能往上向盆腔深部扪触，与此同时另一手从同侧下腹壁髂嵴水平开始由上往下按压腹壁，与阴道内手指相互对合，以触摸该侧子宫附件区有无肿块、增厚或压痛（图 1-5）。同法检查另一侧。若扪及肿块，应查清其位置、大小、形状、软硬度、活动度、与子宫的关系、有无压痛等。**正常卵巢偶可扪及，可活动，触之稍有酸胀感。正常输卵管不能扪及**。

（4）三合诊（rectovaginal examination）：**是指经直肠、阴道、腹部联合检查称为三合诊**（图 1-6）。方法：一手示指放入阴道，中指插入直肠，以替代双合诊时的两指，其余检查步骤与双合诊相同。比双合诊能更清楚地了解后倾或后屈子宫大小，发现子宫后壁、宫颈旁、直肠子宫陷凹、宫骶韧带和盆腔后部病变，估计盆腔内病变范围与子宫或直肠的关系。**三合诊是对子宫颈癌进行临床分期必行的检查**，可估计癌肿浸润盆壁的范围，以及扪诊阴道直肠隔、骶骨前方及直肠内有无病变等。**在生殖器官肿瘤、结核、子宫内膜异位症、炎症的检查时三合诊尤显重要**。

（5）直肠 - 腹部诊：一手示指伸入直肠，另一手在腹部配合检查，**称为直肠 - 腹部诊（简称肛 - 腹诊）。适用于未婚无性生活史、阴道闭锁、经期或因其他原因不宜行双合诊的患者**。

行双合诊、三合诊或直肠 - 腹部诊时，除按常规操作外，掌握下述各项有利于检查的顺利进行：①当两手指放入阴道后，患者感疼痛不适时可单用示指替代双指进行检查。②三合诊时，在将中指伸入肛门时嘱患者像解大便一样同时用力向下屏气，使肛门括约肌自动放松，可减轻患者的疼痛和不适感。③若患者腹肌紧张，可边检查边与患者交谈，使其张口呼吸而使腹肌放松。④当检查者无法查明盆腔内解剖关系时，如继续强行扪诊，不但患者难以耐受，且往往徒劳无益，此时应停止检查。

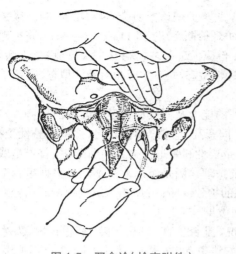

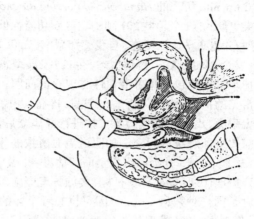

图 1-5　双合诊(检查附件)　　　　　　　　　　图 1-6　三合诊检查

组图：
婚产式

4. 妇科检查结果记录　盆腔检查结束后应将结果按解剖部位顺序记录如下。

外阴：发育情况及婚产式(未婚、已婚未产或经产式)，有异常者应详加描述。

阴道：有无畸形，是否通畅，黏膜情况，分泌物量、色、性状及有无异味。

宫颈：位置、大小、色泽、硬度，有无"糜烂样"改变、撕裂、息肉、囊肿，有无接触性出血及宫颈举痛等。

宫体：位置、大小、硬度、形态、活动度、表面是否平整、有无压痛等。

附件：左右两侧分别记录。有无肿块、增厚或压痛，如扪及肿物应详细记录其位置、大小、硬度、表面是否光滑、活动度、有无压痛及与子宫和盆壁的关系。

【心理 - 社会评估】

妇科患者常常由于病痛或手术涉及个人性生活、生育等隐私，影响家庭和夫妻生活，所以思想顾虑多、压力大，尤其应注意心理 - 社会因素对其康复的影响。心理社会评估主要是评估心理状况、精神状态、对健康问题的理解、应激水平和应对能力、人格类型等。

1. 患者对健康问题及医院环境的感知　患者对疾病的认识程度一般取决于其文化程度和病程长短。评估患者对健康问题的感受，对自己所患疾病的认识和态度，对住院、治疗和护理的期望及感受，对患者角色的接受。是否对疾病相关知识缺乏认识而表现得无所谓，或过分担心会查出更严重疾病不知道如何面对未来的压力，所以不愿意就医，也可能因为经济原因、工作忙碌、家庭矛盾或知识不足等延误就医。

2. 患者对疾病的认知和反应　可借用量化评估表，评估患者患病前以及患病后的应激方法、面对压力时的解决方式、处理问题过程中遭遇到的困难。尽可能确定导致患者疾病的社会 - 心理因素，并采取心理护理措施，帮助患者预防、减轻或消除心理因素对健康的影响。评估患者的睡眠、精力、食欲有无变化，评估患者的应对方式及能力。询问患者平时应对困难的方法，发现患者应对困难的潜力和积极性。

3. 患者的精神心理状态　评估发病后患者的定向力、意识水平、注意力、仪表、举止、语言、情绪、行为、沟通交流能力、思维、记忆和判断能力有无改变。患病后患者有无焦虑、恐惧、否认、绝望、自责、沮丧、悲哀、愤怒等情绪变化。

4. 人格类型　评估患者属于依赖、独立型，紧张、松弛型，主动、被动型，内向、外向型，为针对列出的护理问题制订护理措施提供相关依据。

5. 社会资源　评估患者的社会关系、生活方式、家庭关系、经济状况对疾病治疗、护理、康复的实施可能产生的影响。

二、妇科常见护理诊断

护理诊断是对患者生命历程中所遇到的生理、心理、精神、社会和文化等方面问题的阐述，这些问题是可以通过护理措施解决。根据美国著名护理专家，北美护理诊断协会（NANDA）的高级护理顾问 Carpenito 所著的 *Handbook of nursing diagnosis*（即《护理诊断手册》第 11 版），NANDA 将护理诊断分类更新为 13 个领域 201 项护理诊断功能性健康型态：健康促进型态、营养型态、排泄型态、活动 / 休息型态、感知 / 认知型态、自我感知型态、角色关系型态、性型态、应对 / 应激耐受性型态、生活准则型态、安全 / 防护型态、舒适型态、生长 / 发展型态等。

护理诊断应包括患者潜在性与现存性问题、自我护理的能力及妇女群体健康改变的趋势。妇科患者常见的护理诊断有：舒适度减弱、疼痛、焦虑、自我认同紊乱、恐惧、知识缺乏、皮肤完整性受损、活动无耐力、有感染的危险等。护理诊断确立后，按照其重要性和紧迫性排列先后顺序，首先是威胁生命需要立即解决的问题。如阴道流血所致的休克，首要护理诊断是组织灌注不足。另据患者个人生理、病理、心理、社会等因素全面评估患者，做出个性化的护理诊断；并根据这些护理诊断的轻重缓急制订护理计划、提出护理目标、实施护理措施、评价护理效果。

对于同一种妇科疾病，可因每位患者个体的健康状况、是否生育、发病年龄、病程长短、发生时间、发作地点、诊治情况等不同而护理诊断不同。同一位妇科患者，在术前、术中、术后的不同阶段内需要解决的护理问题和护理诊断也不同。

第四节 妇科门诊及病区的护理管理

一、妇科门诊的布局、设施及护理管理

（一）妇科诊室的布局和设施

1. 布局 妇科病史和检查具有特殊性，为方便妇女就诊妇科门诊一般应设在门诊的一端，附近应设卫生间。包括候诊室、询诊室、检查室和处置室（治疗室），男性陪伴应另设休息室。候诊室布置体现人文关怀，配宣传栏、卫生知识宣传单（册）、多媒体播放设备等，方便向患者及家属宣传妇女保健有关知识。

2. 设施 妇科检查室和处置室是进行各种妇科检查、治疗、护理及术前准备的场所，要求室内光线明亮，空气流通，清洁整齐，室内温度保持在 16～25℃为宜。检查床边备屏风，室内安装紫外线灯以便定期进行空气消毒。物品配备如下：

（1）妇科检查床：床上铺褥垫、床单、橡皮单和无菌巾，床旁备踏足凳、床下放污物桶、床尾配一旋转凳以供治疗、护理用。

（2）照明用具：保证室内光线充足，备可移动的照明灯。

（3）器械：备消毒阴道窥器、无菌手套、长镊子、宫颈钳、子宫探针、卵圆钳、导尿管、活体组织钳、宫颈刮板、小刮匙、止血钳、剪刀、阴道灌洗器、弯盘、干燥玻片和试管、小标本瓶和浸泡污物的盆具。另备血压计、听诊器、各种规格注射器、体温表等。

（4）药品：95% 乙醇、75% 乙醇、2.5% 碘酊（或聚维酮碘）、1% 甲紫、0.5%～1% 普鲁卡因、生理盐水、10%～20% 硝酸银、10% 氢氧化钠、10% 甲醛、无菌液状石蜡、10% 肥皂液、1‰ 苯扎溴铵液或其他消毒液。

（5）敷料：长棉签、大棉球、纱布块、带线棉球、消毒纸垫或无菌巾等。

（二）妇科诊室的护理管理

1. 保持室内清洁卫生 室内应每日定时通风，进行清洁整理和消毒，患者检查时应做到一人一具更换臀下垫单。使用过的物品、器具可先用消毒液浸泡 30 分钟预处理，然后流水冲洗干净、高压消毒备用。每日室内用紫外线照射 30 分钟进行空气消毒 1 次，每周彻底清洁消毒 1 次。

2. 做好开诊前的准备工作 室内物品应固定安放，整齐有序，每日清点、及时补充备齐。提醒患者检查前先排尿。积极配合医生做好病史采集和体格检查，做好各项记录和资料登记、整理，对年老体弱、病情危重者应安排优先就诊。

3. 缓解患者的心理压力 妇科患者多有害羞、紧张、恐惧等心理因素存在，护理人员应态度和蔼、主动热情地接待患者。解释诊疗程序和目的，耐心解答患者及家属提出的有关问题，维持候诊秩序，

避免非工作人员和其他人员随意进出,为患者创造一个良好的就诊环境。

4. 患者安全 为保证患者就诊安全,按照国际患者安全目标,在门诊工作中应采用两种以上的核对方式做好患者的身份识别,筛查门诊发生跌倒、烫伤等意外伤害的高危人群进行宣教及预防。在固定区域配备抢救仪器设备及急救药,对全体医护人员以及工勤人员进行心肺复苏培训,保障门诊患者突发意外事件的抢救能力。

5. 复诊及用药指导 对需要多次诊治(如人工周期等)的患者,护理人员需详细加以说明并使其认识坚持诊治的必要性,对复诊和用药时间进行交待,以免半途而废失去治疗的最佳时机。

6. 健康指导 充分利用候诊室的宣传设施(宣传画、板报、图册、多媒体资料等)进行有关妇女保健、防癌普查的宣传指导。

二、妇科病区的布局、设施及护理管理

(一)妇科病区的布局和设施

妇科病区设有妇科病室、妇科检查室、治疗室、污物处理室等。病房分普通病室及危重病室(需备抢救物品同 ICU 病房),病房的一端应设有卫生间。病房要求空气清新,布置整洁、温馨、规范。

(二)妇科病区的护理管理

1. 环境要求 病房环境应安静、舒适、清洁、安全,病室应定时通风,空气和地面及时消毒,床头和桌子用湿法清扫和消毒,被服定时更换。护理人员诊疗操作动作要轻,晚 21 时后尽量减少检查和治疗,使用暗灯以保证患者充足的睡眠。

2. 组织管理 护理人员应热情接待入院患者,详细介绍住院管理制度,使患者尽快熟悉环境,陪送到病房并安排好床位及用物。对急危重症患者必须做到忙而不乱,配合抢救及时。严格执行各项操作规程和疾病护理常规,严格查对制度,各项医疗文件记录应规范、准确、整齐、完备。建立物品使用、保养和维修制度,以保证诊疗和护理工作的顺利进行。

3. 消毒隔离制度 医护人员衣帽整齐,诊疗、护理操作前后均应洗手,检查治疗用物一人一具,严格消毒。患者的分泌物及排泄物应及时消毒处理,避免交叉感染。

4. 健康指导 护理人员要有良好的职业道德和业务素质,善于稳定患者的情绪,消除其思想顾虑,增强患者康复的信心,促进患者早日康复。对出院患者应根据其对疾病的认识、心理特征、治疗效果、生活习惯等予以必要的健康指导。

(汤 云)

思考题

患儿,女,13 岁。无意中扪及右下腹有一包块。今晨排便后突然发生右下腹剧烈疼痛伴随恶心、呕吐,无阴道流血,体温 37.4℃。检查:右下腹触及一明显包块,按压下腹疼痛加重。

(1)患者可能发生了什么情况?

(2)妇科门诊护士接诊患者后,在进行妇科检查前应做好哪些准备?

(3)该患者做盆腔检查应该选择何种方式?

(4)如果接诊医生是位男性医生,检查时应注意什么?

思路解析

扫一扫,测一测

学习目标

1. 掌握妇科生殖道分泌物检查、生殖道细胞学检查、基础体温测定、生殖器官活组织检查的适应证、操作方法及护理配合。

2. 熟悉妇科内分泌激素测定、妇科肿瘤标志物检查、输卵管通畅检查、妇科常用穿刺术、妇科内镜检查、妇科影像学检查的适应证及护理配合。

3. 了解输卵管通畅检查、妇科常用穿刺术、妇科内镜检查、妇科影像学检查的操作方法。

4. 能正确运用所学的知识为检查或手术做好物品准备、患者准备以及护理配合。

5. 具用良好的护患沟通能力,进行检查前的护理评估,检查中的心理护理和检查后的健康指导。

第一节　阴道分泌物检查

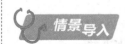情景导入

王女士,39 岁,3 日前无明显诱因出现外阴瘙痒难忍,阴道分泌物呈"白色豆腐渣样",量较多,清水冲洗后不见好转,外阴瘙痒不断加重,严重影响其生活和工作。

请思考:

1. 护士应指导王女士进行哪些检查?

2. 检查前,护士应告知王女士哪些注意事项?

由于女性特殊的生殖道解剖结构和生理特点,容易发生感染,因此**阴道分泌物检查**是临床常用的主要诊断方法。

【用物准备】

阴道窥器 1 个,刮板 1 个,吸管 1 根,长棉签 2 支,0.9% 氯化钠(生理盐水),10% 氢氧化钾,小玻璃试管,清洁玻片。

【方法】

检查方法有涂片法、悬滴法、培养法。妇科检查时应观察阴道分泌物的颜色、性状及气味,已婚

笔记

妇女可用阴道窥器暴露后用刮板、吸管或棉拭子取材,未婚女子禁用阴道窥器,可取外阴部的分泌物。取材所用消毒的刮板、吸管或棉拭子必须清洁干燥,不能涂有任何化学药品或润滑剂。阴道窥器插入前必要时用 0.9% 氯化钠(生理盐水)湿润,采用盐水浸湿的棉拭子在阴道深部或阴道穹隆后部、宫颈管外口等处取材,将阴道分泌物放在生理盐水涂片上(涂片法)或加入 10% 氢氧化钾中(悬滴法)在显微镜下观察是否有活动滴虫、芽胞和假菌丝。

图片:阴道
分泌物悬滴
检查

【护理配合】

1. 检查前准备　指导受检者**月经期、阴道异常出血时避免检查**,阴道分泌物标本采集前 24 小时内禁止性交、盆浴、阴道检查、阴道灌洗及局部用药等,以免影响检查结果。

2. 检查中配合　嘱受检者排空膀胱,协助其取膀胱截石位、配合取材,收集标本。

3. 检查后指导　采集的标本应及时送检,注意保温,以免影响检查结果。

【结果评价】

(一)一般性状检查

正常的阴道内呈酸性环境(pH 为 3.8~4.4),阴道分泌物与雌激素作用及生殖器官充血情况有关。近排卵期白带增多,稀薄、蛋清样;排卵后白带逐渐减少、混浊黏稠;经前期量增加。妊娠期阴道分泌物增多,呈白色糊状。白带异常可表现色、质和量的改变。

1. 脓性白带　黄色或黄绿色,有臭味,多为细菌感染引起,**稀薄脓性,泡沫状白带**,常见于滴虫性阴道炎;其他脓性白带见于慢性宫颈炎、老年性阴道炎、子宫内膜炎、宫腔积脓、阴道异物等。

2. **豆腐渣样白带呈豆腐渣样或凝乳状小碎块**,为外阴阴道假丝酵母菌病所特有。

3. **血性白带**　内混有血液,血量不等,有特殊臭味。应考虑有恶性肿瘤的可能,**如宫颈癌、子宫内膜癌**等,也可能有宫颈息肉、子宫黏膜下肌瘤、萎缩性阴道炎、重度慢性宫颈炎和宫内节育器引起的副作用引起血性白带。

图片:宫颈
黏液检查

4. 水样白带　阴道持续流出黄色水样白带或淘米水样白带,常见于子宫颈癌、阴道癌、子宫内膜癌、黏膜下子宫肌瘤及输卵管癌等。

(二)清洁度检查

将阴道分泌物加生理盐水做涂片,用高倍镜检查,主要依靠白细胞、上皮细胞、阴道杆菌与杂菌的多少划分阴道清洁度。

阴道清洁度分为以下 4 度。Ⅰ度:大量阴道杆菌和上皮细胞,白细胞 0~5/HPF,杂菌无或极少。Ⅱ度:中等量阴道杆菌和上皮细胞,白细胞 5~15/HPF,杂菌少量。Ⅲ度:少量阴道杆菌和上皮细胞,白细胞 15~30/HPF,杂菌较多。Ⅳ度:无阴道杆菌,有少量上皮细胞,白细胞 >30/HPF,大量杂菌。

清洁度为Ⅰ度或Ⅱ度可视为正常,Ⅲ度提示有炎症,Ⅳ度多提示阴道炎症较严重。通过阴道分泌物检查可以判断阴道有无炎症,还可以进一步诊断炎症的病因,为炎症的治疗提供依据。单纯清洁度降低而未发现病原微生物,多见于非特异性阴道炎。

(三)微生物检查

1. 原虫　**阴道毛滴虫**是引起阴道感染的主要原虫,**阴道分泌物呈稀薄脓性,泡沫状伴有臭味**,将此分泌物采用生理盐水悬滴法置于低倍显微镜下观察,可见波动状或螺旋状运动的虫体将周围白细胞或上皮细胞推动。**阴道毛滴虫生长繁殖的适宜温度为 25~42℃**,故在检验时应注意保温方可观察到阴道毛滴虫的活动。在阴道分泌物中见到阿米巴滋养体时,提示为阿米巴性阴道炎。

2. 真菌　正常情况下大多数妇女阴道中存有真菌,在阴道抵抗力降低时可作为条件致病菌引起发病,**真菌性阴道炎以找到芽胞和假菌丝为诊断依据**,阴道真菌多为白色假丝酵母菌,偶见阴道纤毛菌、放线菌等。

3. 淋病奈瑟菌　淋病奈瑟菌的检查一般采用涂片法,以宫颈管内分泌物涂片的阳性率最高,因淋病奈瑟菌对各种理化因子抵抗力弱,涂片法可被漏诊,必要时可进行淋病奈瑟菌培养,且有利于菌株分型和药物敏感试验。

4. 阴道加德纳菌　当阴道内正常菌群失调时,阴道加德纳菌和其他厌氧菌大量繁殖引起细菌性阴道病,**阴道分泌物伴有鱼腥臭味**。患者阴道分泌物革兰染色后可见呈革兰阴性或阳性的小杆菌。阴道分泌物 pH 常 >4.5,胺试验阳性。很多细菌凝聚在阴道上皮细胞周围,使它边缘模糊不清,形成

笔记

线索细胞，是**细菌性阴道病最敏感最特异的征象。**

5. 衣原体　泌尿生殖道沙眼衣原体感染是目前较常见的性传播疾病，由于感染后无特异症状，易引起急性阴道炎和宫颈炎。目前应用较多的是荧光标记单克隆抗体的直接荧光抗体法，可快速确定系何种血清型衣原体感染。

6. 病毒　在人类性传播疾病中有相当一部分是由病毒引起的。可从阴道分泌物中检测到的病毒有：

（1）单纯疱疹病毒（herpes simplex virus，HSV）：有两个血清型 HSV-Ⅰ 和 HSV-Ⅱ型。引起生殖道感染的以Ⅱ型为主，常表现为生殖器官疱疹或溃疡，并可通过胎盘引起胎儿感染发生死胎、流产和畸形。近年来对 HSV 的检查主要采用荧光抗体检查或分子生物方法诊断，可快速而灵敏地对 HSV 感染做出诊断。

（2）巨细胞病毒（cytomegalovirus，CMV）：是先天感染的主要病原体。在孕期胎儿中枢神经系统受到侵犯可致小头畸形、智力低下、视听障碍等后遗症。故**孕妇阴道分泌物巨细胞病毒检查对孕期监测尤其重要，**常用宫颈拭子采取阴道分泌物送检。

（3）人乳头瘤病毒（human papilloma virus，HPV）：主要表现为：①增殖感染，即病毒在宿主细胞内复制，感染子代致使细胞死亡。②细胞转化，**引起肿瘤发生，主要是引起生殖道鳞状上皮内瘤变。**

第二节　生殖道脱落细胞学检查

女性生殖道上皮细胞在卵巢激素的作用下出现周期性变化，临床上可通过检查生殖道脱落上皮细胞（包括阴道上段、宫颈阴道部、子宫、输卵管以及腹腔的上皮细胞）来反映其激素水平变化，也可以协助生殖道不同部位的**恶性肿瘤的筛查**。对子宫颈癌的早期发现、早期诊断有重要意义，是一种简便、实用的辅助检查方法。

【用物准备】

阴道窥器 1 个，宫颈刮片 2 个，宫颈吸管 1 根，细胞刷 1 个，长方形平玻片 2 张，0.9% 氯化钠溶液，装有固定液（95% 乙醇）的标本瓶 1 个或细胞保存液 1 瓶，无菌长棉签 2 支，干棉球若干。

【方法】

1. 阴道涂片　了解卵巢或胎盘功能。

（1）阴道侧壁刮片法：用于已婚妇女。利用阴道窥器扩张阴道，用刮片在阴道侧壁上 1/3 处轻轻刮取分泌物，再将分泌物薄且均匀地涂于玻片上，干燥后放入 95% 乙醇中固定后送检。

（2）棉签采取法：用于未婚女性。方法是将卷紧的无菌棉签用 0.9% 氯化钠溶液浸湿后伸入阴道，在其侧壁的上 1/3 处轻卷后缓慢取出，横放在玻片上往一个方向滚涂再放入 95% 乙醇中固定后送检。

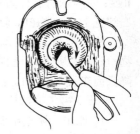

图 2-1　宫颈刮片检查

2. 宫颈刮片法　是筛查早期宫颈癌的重要方法。利用阴道窥器暴露子宫颈，用无菌干棉签轻轻拭去宫颈表面黏液，**在子宫颈外口鳞 - 柱状上皮交界处，将宫颈刮板以外口为中心轻轻旋刮一周**，将刮取物涂片检查（图 2-1）。

3. 宫颈管涂片　先将宫颈表面分泌物拭净，用小型刮板进入宫颈管内，轻轻刮取一周做涂片。目前临床多采用"细胞刷"（cytology brush）刮取宫颈管上皮，将"细胞刷"置于宫颈管内，达宫颈外口上方 10mm 左右，在宫颈管内旋转 360° 后取出，旋转"细胞刷"将附于小刷上的标本均匀涂布于玻片上，亦可立即固定或洗脱于保存液中。涂片液基细胞学（liquid-based cytology）特别是用薄层液基细胞学检查（thinprep cytologic test，TCT）制作的单层细胞涂片观察效果更好。

4. 宫腔吸片　对疑有颈管癌或子宫内膜癌者，用吸管吸出宫腔内分泌物涂片检查。操作步骤：①严格消毒外阴、阴道及宫颈，阴道窥器暴露宫颈；②用子宫探针探测子宫腔方向和深度；③选择直径 1～5mm 不同型号塑料管，一端连于干燥无菌注射器，用大镊子将塑料管另一端送入宫腔内达宫底部，上下左右移动，轻轻抽吸注射器以吸取分泌物；④取出吸管时停止抽吸，以免将宫颈管内容物吸入，将吸得的标本涂片、固定、送检。

图片：临床常用 TCT 细胞刷

图片：宫颈及宫颈管涂片

亦可用宫腔灌洗法取材：用注射器将 10ml 无菌 0.9% 氯化钠注射液注入宫腔，轻轻抽吸洗涤宫腔内膜面，然后抽取洗涤液离心后取沉渣涂片送检。

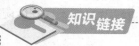

视频：生殖道脱落细胞检查法

薄层液基细胞学检查（TCT 检查）

液基薄层细胞检测简称为 TCT 检查，是采用液基薄层细胞检测系统检测宫颈细胞并进行细胞学分类诊断，它是目前国际上最先进的一种宫颈癌细胞学检查技术，与传统的宫颈刮片巴氏涂片检查相比明显提高了标本的满意度及宫颈异常细胞检出率。TCT 宫颈防癌细胞学检查对宫颈癌细胞的检出率为 100%，同时还能发现部分癌前病变，微生物感染如真菌、滴虫、病毒、衣原体等。所以 TCT 技术是应用于妇女宫颈癌筛查最先进的技术。用于早期宫颈癌筛查，30 岁以上的已婚妇女应每年检查 1 次。采用扫帚状细胞刷采集子宫颈细胞样本，将细胞刷置入装有细胞保存液的标本瓶中进行漂洗，获取全部的细胞样本，用全自动细胞检测仪将样本分散并过滤，以减少血液、黏液及炎症组织的残迹。

【护理配合】

1. 检查前准备　指导受检者**避开月经期**，对绝经前的妇女，应在月经中后期进行检查，**对生殖器急性炎症者应禁忌检查。取材前 24 小时避免阴道冲洗、检查、上药、性交**。向受检者讲解检查的意义和步骤，消除思想顾虑以取得其配合。

2. 检查中配合　嘱受检者排空膀胱，协助其取膀胱截石位，取标本前不必行阴道消毒，不涂润滑剂，不必擦拭分泌物，取材时应注意取材全面，动作应轻巧，避免出血。若分泌物较多时，应用无菌棉签轻轻擦拭，不宜过度用力。进行宫腔吸片，取出吸管时应停止抽吸，以免将宫颈管内容物吸入。取标本过程中宫颈出血明显时，应立即停止，处理止血，血量减少后再行取宫颈细胞标本，避免影响检查结果。

3. 检查后指导　涂片应薄而均匀，禁止来回涂抹损伤细胞，涂片标记后及时固定送检，并收集结果。载玻片应做好标记，如患者姓名和取材部位。行子宫颈细胞学检查者应及时取回病理报告并反馈给医生，以免贻误诊疗。3 个月内不宜多次重复取样，避免出现假阴性的结果，影响诊疗。卵巢功能检查者需制订 1 个月经周期的检查计划，并进行预约。

【结果评价】

（一）内分泌诊断方面的意义

阴道与宫颈阴道部鳞状上皮细胞的成熟度与体内雌激素水平成正比。雌激素水平越高，阴道上皮细胞越成熟。所以，阴道鳞状上皮细胞各层细胞的比例，可反映体内雌激素水平。临床上常用 4 种指数代表体内雌激素水平。

图片：宫颈黏液镜下观

1. 成熟指数（maturation index，MI）　在阴道细胞学卵巢功能检查中最为常用。计算鳞状上皮三层细胞百分比。按底层 / 中层 / 表层顺序表述。若底层细胞百分率高称为左移，提示不成熟细胞增多，即雌激素水平下降。若表层细胞百分率高则称为右移，提示成熟细胞增多，即雌激素水平升高。正常情况下，育龄期妇女的宫颈涂片中表层细胞增多，基本无底层细胞。卵巢功能降低时出现底层细胞，底层细胞 <20% 提示为卵巢功能轻度降低，底层细胞约占 20%～40% 提示为卵巢功能中度降低，底层细胞 >40% 提示卵巢功能重度降低。

图片：宫颈黏液—羊齿植物叶状结晶

2. 致密核细胞指数（karyopyknotic index，KI）　是计算鳞状上皮细胞中表层致密核细胞的百分率。即从视野中数 100 个表层细胞，如其中有 50 个致密核细胞，则 KI 为 50%。其指数越高，表示上皮越成熟。

3. 嗜伊红细胞指数（eosinophilic index，EI）　是计算鳞状上皮细胞中表层红染细胞的百分率。通常在雌激素影响下出现红染表层细胞，可表示雌激素水平。其指数越高，提示上皮细胞越成熟。

4. 角化指数（cornification index，CI）　是指鳞状上皮细胞中表层（最成熟的细胞层）嗜伊红性致密核细胞的百分率，用以表示雌激素水平。

笔记

（二）妇科疾病诊断方面的意义

1. 闭经　阴道涂片可协助了解卵巢功能状况和雌激素水平。①涂片检查见有正常周期性变化，提示闭经原因在子宫及其以下部位，如子宫内膜结核、宫颈或宫腔粘连等。②涂片检查见中层和底层细胞多，表层细胞极少或无，无周期性变化，提示病变在卵巢，如卵巢早衰。③涂片显示不同程度雌激素低落，或持续雌激素轻度影响，提示垂体、下丘脑或卵巢引起的闭经。

2. 功能失调性子宫出血（简称"功血"）　①无排卵型功血：涂片显示中至高度雌激素影响，但也有较长期处于低至中度雌激素影响。雌激素水平高时右移显著，雌激素水平下降时出现阴道流血。②排卵性功血：涂片显示有周期性变化，MI 明显右移，排卵期出现高度雌激素影响，EI 可达 90%。但排卵后细胞堆积和皱褶较差或持续时间短，EI 虽有下降但仍偏高。

3. 流产　①先兆流产：由于黄体功能不足引起的先兆流产，表现为 EI 于早孕期增高，经孕激素治疗后 EI 稍下降提示好转。若再度 EI 增高，细胞开始分散，则流产的可能性大。但是若先兆流产而涂片正常，表明流产并非黄体功能不足引起，用孕激素治疗无效。②过期流产：EI 升高，出现圆形致密核细胞，细胞分散，舟形细胞少，较大的多边形细胞增多。

4. 生殖道炎症

（1）细菌性阴道病：涂片中炎性细胞表现为细胞核呈豆状，核破碎和核溶解，核周有空晕，胞质内有空泡。

（2）衣原体性宫颈炎：宫颈涂片上可见化生细胞的胞质内有球菌样物及嗜碱性包涵体，感染细胞肥大多核。

（3）病毒感染：常见的有人乳头瘤病毒（HPV）和单纯疱疹病毒（HSV）Ⅱ型。被 HPV 感染的鳞状上皮细胞具有典型的细胞学改变。涂片中见有挖空细胞、不典型角化不全细胞及反应性外底层细胞，则提示有 HPV 感染。

（三）妇科肿瘤诊断方面的意义

1. 巴氏分类法　主要观察细胞核的改变。巴氏五级分类法主观因素较多，各级之间无严格的客观标准。因此目前正逐渐被 TBS 分类法替代，后者比较准确，灵敏度高。

巴氏Ⅰ级：完全正常（未见不典型或异常细胞，为正常阴道细胞涂片）。

巴氏Ⅱ级：炎症（发现不典型细胞，但无恶性特征细胞）。一般属良性改变或炎症，临床分为ⅡA 和ⅡB。

巴氏Ⅲ级：可疑癌（发现可疑恶性细胞）。对不典型细胞，性质尚难肯定，需马上做进一步确诊。

巴氏Ⅳ级：高度可疑癌（发现细胞有恶性特征，但在涂片中恶性细胞较少）。需全面检查。

巴氏Ⅴ级：癌。具有典型的多量癌细胞。

2. TBS（the Bethesda system）分类法及其描述性诊断　为使细胞学报告与组织病理学术语一致，并与临床处理密切结合，1988 年美国制订阴道细胞 TBS 命名系统。国际癌症协会于 1991 年对宫颈/阴道细胞学的诊断报告正式采用 TBS 分类法，2001 年再次修订。将采集到的宫颈和其他部位的脱落细胞洗入有细胞保存液的小瓶内，刮片毛刷在小瓶内搅拌十秒钟或数次，细胞溶液通过高精密度过滤膜过滤后，滤除标本中的杂质和去除无检查意义的血细胞及其他成分，将剩余有检查意义的细胞或异常的癌变细胞转移到载玻片上（直径为 25mm 的区域内）制成薄层细胞涂片，95% 乙醇固定后，经巴氏染色、封片，由细胞学专家用肉眼在显微镜下阅片，按 TBS 法做出诊断报告。TBS 描述性诊断报告包括：①将涂片制作质量作为细胞学检查结果报告的一部分；②对病变的必要描述；③给予细胞病理学诊断并提出治疗建议。

除对涂片质量和病变描述外，TBS 描述性病理学诊断报告主要包括：

（1）良性细胞学改变：包括感染和反应性细胞学改变。包括原虫、细菌、假丝酵母菌、病毒等感染，或由于炎症、损伤、放疗和化疗、宫内节育器、激素等引起的上皮细胞反应性改变。

（2）鳞状上皮细胞异常：包括：①未明确诊断意义的不典型鳞状上皮细胞（ASC）；②低度鳞状上皮内病变（LSILs），即宫颈上皮内瘤变（cervical intraepithelial neoplasia，CIN）Ⅰ级；③高度鳞状上皮内病变（HSILs）包括 CINⅡ、CINⅢ和原位癌；④鳞状细胞癌。

（3）腺上皮细胞异常：①不典型腺上皮细胞（AGC）；②腺原位癌（AIS）；③腺癌。

（4）其他恶性肿瘤细胞：原发于子宫颈、子宫体的不常见肿瘤和转移瘤。

宫颈细胞学检查是 CIN 及早期宫颈癌筛选的基本方法，也是诊断的必须步骤，相对于高危 HPV 检测，细胞学检查特异性较高，但敏感性较低。故建议应在性生活开始 3 年后或 21 岁起开始进行宫颈细胞学检查，并结合 HPV DNA 定期检查。

3. PAPNET 电脑抹片系统　即计算机辅助细胞检测系统（computer-assisted cytology test，CCT），近年在宫颈癌早期筛选中取得广泛应用。其原理是 PAPNET 系统将电脑及神经网络软件结合，可以识别特定图案，识别方法与人脑近似，即通过经验来鉴别正常与不正常的巴氏涂片。由计算机检出异常可疑细胞后再由细胞学专职人员做出最后诊断，省时省力，大大提高了诊断效率和准确性。

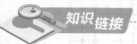

宫颈脱落细胞 HPV DNA 检测

人乳头瘤病毒（human papilloma virus，HPV）感染能够引起子宫上皮内瘤病变（CIN）以及子宫颈癌发生，不同型别的 HPV 感染致病能力也不同，高危型别 HPV 持续感染是发生子宫颈癌的最主要因素。因此，HPV 感染的早期发现，准确分型以及病毒的定量对子宫颈癌的防治具有重要的意义。现临床已将 HPV 感染检测作为子宫颈癌以及宫颈癌前病变的常规筛查手段。HPV DNA 感染检测与细胞学（TCT）检查联合或单独使用进行子宫颈癌的初筛，适用于大面积普查，聚焦高风险人群。根据 HPV DNA 感染的分型预测受检者患子宫颈癌的风险，对未明确诊断意义的不典型鳞状上皮细胞或是腺上皮细胞，应用 HPV DNA 感染检测可有效分流。可作为对宫颈高度病变手术治疗后的疗效判断和随访检测的手段。

第三节　基础体温测定

基础体温（basal body temperature，BBT）指机体经较长时间（6 小时以上）的睡眠，醒来未进行任何活动之前所测得的口腔温度。它反映了静息状态下的基础能量代谢，基础体温又称静息体温。临床可通过基础体温测定判断甲状腺及卵巢等器官的功能状态，在妇科临床中常用于测定有无排卵，确定排卵日期、黄体功能和诊断早孕。

【用物准备】

已消毒的体温计 1 个，消毒纱布 1 个，基础体温单，笔。

【方法】

每晚临睡前将体温表水银柱甩至 36℃ 以下，并将其放在随手可取的地方。第 2 日清晨醒后，未进行任何活动，先取体温表放在舌下，测口腔体温 5 分钟。**每日测量的时间最好固定，一般在早晨 5～7时，夜班工作者应在休息 6～8 小时后测量**。将每日测得的体温记录在基础体温单上，最后描成曲线，同时应将生活中有关情况如性生活、月经期、失眠、感冒等可能影响体温的因素及所采取的治疗记录在基础体温单上，以便随时参考。

视频：基础
体温测定

【护理配合】

1. 检查前准备　向受检者说明检查的目的、方法和要求，一般需连续测量 3 个月经周期以上，故需向受检者说明，使其有充分思想准备坚持测量。

2. 检查中配合　每日测量前应检查体温计的刻度是否在 36℃ 以下，测量体温时需静息，避免活动，并且禁食、水。

3. 检查后指导　指导受检者将每日的测量结果及时标记在体温单上，如遇发热、用药、身体不适、性生活等情况亦应如实记载，以便分析时参考。

【结果评价】

正常妇女在月经周期中，随着不同时期雌、孕激素分泌变化，基础体温也出现周期性变化。成年妇女排卵后，黄体形成产生孕酮，刺激下丘脑的体温调节中枢，使体温上升 0.3～0.5℃，因此**排卵后基础体温升高**，至月经前 1～2 日或月经第 1 日体温又下降。将每日测得的基础体温画成连线则为正常月经周期,呈前半期低后半期高的双相型(图2-2)。而无排卵周期中的基础体温始终处于较低水平,呈单相型(图2-3)。基础体温可呈双相型、单相型或出现高温相异常,高温出现及持续时间则反映有无排卵、排卵时间、黄体形成、黄体的发育和退化是否正常。

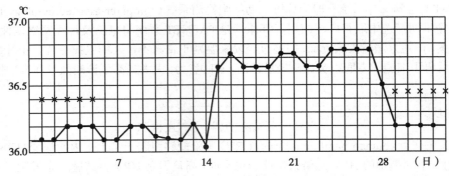

图2-2 双相型基础体温

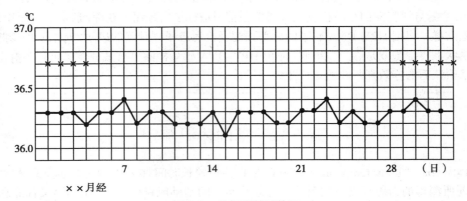

××月经

图2-3 单相型基础体温

基础体温测定临床上主要用于指导安全期避孕与受孕(推算排卵期)、协助妊娠及月经失调诊断。**基础体温呈双相型,提示有排卵**。基础体温上升持续18日可协助诊断早孕,若超过20日,早孕诊断准确率达到100%。**基础体温呈单相型,提示无排卵**。但体温受许多因素影响,如夜班工作、感冒或其他疾病、性交或服用药物等,生活不规律或睡眠欠佳者不宜选用本法。

第四节 女性内分泌激素测定

女性内分泌激素包括下丘脑、垂体、卵巢分泌的激素。各类激素在中枢神经系统的影响下及各器官之间的相互协调作用下发挥其生理功能,各器官间的激素水平相互调节、相互制约。因此,测定下丘脑-垂体-卵巢轴各激素水平,对某些疾病的诊断、疗效观察和预后评估都具有重要意义。

【方法】

一般抽取外周血测定其激素含量。常用方法包括:气相色谱层析法、分光光度法、荧光显示法、酶标记免疫法和放射免疫测定法(RIA),近年来无放射性核素标记的免疫化学发光法正逐步得到广泛应用。

【护理配合】

1.采血前告知受检者检查的目的、过程及注意事项,减轻其思想顾虑,主动配合。

2.激素测定前2日避免使用激素类药物,以免影响检查结果。

3.严格按要求**准时采集血标本**,避免因采血的时间影响检查结果。

4.做好血标本的标识,妥善保管,及时送检。

【临床常用测定项目】

（一）下丘脑促性腺激素释放激素（GnRH）测定

1. GnRH 刺激试验　上午 8 时静脉注射溶于 5ml 生理盐水中的黄体生成激素释放激素（LHRH）100μg，分别于注射前和注射后 15、30、60 和 90 分钟抽取静脉血 2ml，测定黄体生成素（LH）值。

2. 氯米芬试验（又称克罗米芬试验）　月经来潮第 5 日开始每日口服氯米芬 50～100mg，连服 5 日，服药后 LH 增加 85%，FSH 增加 50%。停药后 LH、FSH 即下降。如以后再出现 LH 上升达排卵期水平，诱发排卵为排卵型反应，排卵通常出现在停药后的第 5～9 日。如停药后 20 日不再出现 LH 上升为无反应。分别在服药第 1、3、5 日测 LH、FSH，第 3 周或经前抽血测孕酮。

（二）垂体促性腺激素测定

FSH 和 LH 是腺垂体分泌的促性腺激素，受下丘脑 GnRH 和性激素的调节。FSH 的生理作用主要是促进卵泡成熟及分泌雌激素。排卵期出现的 LH 陡峰是临床预测排卵的重要指标。LH 的生理作用是促进女性排卵和黄体生成。垂体促性腺激素测定：①可协助判断闭经原因；②监测排卵情况，有助于不孕症的治疗；③协助诊断多囊卵巢综合征；④诊断性早熟。

（三）垂体催乳激素测定

催乳激素（prolactin，PRL）是腺垂体催乳激素细胞分泌的一种多肽蛋白激素，主要受下丘脑催乳激素抑制激素（主要是多巴胺）和催乳激素释放激素的双重调节。PRL 水平受睡眠、进食、哺乳、性交、服用某些药物、应激等情况的影响。一般以上午 10 时取血测定的结果较为稳定。PRL 的主要功能是促进乳房发育及泌乳，与卵巢激素共同作用促进分娩前乳房导管及腺体发育。PRL 亦参与生殖功能的调节。

（四）雌激素测定

雌激素主要由卵巢、胎盘产生，少量由肾上腺分泌。雌激素（E）可分为雌酮（estrone，E_1）、雌二醇（estradiol，E_2）及雌三醇（estriol，E_3）。各种雌激素均可从血、尿及羊水中测得。临床常用于：①通过测定血雌二醇或 24 小时尿总雌激素水平监测卵巢功能，判断闭经原因、诊断有无排卵、监测卵泡发育、诊断女性性早熟、协助诊断多囊卵巢综合征；②通过测定孕妇尿 E_3 含量提示胎儿胎盘功能状态。

（五）孕激素测定

孕激素（孕酮）由卵巢、胎盘和肾上腺皮质产生。孕酮的含量在月经周期中不断变化。妊娠前 6 周主要来自卵巢黄体，妊娠中晚期则主要由胎盘分泌。血浆中的孕酮通过肝代谢，最后形成孕二醇，其 80% 由尿液及粪便排出。其作用主要是进一步使子宫内膜增厚，血管和腺体增生，利于胚胎着床，防止子宫收缩，同时还可促进乳腺腺泡导管发育，为泌乳做准备。**临床主要用于监测排卵、评价黄体功能、辅助诊断异位妊娠、辅助诊断先兆流产、观察胎盘功能和孕酮替代疗法的监测。**

（六）雄激素测定

雄激素由卵巢及肾上腺皮质产生。雄激素主要有睾酮、雄烯二酮。绝经前血浆睾酮是卵巢雄激素来源的标志，绝经后肾上腺是产生雄激素的主要部位。临床常用于卵巢、肾上腺皮质肿瘤的诊断，多囊卵巢综合征评价疗效的指标之一，两性畸形的鉴别，在应用具有雄激素作用的内分泌药物（如达那唑等）时，通过雄激素测定指导用药。

（七）人绒毛膜促性腺激素（HCG）测定

正常妊娠受精卵着床后，即排卵后的第 6 日受精卵滋养层形成时开始产生 HCG，约 1 日后能测到血浆 HCG，以后每 1～2 日上升 1 倍，在排卵后 14 日约达 100U/L。妊娠 8～10 周达峰值（50 000～100 000U/L），以后迅速下降，在妊娠中期和晚期，HCG 仅为高峰时的 10%。HCG 主要由妊娠滋养细胞产生，妊娠滋养细胞疾病、生殖细胞疾病和其他恶性肿瘤（如肺、肝脏及肠道肿瘤）也会产生 HCG。临床常用于：

1. 诊断早期妊娠　血 HCG 定量免疫测定 <3.1μg/L 时为妊娠阴性，血浓度 >25U/L 为妊娠阳性。可用于早早孕诊断。目前应用广泛的早早孕诊断试纸使用方便、快捷、廉价。具体操作步骤：留被检妇女尿（晨尿更佳），用带有试剂的早早孕诊断试纸条（试纸条上端为对照测试线，下端为诊断反应线）。将标有 MAX 的一端插入尿液中，尿的液面不得越过 MAX 线。1～5 分钟即可观察结果，10 分钟后结果无效。结果判断：仅在白色显示区上端呈现一条红色线则为阴性；在白色显示区上下呈现两条红色线则为阳性,提示妊娠。试纸反应线因标本中所含 HCG 浓度不同可呈现出颜色深浅的变化。若试纸条上端无红线出现,表示试纸失效或测试方法失败。另外,也可利用斑点免疫层析法的原理制成的反应卡进行检测。

2.诊断异位妊娠　血尿 HCG 维持在低水平,间隔 2~3 日测定无成倍上升,可疑异位妊娠。

3.滋养细胞肿瘤的诊断和监测

(1)葡萄胎:血浓度经常 >100KU/L,且子宫达到或超过 12 周妊娠大小,HCG 维持高水平不下降,提示葡萄胎。

(2)妊娠滋养细胞肿瘤:葡萄胎清宫后,HCG 应呈大幅度下降,若下降缓慢或下降后又上升;或足月产、流产和异位妊娠恢复后 4 周以上,HCG 仍持续高水平或一度下降后又上升,在排除妊娠物残留后可诊断妊娠滋养细胞肿瘤。HCG 下降与妊娠滋养细胞肿瘤治疗有效性一致,因此在化疗过程中,应每周测定 HCG 一次,连续 3 次阴性,为停止化疗的标准,可视为近期治愈。

(3)性早熟和肿瘤:最常见的是下丘脑或松果体胚细胞的绒毛膜瘤或肝胚细胞瘤以及卵巢无性细胞瘤、未成熟畸胎瘤分泌 HCG 导致性早熟,血浆甲胎蛋白升高是胚细胞瘤的标志。分泌 HCG 的肿瘤尚见于肠癌、肝癌、肺癌、卵巢腺癌、胰腺癌、胃癌,引起成年妇女月经紊乱,因此成年妇女突然发生月经紊乱伴 HCG 升高时,应考虑到上述肿瘤。

(八)人胎盘生乳素测定(HPL)

HPL 是由胎盘合体滋养细胞产生、贮存及释放的,与胎儿生长发育有关的重要激素。HPL 与人生长激素(HGH)有共同的抗原决定簇,呈部分交叉免疫反应,HPL 自妊娠 5 周时即能从孕妇血中测出。随着妊娠进展 HPL 水平逐渐升高,直至孕 39~40 周时达高峰,产后迅速下降。临床用于:①监测胎盘功能:妊娠晚期连续动态检测 HPL 可以监测胎盘功能。②糖尿病合并妊娠:HPL 水平与胎盘大小成正比,如糖尿病合并妊娠时胎儿较大,胎盘也大,HPL 值可能偏高。临床应用时还应参考其他监测指标综合分析,以提高判断的准确性。

第五节　女性生殖器官活组织检查

生殖器官活组织检查是自生殖器官病变处或可疑部位取部分组织做病理检查,简称活检。通常**活检可以作为诊断的最可靠依据**。常用的有外阴、阴道局部活组织检查,宫颈活组织检查,诊断性刮宫等。

外阴、阴道局部活组织检查同外科局部组织活检,可穿刺和切取局部组织送检,**急性炎症和月经期、妊娠期应避免检查**。常规消毒铺巾,取材部位可行局麻,取材后局部压迫止血,阴道内填塞带尾棉球或纱条,24 小时后取出。本节重点介绍宫颈活组织检查和诊断性刮宫。

一、宫颈活组织检查术

子宫颈活体组织检查简称宫颈活检,是采取子宫颈病灶的小部分组织进行病理学检查,常用以确诊子宫颈病变的性质,临床上较为常用。

(一)局部活组织检查

【适应证】

1.宫颈脱落细胞学涂片检查巴氏Ⅲ级或Ⅲ级以上者;巴氏Ⅱ级经抗感染反复治疗后无效者。

2.TBS 分类鳞状上皮细胞异常低度鳞状上皮内病变(LSILs)及以上者。

3.阴道镜检查时反复可疑阳性或阳性者。

4.可疑宫颈癌或慢性特异性宫颈炎需要明确诊断者。

【禁忌证】

1.急性、亚急性生殖道炎症。

2.月经期、妊娠期以及异常子宫出血者。

3.急性严重全身性疾病。

【用物准备】

阴道窥器 1 个、活检组织钳 1 把、宫颈钳 1 把、无齿长镊子 1 把、刮匙 1 把、无菌孔巾 1 个、带尾线

的宫颈棉球 / 纱布及棉签数根、普通棉球数个、消毒溶液、装有固定液的标本瓶 4～6 个。

【操作方法】

1．协助受检者排空膀胱，取膀胱截石位，常规消毒外阴，铺无菌孔巾。

2．用阴道窥器暴露子宫颈，拭净分泌物，消毒宫颈和阴道。

3．用活检钳钳取小块病变组织（**通常在宫颈外口鳞 - 柱状上皮交界处或肉眼糜烂较深处取材**），**如疑为宫颈癌者在宫颈 3、6、9、12 点钟处用活检钳各钳取一块组织**；也可在阴道镜指引下于可疑处定点取材，或在宫颈阴道部涂以碘溶液，选择不着色区取材（图 2-4）。

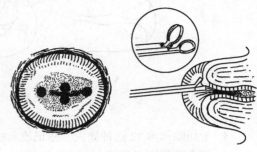

4．将钳取的组织分别放入盛有固定液的标本瓶中，并标注钳取部位。

5．术后用带尾的棉球或纱布局部压迫止血，并将尾端留在阴道口外。

图 2-4　宫颈活组织检查

图片：宫颈活组织检查

【护理配合】

1．检查前准备

（1）向受检者告知子宫颈活检的临床意义、目的及操作过程，以取得其配合。

（2）**月经期或月经前期不宜做活检**，以防感染和出血过多。

（3）生殖器急性炎症者，应治愈后再取活检，以免炎症扩散。

（4）妊娠期原则上不做活检以避免流产、早产，但临床高度怀疑宫颈恶性病变者仍应检查。

图片：宫颈活检取材固定标本

2．检查中配合

（1）在检查过程中为医生传递所需物品，将取出的组织分别放入标本瓶内，并注明取材部位。

（2）密切观察受检者的反应，给予心理支持。

3．检查后指导

（1）检查后应嘱受检者**保持会阴部清洁**。

（2）**嘱受检者于 12 小时后自行取出阴道内棉球或纱布条**，评估阴道流血情况，如阴道流血量较多时（大于月经血量），应立即就诊。

（3）指导受检者检查后 1 个月内禁止性生活、盆浴、阴道灌洗上药。

（4）提醒受检者及时取回病理报告单并按时复诊。

（二）诊断性宫颈锥切术

【适应证】

1．宫颈细胞学检查反复阳性，且宫颈局部活组织检查阴性者。

2．宫颈活检为高度鳞状上皮内病变（$HSIL_S$ 包括 CINⅡ、CINⅢ和宫颈原位癌）需明确诊断者。

3．可疑早期浸润癌，为明确病变累及程度、确定手术范围者。

【禁忌证】

1．急性、亚急性生殖道炎症。

2．月经期、妊娠期以及异常子宫出血者。

3．患有血液系统疾病，有出血倾向者。

【用物准备】

无菌导尿包 1 个、阴道窥器 1 个，宫颈钳 1 把、宫颈扩张棒 4～7 号各 1 根、子宫探针 1 把、刮匙 1 把、尖刀 1 把、无菌孔巾 1 个、带尾线的宫颈棉球及棉签数根、无菌纱布数块、无菌手套 1 副、普通棉球数个、肠线、持针器 1 把、圆针 1 个、消毒溶液、装有固定液的标本瓶 1 个。

【操作方法】

1．蛛网膜下腔或硬膜外阻滞麻醉下，患者取膀胱截石位，常规消毒外阴和阴道。铺无菌孔巾。

2．导尿后，用阴道窥器暴露宫颈并消毒阴道、宫颈及宫颈管外口。

3．用宫颈钳夹住宫颈前唇向外牵引，扩张宫颈管并做宫颈管搔刮术。宫颈涂碘液，在病灶外或碘不着色区外 0.5cm 处，用尖刀在宫颈表面做环形切口，深约 0.2cm（包括宫颈上皮及少许皮下组织）。

再按 30°～50° 向内做宫颈锥形切除（图 2-5）。根据不同的手术指征，可深入宫颈 1～2cm 做锥形切除。也可采用环行电切除术（LEEP）行锥形切除治疗，一般选在月经干净后 3～7 日内实施。

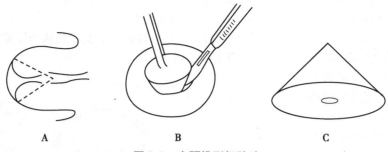

图 2-5　宫颈锥形切除法

4. 于切除标本 12 点钟处做一标记放入盛有固定液的标本瓶中，并做好标识送检。

5. 用无菌纱布卷填塞创面，压迫止血。若有动脉出血，可用肠线缝扎止血，也可加用止血粉、吸收性明胶海绵、凝血酶等止血。

6. 若要进行子宫切除者，手术最好在锥切术后 48 小时内进行，可行宫颈前、后唇相对缝合封闭创面止血。若无需在短期内进一步行子宫切除手术，则应行宫颈成型缝合或荷包缝合。术毕探查宫颈管。术后留置导尿管 24 小时，持续开放。

【护理配合】

1. 术前准备

（1）向受检者告知诊断性宫颈锥切术的临床意义、目的、操作过程及术中可能出现的不适，以取得其配合。

（2）指导受检者选择适合的手术时间，一般为月经干净后 3～7 日内进行。

2. 术中配合

（1）为受检者导尿，排空膀胱。

（2）在术中为医生传递所需物品，将取出的组织分别放入标本瓶内，并注明取材部位。

（3）密切观察受检者的反应，给予心理支持。

3. 术后指导

（1）评估受检者的阴道流血情况，有无头晕、血压下降等出血反应，**嘱其 24 小时后自行取出阴道内纱条**，如出血多，必须立即就诊。

（2）术后应**保持会阴清洁**，遵医嘱用抗生素预防感染。

（3）告知受检者休息 3 日，2 个月内禁止盆浴及性生活。

（4）术后 6 周复诊，探查宫颈管有无狭窄。

视频：宫颈
活组织检查

二、诊断性刮宫术

诊断性刮宫（diagnostic curettage）简称诊刮，是诊断宫腔疾病采用的重要方法之一。目的是刮取宫腔内容物（子宫内膜或其他组织）做病理检查协助诊断，并指导治疗。若疑有宫颈管病变，需对宫颈管及宫腔分步进行诊刮，简称分段诊刮。

【适应证】

1. 子宫异常出血或阴道排液　需证实或排除子宫内膜癌、宫颈管癌或其他病变。

2. 月经失调　需要了解子宫内膜变化及其对性激素的反应（刮宫不仅有助于诊断，还有助于止血）。

3. 不孕症　需了解有无排卵或子宫内膜病变。

4. 绝经后子宫出血或老年患者疑有子宫内膜癌，或需要了解宫颈管是否被累及时，需进行分段诊刮。

【禁忌证】

1. 急性生殖器官炎症。

2. 体温超过 37.5℃者。

【用物准备】

灭菌刮宫包 1 个（内有：孔巾、脚套、阴道窥器 1 个、宫颈钳 1 把、长持物钳 1 把、子宫探针 1 根、有齿卵圆钳 1 把、宫颈扩张器 4～8 号各 1 根、钝锐刮匙各 1 把、弯盘 1 个，纱布块若干、棉球若干、棉签数根）；输血、输液用具 1 套；抢救药品、吸氧设备 1 套、装有固定液的标本瓶若干。

【操作方法】

1．一般不需麻醉，患者术前排空膀胱，取膀胱截石位，外阴、阴道常规消毒后铺无菌孔巾。

2．做双合诊查清子宫的位置、大小及附件情况。

3．用阴道窥器暴露宫颈，清除阴道分泌物后，再次消毒宫颈与宫颈管；然后用宫颈钳夹宫颈前唇或后唇，用探针探测子宫方向及宫腔深度。

4．按子宫屈曲方向，用宫颈扩张器逐号扩张颈管。

5．于阴道后穹隆处置盐水纱布一块，以收集刮出的内膜碎块。以小刮匙从宫底至宫颈内口方向，由前、后壁及两侧壁全面刮取宫腔内膜，尤其注意宫底和两侧角部，力求刮尽所有内膜（亦可根据需要选择刮取部位），同时注意宫腔有无变形及高低不平。

6．取下纱布上的全部组织固定于 10% 甲醛溶液或 95% 乙醇中，标明患者姓名及取材部位送检。

分段诊刮常用于确定疾病原发部位在子宫颈管或是子宫腔内，所以刮宫前不探查宫腔深度，以免将宫颈管组织带入宫腔而混淆诊断。所以要先用小细刮匙取宫颈内组织，然后再刮宫腔内组织。

视频：诊断
性刮宫术

【护理配合】

1．术前准备

（1）向患者耐心解释诊刮的目的、意义及操作过程，以消除其思想顾虑，取得患者知情配合。

（2）核对好病理检查申请单，并准备好固定标本的小瓶。

（3）指导选择合适的检查时间，**术前禁用激素类药物**。预约时应告知患者**术前 5 日禁止性生活；对不孕或功能失调性子宫出血内膜增生者，应选择月经前 1～2 日或月经来潮 6 小时内进行；疑为子宫内膜不规则脱落时，则于月经第 5～7 日取材**。

（4）主要有出血、子宫穿孔、感染等并发症，应准备抢救药物及用物，便于术中出现紧急情况时进行抢救。

2．术中配合

（1）术中做好患者心理护理，协助医生完成手术，观察患者血压、脉搏、呼吸及腹痛情况。

（2）术中指导患者做深呼吸等放松动作，分散其注意力，以减轻疼痛。

（3）提供给医生术中所需物品，并协助将组织放入已做好标记、装有固定液的小瓶内，立即送病理科检查，记录患者术中及用药情况。

3．术后指导

（1）术后留观患者 1 小时，评估腹痛和阴道流血的情况，嘱患者注意阴道流血量，当血量增多时，应及时就诊。

（2）**术后 2 周内禁盆浴及性交**，保持外阴清洁，遵医嘱口服抗生素 3～5 日预防感染。

（3）指导患者按时间取病理检查结果后及时复诊。

第六节　输卵管通畅检查

输卵管通畅检查是了解评估**子宫和输卵管腔的形态及输卵管的畅通程度的检查方法**。临床常用方法有输卵管通液术、子宫输卵管造影术。近年来随着内镜的广泛应用，普遍采用腹腔镜、宫腔镜直视下的通液检查等方法。

一、输卵管通液术

输卵管通液术（hydrotubation）是检查评估输卵管是否通畅的一种方法，并具有一定的治疗功效。通过导管向宫腔内注入液体，根据注液时阻力大小、注入的液体量多少、停止注射后有无回流及受检者的感觉等来判断其输卵管通畅程度。此方法操作简便，无需特殊器材设备而广泛应用于临床。

【适应证】

1．原发性或继发性不孕症（性生活及男方精液正常），疑有输卵管阻塞者。

2．输卵管再通术或成形术后效果评价，并可防止吻合口粘连。

3．输卵管轻度阻塞的诊断和治疗。

【禁忌证】

1．生殖器官急性炎症或慢性炎症急性发作者。

2．月经期或阴道不规则出血者。

3．可疑妊娠者。

4．体温超过37.5℃者。

【用物准备】

子宫颈导管（带Y型管和压力表）1根，阴道窥器1个，弯盘1个，卵圆钳1把，子宫颈钳1把，长镊子1把，宫颈扩张器2～4号各1根，妇科长钳1把，血管钳若干，橡皮管、纱布若干，治疗巾、孔巾各1块，棉签、棉球数个。20ml注射器1副。生理盐水20ml，庆大霉素8万U，地塞米松5mg，透明质酸酶1500U，0.5%利多卡因2ml，药杯，氧气等抢救用品。

【操作方法】

1．嘱受检者排空膀胱，协助其取膀胱截石位，外阴、阴道常规消毒后铺无菌孔巾，双合诊了解子宫位置及大小。

2．放置阴道窥器充分暴露宫颈，再次消毒阴道穹隆部及宫颈；用宫颈钳夹宫颈前唇，沿宫腔的方向置入宫颈导管，并使其橡皮塞抵紧宫颈外口（图2-6A）或置入带气囊的双腔宫颈导管，给气囊适当充气或充液，使其紧贴宫颈内口（图2-6B）。

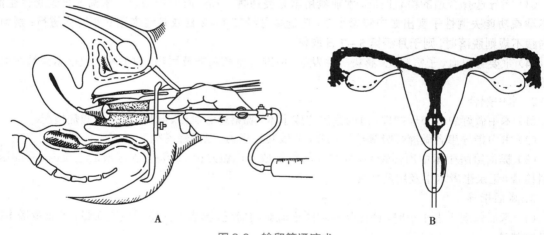

A   B

图2-6 输卵管通液术

视频：输卵
管通畅性
检查

3．用Y形管将宫颈导管与压力表、注射器相连（压力表应高于Y形管水平），排出空气后，向宫腔内缓慢注入生理盐水及抗生素溶液（生理盐水20ml、庆大霉素8万U、地塞米松5mg、透明质酸酶1500U，可加用0.5%利多卡因2ml减少输卵管痉挛），压力不超过160mmHg。

4．观察推注时阻力大小、推注的液体是否回流、受检者下腹部是否胀痛等。

5．术毕抽出双腔导管气囊内的气体或液体，取出宫颈导管，再次消毒宫颈、阴道后取出阴道窥器。

【护理配合】

1．术前准备

（1）耐心向受检者告知检查的目的和方法、注意事项以及检查中可能出现的不适，缓解受检者的紧张情绪，取得配合。

（2）指导患者检查时间应选在月经干净后3～7日。检查前3日禁性生活、阴道上药。

（3）术前30分钟遵医嘱肌内注射阿托品0.5mg解痉。

（4）指导患者检查前排尿，以排空膀胱。

笔记

2．术中配合

（1）检查时及时传递医生所需用物，配合检查。

（2）操作过程中密切观察受检者的变化，了解患者的感受，下腹疼痛的性质、程度并及时报告。

（3）需将生理盐水的温度加热至接近体温，避免向输卵管注射液体时因液体的温度低刺激输卵管发生痉挛。

3．术后护理

（1）协助受检者整理衣物，卧床休息留观30分钟，无不适者可自行回家休息。

（2）评估受检者心理情况，做好心理护理。

（3）告知受检者2周内禁盆浴和性生活，保持外阴清洁，遵医嘱应用抗生素3～5日。

【结果评价】

1．输卵管通畅　可顺利推注20ml液体且无阻力，压力维持在60mmHg以下；或开始推注时稍有阻力，随后阻力消失，无液体回流，患者也无不适感。

2．输卵管阻塞　勉强注入10ml液体即感有阻力，压力表见压力值持续上升，患者感觉下腹胀痛，停止推注后液体又回流至注射器内。

3．输卵管通而不畅　推注液体时感有阻力，但经加压注入又能推进，说明轻度粘连已被分离，患者感轻微腹痛。

二、子宫输卵管造影术

子宫输卵管造影术（hysterosalpingography，HSG）是通过导管向子宫腔及输卵管内注入造影剂，再行X线透视及摄片或三维超声检查，根据注入造影剂的显影情况了解输卵管是否通畅、阻塞的部位及子宫腔的形态寻找病变部位。此检查损伤小，有助于输卵管阻塞的正确诊断，准确率高达80%，且具有一定的治疗作用。

【适应证】

1．了解输卵管是否通畅及其形态、阻塞部位。

2．了解宫腔形态，确定有无子宫畸形及其类型。有无宫腔粘连、子宫黏膜下肌瘤、子宫内膜息肉及异物等。

3．不明原因的习惯性流产，于排卵后进行造影以了解其宫颈内口是否松弛、宫颈及子宫有无畸形。

4．内生殖器结核非活动期。

【禁忌证】

1．生殖器官急性炎症或亚急性发作者。

2．严重的全身性疾病，如心、肺功能异常等，不能耐受手术者。

3．产后、流产后、刮宫术后6周内。

4．妊娠期、月经期。

5．碘过敏者。

【用物准备】

子宫颈导管1根，阴道窥器1个，弯盘1个，卵圆钳1把，子宫颈钳1把，子宫探针1根，长镊子1把，宫颈扩张器2～4号各1根，纱布6块，治疗巾、孔巾各1块，棉签、棉球数个，氧气、抢救用品等，10ml注射器1支，40%碘化油40ml或76%泛影葡胺1支。

【操作方法】

1．嘱受检者排空膀胱，协助其取膀胱截石位，外阴、阴道常规消毒后铺无菌孔巾，双合诊了解子宫大小及位置。

2．放置阴道窥器充分暴露宫颈，再次消毒阴道穹隆部及宫颈；然后用宫颈钳夹宫颈前唇，用探针探查宫腔。

3．将造影剂充入宫颈导管，排出空气后，沿宫腔方向将宫颈导管放入宫颈管内，缓慢向导管内注入造影剂。

4．在X线透视或三维超声下观察碘化油流经输卵管及宫腔情况并摄片。X线摄片24小时后再

视频：子宫
输卵管碘油
造影术

次拍盆腔平片，以观察腹腔内有无游离碘化油（若用泛影葡胺进行造影，应在注射后立即摄片，10～20分钟后第二次摄片）。

5. 注入造影剂后若子宫角圆钝且输卵管不显影，应考虑是否为输卵管痉挛，可保持原位，肌注阿托品0.5mg，20分钟后再进行透视、摄片；也可暂停操作，下次摄片前先使用解痉药物。

【护理配合】

1. 术前准备

（1）检查前认真询问病史，排除禁忌证，**碘过敏试验结果阴性者**方可进行造影。

（2）耐心告知受检者检查的目的和方法、注意事项以及检查中可能出现的不适，缓解受检者的紧张情绪，取得配合。

（3）指导患者检查时间应在月经干净后3～7日。检查前3日禁性生活、阴道上药。

（4）指导患者检查前排尿，以排空膀胱。

2. 术中配合

（1）碘化油充盈宫颈导管时，必须排尽空气，以免空气进入宫腔造成充盈缺损引起误诊。造影操作过程中应密切观察患者有无过敏症状。

（2）宫颈导管必须与宫颈外口紧贴，以防碘化油流入阴道内。推注碘化油时用力不可过大，推注不可过快。

（3）透视下见碘化油进入异常通道，同时患者出现咳嗽，应警惕发生油栓，此时必须立即停止操作，受检者取头低足高位，并严密观察。

3. 术后护理

（1）协助受检者整理衣物，卧床休息留观30分钟，无不适者可自行回家休息。

（2）评估受检者心理情况，做好心理护理。

（3）告知**受检者2周内禁盆浴和性生活**，保持外阴清洁，遵医嘱应用抗生素3～5日。

【结果评价】

1. 正常子宫、输卵管 宫腔显影呈倒三角形，双侧输卵管显影形态柔软，24小时后摄片盆腔内可见散在造影剂。

2. 宫腔异常 若为宫腔结核，子宫失去原有的倒三角形，内膜呈锯齿状不平；若为子宫黏膜下肌瘤，可见宫腔充盈缺损；子宫畸形时也有相应的显示。

3. 输卵管异常 若为输卵管结核，其显示的形态不规则、僵直或呈串珠状，有时可见钙化点；输卵管有积水见输卵管远端呈气囊状扩张；若输卵管发育异常，可见过长或过短的输卵管、异常扩张的输卵管、输卵管憩室等。如24小时后摄片未见盆腔内散在的造影剂，提示输卵管不通。

图片：子宫
输卵管造影

第七节　常用穿刺检查

一、经阴道后穹隆穿刺术

阴道后穹隆穿刺术（culdocentesis）是用长穿刺针经阴道后穹隆刺入子宫直肠陷凹部（即盆腔最低部位），抽取积血、积液、积脓及腹水等，进行肉眼观察及生物化学、微生物学和病理学检查，是妇产科常用的一种辅助诊断方法。

【适应证】

1. 疑有腹腔内出血时，如输卵管妊娠破裂、卵巢黄体破裂等。

2. 疑盆腔内有积液、积脓时了解积液性质；盆腔脓肿的穿刺引流及局部药物注射。

3. 盆腔肿块位于直肠子宫陷凹内可经后穹隆穿刺直接抽吸肿块内容物做涂片，行细胞学检查。

4. B型超声介导下行卵巢子宫内膜异位囊肿或输卵管妊娠部位注药治疗。

5. B型超声介导下经阴道后穹隆穿刺取卵，用于各种助孕技术。

【禁忌证】

1. 盆腔严重粘连或疑有肠管与子宫后壁粘连。

2．临床高度怀疑恶性肿瘤。

3．异位妊娠准备采用非手术治疗者，应避免穿刺以免引起感染。

【用物准备】

弯盘 1 个，阴道窥器 1 个，卵圆钳 1 把，宫颈钳 1 把，10ml 无菌注射器 1 副，22 号穿刺针 1 枚，无菌试管 1 支，弯盘 1 个，无菌治疗巾 1 块，无菌纱布、棉签、棉球、消毒液若干。

【操作方法】

1．嘱受检者排空膀胱，协助其取膀胱截石位，常规消毒外阴、阴道，铺无菌巾。

2．阴道检查了解子宫、附件情况，注意后穹隆是否膨隆。

3．用阴道窥器暴露宫颈，消毒阴道和宫颈；再用宫颈钳钳夹宫颈后唇，向前提拉，充分暴露阴道后穹隆，再次消毒后穹隆部阴道壁。

4．将 10ml 空针管接上 22 号穿刺针后，于宫颈阴道黏膜交界下方 1cm 后穹隆中央部，取与宫颈平行方向刺入，当针穿过阴道壁后失去阻力有落空感后（进针深约 2cm）开始抽吸，必要时适当调整针头方向或深浅度，如无液体抽出时可边退针边抽吸（图 2-7）。

5．抽出液体后拔出针头，局部以无菌纱布或棉球压迫片刻，血止后取出宫颈钳和阴道窥器。

6．抽出液先肉眼观察性状，再送病检或培养。

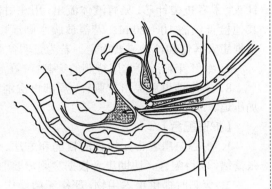

图 2-7　经阴道后穹隆穿刺术

视频：后穹隆穿刺

【护理配合】

1．认真询问病史，耐心向受检者告知检查的目的和方法、注意事项以及检查中可能出现的不适，缓解受检者的紧张情绪，取得配合。

2．指导患者检查前排尿，以排空膀胱。

3．及时提供手术用物，协助医生完成穿刺。术中应密切观察患者生命体征变化，注意有无面色苍白及剧烈腹痛等。

4．术后整理用物，协助患者半卧位休息，观察阴道流血情况，如阴道留有填塞纱布应在 **24 小时后取出，保持外阴清洁**。

5．观察抽出液的性状并及时送检，**如抽出血液暗红、不凝固（静置 6 分钟以上仍不凝固）为腹腔内出血**。

6．对准备急诊手术的患者做好术前准备，应迅速建立静脉通道，监测生命体征及尿量。

二、腹腔穿刺术

腹壁腹腔穿刺术（abdominal paracentesis）是在无菌条件下用长穿刺针经腹壁进入腹腔，抽取腹腔液体或组织，观察其颜色、性质，同时进行化验检查、细菌培养及脱落细胞检查等，以达到诊断治疗的目的。经腹壁腹腔穿刺术还可用作人工气腹、腹腔化疗等。

【适应证】

1．协助诊断腹腔积液的性质。

2．鉴别贴近腹壁的肿物性质。

3．穿刺放出部分腹水，使呼吸困难等症状暂时缓解。

4．腹腔穿刺注入药物行腹腔化疗。

5．气腹造影时，做穿刺注入二氧化碳。

【禁忌证】

1．疑有腹腔内严重粘连，特别是晚期卵巢癌广泛盆、腹腔转移致肠梗阻者。

2．疑为巨大卵巢囊肿者。

3．大量腹腔积液伴严重电解质紊乱者禁大量放腹腔积液。

4．中、晚期妊娠者。

5．弥散性血管内凝血。

【操作方法】

1．经腹B型超声引导下穿刺，需膀胱充盈；经阴道B超指引下穿刺，则在术前排空膀胱。

2．腹腔积液量较多及囊内穿刺时，患者取仰卧位；液量较少取半卧位或侧斜卧位。

3．穿刺点一般选择在脐与左髂前上棘连线中外1/3交界处，囊内穿刺点宜在囊性感最明显部位。

4．常规消毒穿刺区皮肤，铺无菌孔巾，术者需戴无菌手套，注意无菌操作。

5．穿刺一般不需麻醉，对于精神过于紧张者，可用0.5%利多卡因行局部麻醉，深达腹膜。

6．用7号穿刺针从选定点垂直刺入腹腔，穿透腹膜时针头阻力消失，助手用消毒止血钳协助固定针头，术者拔去针芯，见有液体流出，用注射器抽出适量液体送检。腹水细胞学检查需100～200ml，其他检查仅需10～20ml。若需放腹水则连接导管，导管另一端连接器皿；放液量及导管放置时间可根据患者病情和诊治需要而定。若为查明盆腔内有无肿瘤存在，可放至腹壁变松软易于检查为止。

视频：腹腔穿刺

7．细针穿刺活检常用特制的穿刺针，在超声引导下穿入肿块组织，抽取少量组织送病理检查。

8．操作结束后拔出穿刺针，局部再次消毒，覆盖无菌纱布并固定。如针眼局部有腹水溢出可稍加压迫。

【护理配合】

1．耐心向患者告知检查的目的和方法、注意事项以及检查中可能出现的不适，缓解受检者的紧张情绪，取得配合。协助患者根据穿刺需要取合适体位。

2．穿刺时提供手术用物，严格无菌操作，协助医生完成穿刺。大量放液时，针头必须固定好，避免针头移动损伤肠管。

3．术中应密切观察放液速度，不宜过快，密切观察患者血压、脉搏、呼吸等生命体征，随时控制放液量及放液速度（**每小时放液量不应超过1000ml，一次放液不超过4000ml**），若出现休克征象，应立即停止放液。放液后，腹部敷以多头腹带逐步束紧或压置沙袋，防止腹压骤减。

4．术后整理用物，协助患者卧床休息8～12小时，应用抗生素预防感染。

5．测量患者的腹围、观察腹腔积液的性质以及引流出量，做好记录并及时送检。**如抽出血液暗红、不凝固（静置10分钟以上仍不凝固）为腹腔内出血。**

6．注入化疗药物时应指导患者更换体位，有助于药物充分吸收。

7．因行气腹造影穿刺者，X线摄片后应将气体排出。

【结果评价】

1．血液

（1）新鲜血液：放置后迅速凝固（考虑为避免刺伤血管，应改变穿刺针方向或重新穿刺）。

（2）陈旧性暗红色血液：**放置10分钟以上不凝固提示有腹腔内出血，多见于输卵管妊娠破裂、卵巢黄体破裂或其他脏器破裂如脾破裂等。**

（3）小血块或不凝固陈旧性血液：多见于陈旧性异位妊娠。

（4）巧克力样黏稠液体：镜下见不成形碎片，多为卵巢子宫内膜异位囊肿破裂。

2．脓液　可呈黄色、黄绿色、淡巧克力色，质稀薄或浓稠，有臭味。提示盆腔及腹腔内有化脓性病变或脓肿破裂。脓液应送细胞学检查、细菌培养、药物敏感试验。必要时需切开引流。

3．炎性渗出物　多呈淡黄色混浊液体。提示盆腔及腹腔内有炎症。应行细胞学涂片、细菌培养、药物敏感试验和结核分枝杆菌培养。

4．腹水　可呈血性、浆液性、黏液性等。应常规送检，包括比重、总细胞数、红（白）细胞数、蛋白定量、浆膜黏蛋白试验（Rivalta test）及细胞学检查。必要时行抗酸杆菌、结核分枝杆菌培养及动物接种。肉眼血性腹水多疑为恶性肿瘤，应细胞学检查。

第八节　妇科肿瘤标志物检查

笔记

肿瘤标志物是肿瘤细胞异常表达而产生的蛋白抗原或生物活性物质，在肿瘤患者的组织、血液、体液及排泄物中可检测出，有助于肿瘤诊断、鉴别诊断及监测。临床多用采集外周血检测各项肿瘤标志物,常用放射免疫测定方法(RIA)和酶联免疫法(ELISA)。

【护理配合】

1. 采血前应告知患者检查的目的、方法以及注意事项,减轻患者焦虑情绪,取得主动配合。

2. 详细讲解疾病相关知识,消除患者的恐惧和对预后的担忧,鼓励其表达自己的不适,有针对性地给予耐心的解释和帮助,指导患者采取积极的应对方式并帮助寻求家属的理解和支持。

3. 采血时严格执行三查八对制度,认真核对检验项目,妥善保管血标本,并及时送检。

4. 鼓励患者能够接受确诊后的现实并积极应对。

【结果评价】

(一)肿瘤相关抗原及胚胎抗原

1. 癌抗原 125(cancer antigen 125,CA_{125})　常用血清检测阈值为 35U/ml。**CA_{125} 是目前世界上应用最广泛的卵巢上皮样肿瘤标志物**,在临床上广泛应用于鉴别诊断盆腔肿块、检测治疗后病情进展以及判断预后等,特别在监测疗效上相当敏感。CA_{125} 在胚胎时期的体腔上皮及羊膜有阳性表达,但表达水平低并且有一定的时限。在多数卵巢浆液性囊腺癌表达阳性,一般阳性准确率可达 80% 以上,有效的手术切除及成功化疗后 CA_{125} 下降 30%,或在 3 个月内下降至正常值,则可视为有效。血浆 CA_{125} 持续高水平预示术后肿瘤残留、肿瘤复发或恶化。CA_{125} 水平高低可反映肿瘤大小,但血浆 CA_{125} 降至正常水平却不能排除直径小于 1cm 的肿瘤存在。若经治疗后 CA_{125} 水平持续升高或一度降至正常水平随后复升,复发转移概率明显上升。一般认为,CA_{125} 持续 >35U/ml,在 2~4 个月内肿瘤复发危险性最大。

CA_{125} 对宫颈腺癌及子宫内膜癌的诊断也有一定敏感性,对原发性腺癌敏感度为 40%~60%,而对腺癌的复发诊断敏感性可达 60%~80%。对子宫内膜癌来说当 CA_{125} 水平 >40U/ml 时,肿瘤有 90% 的可能已侵及子宫浆肌层。子宫内膜异位症患者血液 CA_{125} 浓度增高,但一般很少超过 200U/ml。

2. NB70/K　正常血清检测阈值为 50AU/ml。NB70/K 是用人卵巢癌相关抗原制备出的单克隆抗体,对卵巢上皮性肿瘤敏感性可达 70%。50% 早期卵巢癌患者血中可检出,NB70/K 与 CA_{125} 的抗原决定簇不同,NB70/K 对黏液性囊腺瘤也可表达阳性,因此在临床应用中可互补检测,提高肿瘤检出率,尤其对卵巢癌患者早期诊断有帮助。

3. 糖链抗原 19-9(carbohydrate antigen 19-9,CA19-9)　血清正常值为 37 U/ml。CA19-9 是由直肠癌细胞系相关抗原制备的单克隆抗体,除对消化道肿瘤如胰腺癌、结肠直肠癌、胃癌及肝癌有标志作用外,对卵巢上皮性肿瘤也有约 50% 的阳性表达,卵巢黏液性囊腺癌阳性表达率可达 76%,而浆液性肿瘤则为 27%。子宫内膜癌及宫颈管腺癌也可阳性。

4. 甲胎蛋白(alpha-fetoprotein,AFP)　血清正常值为 <20μg/L。AFP 是属于胚胎期的蛋白产物,但在出生后部分器官恶性病变时可以恢复合成 AFP 的能力,如肝癌细胞和卵巢的生殖细胞肿瘤都有分泌 AFP 的能力。内胚窦瘤是原始生殖细胞向卵黄囊分化形成的一种肿瘤,其血浆 AFP 水平常 >1000μg/L,卵巢胚胎性癌和未成熟畸胎瘤血浆 AFP 水平也可升高,部分也可 >1000μg/L。上述肿瘤患者经手术及化疗后,血浆 AFP 可转阴或消失,若 AFP 持续 1 年保持阴性,患者在长期临床观察中多无复发;若 AFP 升高,即使临床上无症状,也有隐性复发或转移的可能,应严密随访、及时治疗。因此,**AFP 对卵巢恶性生殖细胞肿瘤尤其是内胚窦瘤的诊断及监测有较高价值。**

5. 癌胚抗原(carcinoembryonic antigen,CEA)　血浆正常阈值因测定方法不同而不同,一般在 2.5~20μg/L。在测定时应设定正常曲线,一般认为 CEA >5μg/L 为异常。CEA 属于一种肿瘤胚胎抗原,胎儿胃肠道及某些组织细胞有合成 CEA 的能力,出生后血含量甚微。多种恶性肿瘤如直肠癌、胃癌、乳腺癌、宫颈癌、子宫内膜癌、卵巢上皮性癌、阴道及外阴癌等均可表达阳性,因此 CEA 对肿瘤类别无特异性标志功能。在妇科恶性肿瘤中,卵巢黏液性囊腺癌 CEA 阳性率最高,其次为 Brenner 瘤,子宫内膜样癌及透明细胞癌也有相当 CEA 表达水平;浆液性肿瘤阳性率相对较低。肿瘤的恶性程度不同,其 CEA 阳性率也不同。卵巢黏液性良性肿瘤 CEA 阳性率为 15%,交界性肿瘤为 80%,而恶性肿瘤可为 100%。约 50% 的卵巢癌患者血浆 CEA 水平持续升高,尤其黏液性低分化癌最为明显。借助 CEA 测定手段,动态监测跟踪各种妇科肿瘤的病情变化和观察治疗效果有较高临床价值。

6. 鳞状细胞癌抗原(squamous cell carcinoma antigen,SCCA)　血浆中 SCCA 正常阈值为 1.5μg/L。

SCCA 是从子宫颈鳞状上皮细胞癌分离制备得到的一种肿瘤糖蛋白相关抗原。SCCA 对绝大多数鳞状细胞癌均有较高特异性,70% 以上的宫颈鳞癌患者血浆 SCCA 升高,而宫颈腺癌仅有 15% 左右升高,对外阴及阴道鳞状上皮细胞癌敏感性为 40%～50%。SCCA 的血浆水平与宫颈鳞癌患者的病情进展及临床分期有关,若肿瘤明显侵及淋巴结,SCCA 明显升高。当患者接受治疗痊愈后 SCCA 水平持续下降。SCCA **还可作为宫颈癌患者疗效评定的指标之一**,当化疗后 SCCA 持续上升,提示对此化疗药物不敏感,应更换化疗方案或改用其他治疗方法。SCCA 对复发癌的预示敏感性可达 65%～85%,而且在影像学方法确诊前 3 个月,SCCA 水平就开始持续升高。因此,SCCA 对肿瘤患者有判断预后、监测病情发展的作用。

（二）雌、孕激素受体

雌、孕激素受体（estrogen receptor,ER；progesterone receptor,PR）多采用单克隆抗体组织化学染色定性测定,如果从细胞或组织匀浆进行测定,则定量参考阈值 ER 为 20pmol/ml,PR 为 50pmol/ml。ER 和 PR 存在于激素的靶细胞表面,能与相应激素发生特异性结合进而产生特异性生理或病理效应。激素与受体的结合有专一性强、亲和力高和结合容量低等特点。ER 和 PR 主要分布于子宫、宫颈、阴道及乳腺等靶器官。一般认为,雌激素有刺激 ER、PR 合成的作用,而孕激素则有抑制 ER 及间接抑制 PR 合成的作用。多数学者报道 ER 阳性率在卵巢恶性肿瘤中明显高于正常卵巢组织及良性肿瘤,而 PR 相反,说明卵巢癌的发生与雌激素的过度刺激有关。不同分化等级的恶性肿瘤,其 ER、PR 的阳性率也不同。卵巢恶性肿瘤随分化程度的降低,PR 阳性率也随之降低;同样,子宫内膜癌和宫颈癌 ER、PR 阳性率在高分化肿瘤中阳性率较高。有资料表明约 48% 的子宫内膜癌患者组织标本中可同时检出 ER 和 PR,31% 患者 ER 和 PR 均为阴性,7% 只可检出 ER,14% 的患者只检出 PR。这些差异提示受体在不同患者有很大变化,这种变化对子宫内膜癌的发展及转归有较大影响,特别对指导应用激素治疗有重要价值。

（三）妇科肿瘤相关的癌基因和肿瘤抑制基因

1. *myc* 基因 *myc* 基因属于原癌基因。在卵巢恶性肿瘤、宫颈癌和子宫内膜癌等妇科恶性肿瘤可发现有 *myc* 基因的异常表达。*myc* 基因的过度表达在卵巢肿瘤患者中约占 20%,多发生在浆液性肿瘤。30% 的宫颈癌有 *myc* 基因过度表达。*myc* 基因的异常扩增意味着患者预后极差。

2. *ras* 基因 作为原癌基因类的 *ras* 基因家族（*N-ras*、*K-ras* 和 *H-ra*s）对某些动物和人类恶性肿瘤的发生、发展起重要作用。在宫颈癌患者中均可发现有三种 *ras* 基因的异常突变,子宫内膜癌仅发现 *K-ras* 基因突变。而部分卵巢癌患者可有 *K-ras* 和 *N-ras* 的突变。*K-ras* 的过度表达往往提示病情已进入晚期或有淋巴结转移,因此认为 *K-ras* 可以作为判断卵巢恶性肿瘤患者预后的指标之一。宫颈癌 *ras* 基因异常发生率为 40%～100%,在 *ras* 基因异常的宫颈癌患者中,70% 患者同时伴有 *myc* 基因的扩增或过度表达。提示这两种基因共同影响宫颈癌的预后。

3. *C-erb B₂* 基因 *C-erb B₂* 基因也称 *neu* 或 *HER₂* 基因。卵巢癌和子宫内膜癌的发生与 *C-erb B₂* 密切相关。据报道 20%～30% 的卵巢肿瘤患者有 *erb B₂* 基因的异常表达,并提示预后不佳;10%～20% 的子宫内膜癌患者过度表达 *erb B₂*。*erb B₂* 的过度表达与不良预后有关。

4. *p53* 基因 *p53* 是当今研究最为广泛的人类肿瘤抑制基因。*p53* 基因全长 20kb,位于 17 号染色体短臂。*p53* 基因的异常包括点突变、等位片段丢失、重排及缺乏等方式。由于这些变化使其丧失与 DNA 多聚酶结合的能力,当 DNA 受损后,由于 *p53* 缺陷,使细胞不能从过度复制状态解脱出来,更不能得以修复改变,进而导致恶性肿瘤细胞过度增生。50% 卵巢恶性肿瘤有 *p53* 基因的缺陷,在各期卵巢恶性肿瘤中均发现有 *p53* 异常突变,这种突变在晚期患者中远远高于早期患者,提示预后不良。已知 *p53* 与细胞 DNA 损伤修复及导向凋亡有关。当 *HPVs* 基因产物如 HPV16 和 HPV18 与 p53 蛋白结合后能使后者迅速失活,这在病毒类癌基因表达的宫颈癌尤为明显。*p53* 突变导致该基因的过度表达,这种异常过度表达往往与子宫内膜癌临床分期、组织分级、肌层侵蚀度密切相关。

5. 其他肿瘤抑制基因 另一种肿瘤抑制基因 *nm23* 主要针对肿瘤转移,也称肿瘤转移抑制基因,其基因产物为核苷酸二磷酸激酶（NDPK）。*nm23* 的表达水平与卵巢恶性肿瘤的转移侵蚀性呈负相关。*erb B₂* 基因过度表达可使 *nm23* 基因失活,*nm23* 表达受抑制的结果则伴随卵巢癌淋巴结转移和远处转移。

第九节　妇科内镜检查

内镜检查（endoscopy）是通过利用连接于摄像系统和冷光源的内镜，直视人体体腔内组织及器官内部进行检查，观察组织形态、有无病变，必要时取活组织行病理学检查，明确诊断。内镜检查单纯用于检查病变的称诊断内镜（diagnostic endoscopy），同时进行病变治疗的称手术内镜（operative endoscopy）。妇科常用的有阴道镜、宫腔镜和腹腔镜技术。

一、阴道镜

阴道镜检查（colposcopy）是利用阴道镜将宫颈放大 10～40 倍，观察肉眼看不到的微小病变（阴道、宫颈异常上皮细胞、异型血管及早期癌变），必要时取可疑部位活组织检查，以提高宫颈疾病诊断的准确率。阴道镜检查是妇科疾病早期诊断的重要方式，是下生殖道（外阴、阴道、宫颈）疾病、癌前病变、早期癌及性疾病早期的诊断方法。

【适应证】

1. 宫颈细胞学检查 $LISL_S$ 及以上、ASCUS 伴高危型 HPV DNA 阳性或 AGS 者。

2. HPV DNA 检测 16 或 18 型阳性者。

3. 有接触性出血，肉眼观察宫颈无明显病变者。

4. 宫颈锥切术前确定切除范围。

5. 可疑外阴、阴道、宫颈病变部位进行指导性活检。

6. 对外阴、阴道及宫颈病变的诊断、治疗和效果评估。

【禁忌证】

1. 无性生活史者。

2. 月经期的受检者。

3. 急性或亚急性生殖道炎症。

4. 下生殖道有伤口或挫伤，有活动出血时，且出血量大者。

【用物准备】

阴道镜，阴道窥器 1 个，宫颈钳 1 把，尖手术刀片、刀柄各 1 个，弯盘 1 个，活检钳 1 把，标本瓶 4～6 个，纱布、棉球若干，3% 的醋酸溶液（冰乙酸 3ml ＋ 蒸馏水 97ml），复方碘溶液（碘化钾 0.6g，碘 30g，加蒸馏水至 100ml）。

【操作方法】

1. 嘱患者排空膀胱，协助其取膀胱截石位，先用阴道窥器暴露宫颈阴道部，再用棉球轻轻擦除阴道、宫颈分泌物。

2. 调整阴道镜和检查台高度以适合检查，将镜头放于距宫颈 15～20cm 的位置，镜头对准宫颈，打开光源，调节好焦距至物像清晰为止。

3. 在白光下用 10 倍低倍镜粗略观察宫颈的大小、外形、上皮有无异常、病变范围及血管形态、毛细血管间距离等。再增大倍数循视野观察。

4. 精密观察，可借助于以下方法：①用 3% 醋酸棉球涂擦宫颈阴道部，可使柱状上皮迅速肿胀、发白，呈葡萄状改变，而使鳞 - 柱状上皮处非常清晰。若需长时间观察，可每 3～5 分钟重复涂擦 3% 醋酸一次。②用复方碘溶液棉球涂擦宫颈阴道部，可使富含糖原的正常鳞状上皮着色，呈棕褐色。**非典型增生、癌变上皮内糖原少而不被碘着色，称为碘试验阴性**。③若需精密观察血管时，应加绿色滤光镜片，并放大 20 倍。

5. 在可疑病变部位或碘试验阴性区取组织，并装入有固定液的标本瓶内送病理检查。

【护理配合】

1. 环境准备　检查前用 500mg/L 含氯消毒剂擦拭物品表面，如操作台面、检查台等，并用 500mg/L 含氯消毒剂拖地，紫外线消毒室内 30 分钟，做好遮挡，同时常规检查阴道镜性能是否良好，接通电源，然后准备好阴道镜检查所需的器械、物品、制剂等。

图片：绿色滤光镜片下宫颈

视频：阴道镜检查

2．患者准备　告知患者**检查前24小时内不做阴道上药，术前2～3日禁止性生活**。介绍阴道镜检查的目的、操作过程及注意事项，减轻患者的紧张、恐惧心理，取得患者配合。检查前患者需排空膀胱，协助患者取膀胱截石位，注意遮挡，保护患者隐私。

3．阴道窥器不宜使用润滑剂，避免影响检查结果，配合医生调节光源，传递检查需要的物品，观察患者检查中的反应，如有不适，立即停止检查，通知医生。

4．取出的活组织标本应及时固定，做好标记，立即送检。

5．健康宣教　指导患者保持外阴清洁，勤更换内裤，检查后禁止性生活和盆浴1周，嘱患者适当休息，避免剧烈活动。

【结果评价】

图片：阴道镜下正常宫颈

1．正常宫颈上皮与血管

（1）原始鳞状上皮：粉红色，光滑。涂醋酸后无变色，涂碘溶液后呈深棕色。

（2）柱状上皮：原始鳞-柱状上皮交接处位于宫颈口外，镜下可见许多小乳头，涂醋酸后乳头肿胀呈葡萄状，涂碘不着色。合并炎症时可见血管增多、水肿，称为假性糜烂（pseudoerosion）。

（3）正常转化区：又称移行带区，即鳞状上皮与柱状上皮交错的区域，是原始鳞-柱状上皮交界与生理鳞-柱状上皮交界之间的化生区。此区可见毛细血管丰富，形态规则，呈树枝状；由化生上皮环绕柱状上皮形成葡萄状小岛；在化生上皮区内可见散在的针眼状腺体开口，涂醋酸后化生上皮与岛内的柱状上皮界限明显，涂碘后着色深浅不一。此为病理学上的"鳞状上皮化生"。

（4）正常血管：为小微血管点分布均匀。

图片：宫颈醋白上皮

2．异常宫颈上皮与血管　几乎均出现在转化区内，碘试验均为阴性。

（1）白斑（leukoplakia）：又称单纯性白斑，是位于宫颈表面的白色斑块，不需加醋酸，肉眼可见，呈白色斑片，边界清楚，略隆起。白斑深层或周围可能发生恶性病变，应常规取活组织检查。

（2）醋白上皮（white vinegar epithelium）：宫颈上皮涂醋酸后由粉红色或红色变成白色斑块，边界清楚，无血管。病理检查为化生上皮或上皮内瘤变。

（3）点状血管：是由基质乳头中的毛细血管上行达上皮表面构成，为扭曲血管垂直状出现在上皮表面，呈红色点状，是血管异常增生的早期变化。涂醋酸后呈边界清楚、白色、表面光滑、有鳞状上皮散在的点状血管，涂碘不着色。

（4）镶嵌（mosaic）：在上皮周围，间质中的血管排列呈现篮子状结构，包绕上皮块，称为镶嵌。涂醋酸后其基底呈白色，边界清。若血管扩张变形，镶嵌不规则突出，应注意癌变。

组图：常见宫颈疾病

（5）非典型血管（atypical blood vessel）：血管管径、形态、走向及相互之间的关系等极不规则，血管间距离明显增大，分布紊乱、形态各异。镜下见异型血管是浸润癌的标志。

3．早期宫颈癌　宫颈表面的异常形态和血管是肿瘤发展的可靠标志，早期宫颈癌镜下结构不清，云雾、镶嵌、点状血管和白斑混合存在。病变部位略高于正常组织，局部血管异常增生，异型血管存在，涂碘不着色。发展成浸润癌时，表面凸凹不平，呈结节状、胶冻样白色外观。

知识拓展

宫颈癌三阶梯筛查

国际妇产科联盟（FIGO）于2004年推荐采用三阶梯技术筛查宫颈癌，即宫颈细胞学、阴道镜及组织病理学，为目前临床上筛查、诊治宫颈癌及其癌前病变的主要方法。

TCT检查是早期识别CIN的较好方法，目前被广泛用于宫颈癌和癌前病变的筛查。但TCT所取的标本为脱落细胞，与活体细胞特征存在一定的差别，且无组织结构，易出现假阴性，其中以ASCUS最为常见。因此，不宜单独采用TCT检查筛查宫颈癌以判断是否存在CIN或癌变，对于TCT阴性但肉眼可见宫颈严重糜烂或阳性病例，需行三阶梯技术的下一步检查以确诊。

阴道镜检查属于一种非侵入性诊断技术，具有易于操作、无创及可重复性强等优点，可通过电子放大系统观察宫颈鳞状上皮细胞特征，同时配以醋酸染色和碘试验，动态观察病变区域进展，为手术进行提供参考。但阴道镜检查仍可漏诊CIN，该情况多见于宫颈管部位病变，亦与操作者

笔记

的熟练程度有关。经统计相比于组织病理学，阴道镜检查中 CINⅡ、Ⅲ诊断符合率分别为 93.6%、96.5%，对 CINⅠ诊断符合率相对较低（87.3%），其原因为区别 CINⅠ病变与正常生理转化及炎性病变难度较大，且阴道镜检查存在一定的主观性。

综上所述，组织病理学是筛查宫颈癌的金标准，可从组织学角度对病变程度进行评价；TCT 细胞学检查通过显微镜观察宫颈脱落细胞的形态学，仅作为临床诊断的参考；阴道镜则是搭建组织病理学与细胞学关联的重要技术手段。采用以上三种技术筛查宫颈癌有助于降低漏诊率及误诊率，促进宫颈癌的早期诊断与治疗。

二、宫腔镜

宫腔镜检查（hysteroscopy）是应用膨宫介质扩张宫腔，将冷光源通过宫腔的光导玻璃纤维透镜导入宫腔内，直视观察宫颈外口、宫颈管、宫颈内口、子宫内膜以及双侧输卵管开口的变化，或是通过摄像系统将所见的图像显示在屏幕上，以便放大观察，对可疑病变组织定位准确取材。宫腔镜分为硬式宫腔镜和软式宫腔镜，以直观、准确成为妇科出血性疾病和宫内病变的首选检查方法。

图片：宫腔镜示意图

【适应证】

1．月经减少或闭经、月经过多或经期延长、非月经期出血。

2．接触性出血。

3．绝经后异常子宫出血。

4．习惯性流产、不孕症。

5．B超提示的异常宫腔回声或占位性病变。

6．宫腔内异物（异位的节育器、宫腔内胎骨残留等）。

7．术前评估（子宫黏膜下肌瘤、子宫内膜息肉）。

8．宫腔粘连、子宫中隔（术后二探）。

9．早期子宫内膜癌的诊断。

【禁忌证】

1．急性、亚急性生殖道感染。

2．心、肝、肾严重功能不全或患有血液系统疾病。

3．3个月内有子宫穿孔史或子宫手术史者。

4．宫颈瘢痕（物理治疗后）影响扩张者。

5．宫颈裂伤或松弛严重影响膨宫者。

【用物准备】

无菌宫腔镜（硬式或软式），膨宫管 1 套，光源线，摄像机，显示器，弯盘 1 个，阴道窥器 1 个，宫颈钳 1 把，敷料钳 1 把，卵圆钳 1 把，子宫腔探针 1 根，宫腔刮匙 1 把，宫颈扩张器 4～8 号各 1 根，小药杯 1 个，纱球 2 个，纱布数块，棉签数根，庆大霉素 8 万 U，地塞米松 5mg，生理盐水，5% 甘露醇（糖尿病患者膨宫用）。

【操作方法】

1．嘱受检者排空膀胱后，将无菌垫单置于臀部下方，协助其取膀胱截石位。消毒外阴、阴道，铺无菌巾。

2．放置阴道窥器，充分暴露阴道、宫颈，再次消毒阴道、宫颈，宫颈处涂抹局部浸润性麻药，使宫颈尽量松弛，宫颈钳夹持住宫颈，探针了解宫腔方向、宫腔大小，扩宫棒扩张宫颈外口至大于镜体外鞘直径半号。

3．接通液体膨宫泵，**调节压力为（最低有效膨宫压力）120～150mmHg**，排空气体。开启冷光源，将宫腔镜缓慢插入宫腔，用生理盐水冲洗宫腔内的血液至液体清亮。调节液体流量，使宫腔内压力达到适合压力，宫腔扩展。

笔记

图片：宫腔镜下正常宫腔

组图：宫腔镜下常见形态

视频：宫腔镜检查

4．移动镜体按顺序检查宫腔及宫颈管，先观察宫腔全貌，宫底、宫腔前后壁、双侧输卵管开口，在退出的过程中观察宫颈内口及宫颈管，退出宫腔镜。

【护理配合】

1．检查前的评估

（1）检查前应告知受检者尽量选择月经干净后 3～7 日检查，如持续阴道流血者**应选择在血量减少时检查**（必要时遵医嘱应用止血药物）。

（2）护士应认真询问受检者的月经史、孕产史（剖宫产史）、避孕方式、既往病史（包括心脏病史、糖尿病史、宫颈物理治疗史、生殖道炎症史等）、现病史（阴道流血情况），传染病史，检查前需筛查乙肝表面抗原、梅毒抗体以及尿妊娠试验，如尿妊娠试验阳性者，不宜进行检查，及时通知医生。

（3）检查当日嘱受检者进食，但应避免进食刺激性食物。备卫生纸和卫生巾，排空膀胱。

（4）检查前测量体温、血压、脉搏，并记录。如有异常，立即通知医生，必要时停止检查。

2．检查中的配合

（1）准备无菌器械，消毒物品，配合医生连接宫腔镜的膨宫管道，冷光源以及摄像系统，传递检查过程中所需器械。

（2）根据检查需要调节膨宫压力、液体流速、冷光源亮度，以达到最佳的检查效果。

（3）检查中测量受检者的血压、脉搏，注意观察受检者的反应，给予心理支持。如出现面色发白、寒战、呼吸困难等情况，应立即停止检查，必要时给予对症处理。

3．检查后的注意事项

（1）检查结束后需使用卫生巾，避免膨宫液流出染湿衣物。

（2）检查结束后休息 30 分钟，少部分受检者可能出现头晕、恶心、呕吐、下腹隐痛等不适，休息后症状可好转，经医生同意，症状消失后可离开。

（3）检查当日开始遵医嘱应用抗生素 3～5 日，预防感染。

（4）**2 周内禁止性生活、游泳、盆浴（可洗淋浴）**，保持外阴清洁，勤换内裤。

（5）术后 1 周内出现少量流血属正常现象，如出现腹痛、发热、出血量超过月经量时，应及时就诊。

（6）进行定位活组织病理检查者，需待病理结果回报后复诊。

知识拓展

宫腔镜内镜清洗消毒技术操作规范

宫腔镜检查属进入人体无菌组织、器官或经外科切口进入人体无菌腔室的检查，因此宫腔镜检查所使用的进入人体器官、脏器的硬式内镜及附件必须灭菌。其中硬式内镜及附件的清洗、消毒或者灭菌必须遵照以下原则：

【硬式内镜的清洗步骤、方法及要点】

1．使用后立即用流动水彻底清洗，除去血液、黏液等残留物质，并擦干。

2．将擦干后的内镜置于多酶洗液中浸泡，时间按使用说明。

3．彻底清洗内镜各部件，管腔用高压水枪彻底冲洗，可拆卸部分必须拆开清洗，并用超声清洗器清洗 5～10 分钟。

4．器械的轴节部、弯曲部、管腔内用软毛刷彻底刷洗，刷洗时注意避免划伤镜面。

【硬式内镜的消毒或灭菌方法及要点】

1．适用压力蒸汽灭菌的内镜或内镜部件应当采用压力蒸汽灭菌，注意按内镜说明书要求选择温度和时间。

2．环氧乙烷灭菌方法适用于各种内镜及附件的灭菌。

3．不能采用压力蒸汽灭菌的内镜及附件可以使用 2% 碱性戊二醛浸泡 10 小时灭菌。

4．用消毒液进行消毒、灭菌时，有轴节的器械应当充分打开轴节，带管腔的器械腔内应充分注入消毒液。

5．采用其他消毒剂、消毒器械必须符合规定，具体操作方法按使用说明。

笔记

【采用化学消毒剂浸泡消毒的硬式内镜】

消毒后应当用流动水冲洗干净，再用无菌纱布擦干。采用化学消毒剂浸泡灭菌的硬式内镜，灭菌后应当用无菌水彻底冲洗，再用无菌纱布擦干。

三、腹腔镜

图片：腹腔镜示意图

腹腔镜检查（laparoscopy）是将接有冷光源照明和摄像系统的腹腔镜经腹壁进入腹腔，通过显示器观察盆、腹腔内脏器的形态以及有无病变。完成疾病的诊断或疾病的手术治疗。近 10 年随着腹腔镜设备、器械不断更新，技术不断成熟，腹腔镜已普遍用于妇科疾病的检查及治疗。

【适应证】

1．子宫内膜异位症的诊断及治疗。

2．治疗无效及不明原因的急、慢性腹痛和盆腔痛。

3．明确或排除引起不孕的盆腔疾病。

4．了解盆、腹腔肿块性质、部位或进行活组织检查诊断。

5．卵巢及输卵管疾病的诊断和治疗。

6．子宫肌瘤切除。

7．早期子宫内膜癌和宫颈癌的全子宫切除手术治疗。

8．计划生育手术和并发症的治疗。

【禁忌证】

1．严重心肺功能不全者。

2．弥漫性腹膜炎或怀疑盆腔内广泛粘连者。

3．严重的腹壁疝或膈疝者。

4．凝血系统功能障碍。

5．过于肥胖者。

【用物准备】

腹腔镜，充气装置，气腹针，套管穿刺针，转换器，举宫器，阴道拉钩，分离器，剪刀，夹持器，子宫探针，持针器，缝合器，阴道窥器，缝针，缝线，刀片，棉球，纱布，注射器，氯化钠注射液，2% 利多卡因 2 支。

【术前评估】

1．详细采集病史，以准确掌握其指征，评估患者心理状况。

2．评估患者对腹腔镜的了解程度，讲解其目的、方法及注意事项，获得配合。

3．全面评估患者的健康情况，包括既往史、现病史、生命体征、辅助检查结果。

4．评估肠道及皮肤准备情况。

【操作方法】

1．检测系统　连接好内镜及设备，打开电源开关，确认腹腔镜处于完好备用状态。

2．常规消毒腹部及外阴、阴道，留置导尿管和放置举宫器（无性生活史者不用）。

3．人工气腹根据套管针外鞘直径切开脐孔下缘皮肤 10～12cm，用布巾钳向上提起腹壁，用气腹针与腹部皮肤呈 90° 沿切口穿刺进入腹腔，连接自动 CO_2 气腹机，以 CO_2 充气流量 1～2L/min 的速度充入 CO_2，充气 1L 调整患者体位至头低臀高位，继续充气，使腹腔压力达 12～15mmHg，机器停止充气，拔去气腹针。

4．放置腹腔镜　布巾钳提起腹壁，与腹部皮肤呈 90° 用套管针从切开处穿刺，穿过腹壁筋膜层时有突破感，使套管针方向转为 45°，穿过腹膜层进入腹腔，去除套管针针芯，将腹腔镜自套管针鞘进入腹腔，连接好 CO_2 气腹机，打开冷光源，即可见盆腔视野。

5．腹腔镜观察　按顺序常规检查盆腔。检查后根据盆腔情况进行输卵管通液、病灶活检等进一步检查。

笔记

6．腹腔镜手术 在腹腔镜的指导下，避开腹壁血管，特别是腹壁下动脉，选择左、右下腹部相当于麦氏切口位置的上下位置进行第二、三穿刺。根据需要还可以在耻骨联合上方正中 2～4cm 进行第四穿刺。再插入必要的器械操作。

7．手术操作基础 必须具备以下操作技术条件方可进行腹腔镜手术治疗：①用腹腔镜跟踪、暴露手术野；②熟悉镜下解剖；③熟悉镜下组织分离、切开、止血技巧；④镜下套圈结扎；⑤熟悉腔内打结、腔外打结及腔内缝合技巧；⑥熟悉各种电能源手术器械的使用方法；⑦熟悉取物袋取出组织物的技巧。

8．手术操作原则 遵循微创原则，按经腹手术的操作步骤进行镜下手术。

9．手术结束 用生理盐水冲洗盆腔，检查无出血，无内脏损伤，停止充入 CO_2 气体，并放尽腹腔内 CO_2，再取出腹腔镜及各穿刺点的套管针鞘，缝合穿刺口。

视频：腹腔镜检查

【护理配合】

1．术前护理

（1）备皮：详见第五章第一节妇科腹部手术的配合及护理。

（2）肠道、泌尿道、阴道准备：**手术前 1 日肥皂水灌肠**。如有涉及肠道手术前 3 日行肠道准备（口服抑肠道菌抗生素 3 日，无渣半流饮食 2 日，手术前 1 日禁食并补液 2500～3000ml，手术当日禁食）。术前留置导尿管。

（3）腹部皮肤准备：尤其应注意脐孔的清洁。

（4）心理护理：由于病痛和手术涉及个人隐私，影响家庭和夫妻生活，因此患者思想顾虑多，出现焦虑情况，故应注意心理 - 社会因素对患者康复的影响。解释检查的必要性、方式和方法；向患者及家属介绍检查目的和方法，消除患者紧张和恐惧心理，使其积极配合手术。

（5）嘱术前排空膀胱。

2．术中护理

（1）协助医生帮患者摆好体位。

（2）术中关心患者，指导患者配合操作。

（3）为医生提供术中用品，密切观察患者生命体征，协助医生顺利完成操作。

（4）管理好术中取出的病理标本，及时按要求送检。

3．术后护理

（1）评估患者的心理状况，做好心理护理。

（2）用无菌创可贴覆盖穿刺口，安置患者休息，按麻醉要求采取必要体位。

（3）严密观察患者脉搏、呼吸、血压、血氧饱和度等情况，如发现异常，应立即报告医生及时进行处理。

（4）观察穿刺口情况。**嘱术后 2 周内禁止盆浴和性生活**，按医嘱给予抗生素预防感染，术后如放置有腹腔引流管时，应注意观察引流量、颜色以及性质，并准确记录。

（5）鼓励患者早期活动，以尽早排空腹腔内气体，因腹腔残留气体而引起的肩痛和上腹部不适，一般无需处理，必要时可采取床尾抬高位以缓解不适。

第十节 妇科影像学检查

现代科技的飞速发展给传统的影像学注入了巨大活力，超声检查以对人体损伤小、可重复性、实时、诊断准确而被广泛应用于妇产科领域，而其他影像学检查如 X 线（如本章第六节"二、子宫输卵管造影"）、计算机体层成像（CT）、磁共振成像（MRI）、正电子发射体层显像（PET）等，已逐渐成为妇产科领域的重要检测方法。

一、超声检查

妇产科常用的超声检查主要有 B 超和彩色多普勒超声检查，检查途径有经腹及经阴道两种。超声检查无痛、无创伤，对胎儿基本安全，诊断相对准确、迅速，可以重复检查，便于随访观察，已成为**妇产科首选的影像学诊断方法**。

【常用超声检查类型】

（一）B超检查

B超检查是应用二维超声诊断仪，在荧光屏上以强弱不等的光点、光团、光带或光环，显示探头所在部位脏器或病灶的断面形态及其与周围器官的关系，并可做实时动态观察和照相。

图片：腹部
B超

1.经腹部B超 检查前适度充盈膀胱，形成良好的"透声窗"，便于观察盆腔内脏器和病变。探测时受检者取仰卧位，暴露下腹部，检查区皮肤涂耦合剂，进行检查。

2.经阴道B超 检查前探头需常规消毒，套上一次性使用的橡胶套（常用避孕套），套内外涂耦合剂。受检者需排空膀胱，取膀胱截石位，进行检查。经阴道B超，受检者不必充盈膀胱，适用于对急诊、肥胖患者或盆腔深部器官的观察，无性生活史者不宜选用。

视频：B型
超声检查

（二）彩色多普勒超声检查

彩色多普勒超声一般指用相关技术获得的血流多普勒信号经彩色编码后实时地叠加在二维图像上，形成的彩色多普勒超声血流图像。彩色多普勒具有频谱多普勒功能，在妇产科领域用于评估血管收缩期和舒张期血流状态的常用三个指数为阻力指数（RI）、搏动指数（PI）和收缩期、舒张期比值（S/D）。彩色超声探头包括腹部和阴道探头，受检前的准备体位同B超检查。

视频：阴式
B超检查

（三）三维超声检查

三维超声检查（3-dimension ultrasonography imaging，3-DUI）可显示出超声的立体图像，构成立体图像的方法有数种，目前应用的仪器多为在二维图像的基础上利用计算机进行三维重建，有静态三维超声和动态三维超声两种。

【护理配合】

1.向受检者说明检查的意义，消除其紧张心理。注意遮挡，保护患者隐私。

2.经腹B超检查需要在膀胱充盈的情况下进行。指导**在检查前半小时至1小时饮水1000ml左右**，最大限度憋尿，使膀胱充盈，如果检查的人多，难以忍受的情况下应告知医生，争取提前检查。

3.经阴道超声检查不需要憋尿，**但未婚和阴道有出血者**（如月经期、阴道不规则出血）及生殖道传染病患者（如阴道炎、性病）**禁用**。对其他一些宫颈、阴道、外阴疾病者也要谨慎选用，避免感染、出血。

4.检查完毕帮助受检者擦去耦合剂，整理衣物，膀胱充盈者嘱其尽快排尽尿液。

【超声检查在妇科领域的应用】

1.B超检查 利用B超检查进行妇科常见疾病的诊断与鉴别，如子宫肌瘤、子宫内膜异位症、子宫腺肌病、盆腔炎、卵巢肿瘤等。也可用于监测卵泡发育，探测宫内节育器的形态和位置。随着介入超声的应用，可在阴式超声引导下对成熟卵泡进行采卵；对盆腔囊性肿块穿刺，判断囊肿性质，并可注入药物进行治疗。随着助孕技术的发展，介入超声还可用于减胎术。

2.彩色多普勒超声检查 利用彩色多普勒超声能很好地判断盆、腹腔肿瘤的边界以及肿瘤内部血流的分布，尤其对滋养细胞肿瘤及卵巢恶性肿瘤（其内部血流信息明显增强）有助于诊断。

3.三维超声检查 可以较清晰显示组织结构或病变的立体结构，呈现二维超声难以达到的立体逼真的图像，有助于胎儿畸形的检查以及盆腔脏器疾患的诊断，特别是良、恶性肿瘤的诊断和鉴别诊断。

二、计算机体层成像

计算机体层成像（computerized tomography，CT）是利用X线对人体不同密度组织的穿透能力不同，所产生接受信号的差异，由计算机对数字信息进行处理，显示成图像。CT的特点是分辨率高，可显示肿瘤的结构特点、周围侵犯及远处转移等情况，用于各种妇科肿瘤治疗方案的制订、预后评估、疗效观察和术后复发的诊断。在妇产科领域主要用于卵巢肿瘤的鉴别诊断，CT检查的缺点是卵巢实性病变直径<2cm时难以检出，腹膜转移癌灶直径1～2cm也易漏诊，可用于子宫畸形的鉴别诊断。

三、磁共振成像

磁共振成像（magnetic resonance imaging，MRI）检查是利用氢原子核（质子）在磁场内共振所产生的信号经重建的一种影像技术。MRI图像和CT图像不同，它反映不同的弛豫时间T_1和T_2的长短和

笔记

MRI信号的强弱。MRI检查无放射性损伤，可以清晰地显示肿瘤信号与正常组织的差异，因此能准确判断肿瘤大小及转移情况和直接区分流空的血管和肿大的淋巴结，是恶性肿瘤术前分期方面的最佳影像学诊断手段。对浸润性宫颈癌的分期精确率可达95%。

四、正电子发射体层显像

正电子发射体层显像（positron emission tomography，PET）是通过示踪原理，以显示体内脏器或病变组织生化和代谢信息的影像技术，为功能成像。目前PET最常用的示踪剂为^{18}F标记的脱氧葡萄糖（^{18}F-FDG），其在细胞内的浓聚程度与细胞内糖代谢水平呈正相关。由于恶性肿瘤细胞内糖代谢率明显高于正常组织和良性肿瘤，因此PET被用于妇科恶性肿瘤的诊断、鉴别诊断、预后评价及复发诊断等。PET可发现10mm以下的肿瘤，诊断实体肿瘤的准确率达90%以上，高于传统的结构成像技术。

（韩 琦）

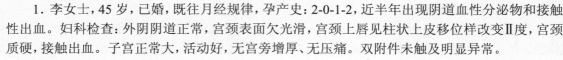

思路解析

1. 李女士，45岁，已婚，既往月经规律，孕产史：2-0-1-2，近半年出现阴道血性分泌物和接触性出血。妇科检查：外阴阴道正常，宫颈表面欠光滑，宫颈上唇见柱状上皮移位样改变Ⅱ度，宫颈质硬，接触出血。子宫正常大，活动好，无宫旁增厚、无压痛。双附件未触及明显异常。

请思考：

（1）该患者应做哪些检查？

（2）护士应指导该患者在月经周期的何时为最佳检查时间？

（3）护士应建议李女士多长时间进行一次宫颈癌筛查？

思路解析

2. 李女士的检查报告结果为：高度鳞状上皮内病变（HSIL$_S$）。行阴道镜检查：宫颈上唇醋酸白试验阳性，碘着色欠佳。

请思考：

（1）该患者可采用什么方法确诊？

（2）取材应选在什么部位？

（3）术后护理指导应注意哪些问题？

扫一扫，测一测

第三章　女性生殖系统炎症患者的护理

 学习目标

1. 掌握滴虫阴道炎、外阴阴道假丝酵母菌病、细菌性阴道病、子宫颈炎及盆腔炎的护理评估、护理诊断及护理措施。
2. 熟悉滴虫阴道炎、外阴阴道假丝酵母菌病、萎缩性阴道炎、细菌性阴道病、子宫颈炎及盆腔炎的临床表现、治疗原则。
3. 具有高度的职业责任感、良好的人际沟通能力及严谨细致的工作作风。

第一节　概　　述

女性生殖系统炎症是妇科常见病、多发病,可发生于各年龄阶段,但以生育期妇女多见。

一、女性生殖系统自然防御功能

女性生殖系统具有比较完善的自然防御功能,包括:①双侧大阴唇自然合拢,遮盖阴道口、尿道口;②盆底肌肉的作用使阴道口闭合,阴道前后壁紧贴,可以防止外界感染;③阴道复层鳞状上皮在雌激素作用下增生变厚,上皮细胞内糖原含量增加,糖原在阴道乳杆菌的作用下分解产生乳酸,使阴道维持酸性环境(pH≤4.5),可抑制适应于弱碱性环境中生长繁殖的病原体,称为阴道自净作用;④宫颈阴道部覆盖复层鳞状上皮,具有较强的防御损伤和抗感染能力;⑤宫颈内口紧闭,宫颈黏膜分泌碱性黏液栓堵塞宫颈管,可防止病原体侵入;⑥生育期妇女子宫内膜周期性剥脱,有利于及时清除宫腔内的感染;⑦输卵管蠕动及黏膜上皮细胞的纤毛向子宫腔方向摆动,有利于阻止病原体的入侵和生长繁殖。

虽然女性生殖系统在解剖和生理方面具有较强的自然防御功能,但由于外阴前与尿道、后与肛门毗邻,生育年龄性活动频繁,且阴道是性交、分娩及各种宫腔操作的必经之道,容易受到损伤及病原菌感染。绝经后妇女和婴幼儿雌激素水平低下,或在女性特殊的生理时期如月经期、妊娠期、分娩期及产褥期自身防御功能下降,病原体容易侵入生殖道造成炎症。常见女性生殖系统炎症有外阴炎、阴道炎、子宫颈炎、盆腔炎等,其中以阴道炎和子宫颈炎最为多见。

二、病原体

正常阴道内兼有需氧菌与厌氧菌,两者共同形成阴道正常菌群。需氧菌包括棒状杆菌、非溶血性

41

链球菌、表皮葡萄球菌等；厌氧菌主要有革兰阳性消化链球菌、消化球菌、类杆菌、梭杆菌等；兼性厌氧菌主要有阴道乳杆菌（优势菌）、加德纳菌和大肠埃希菌。此外，阴道内还寄居有支原体和假丝酵母菌。正常情况下，这些菌群在阴道内形成一种菌群平衡。

临床上，引起女性生殖系统感染的病原体可单独存在，亦可混合感染。常见的有：①细菌：大多为化脓菌，如葡萄球菌、链球菌、厌氧菌、大肠埃希菌、淋病奈瑟菌、结核分枝杆菌等。②原虫：以阴道毛滴虫最为常见，其次是阿米巴原虫。③真菌：以假丝酵母菌（白色念珠菌）为主。④病毒：以人乳头瘤病毒（HPV）和疱疹病毒为多见。⑤螺旋体：以苍白密螺旋体多见。⑥衣原体：以沙眼衣原体常见。⑦支原体：以人型支原体和解脲支原体多见。

三、传播途径

女性生殖系统感染有四种常见的传播途径。

1. 沿生殖道黏膜上行蔓延　病原体侵入外阴、阴道后，沿生殖器黏膜上行，经子宫颈管、子宫内膜、输卵管黏膜至卵巢及盆腔。淋病奈瑟菌、沙眼衣原体及葡萄球菌多沿此途径蔓延（图3-1）。

2. 经淋巴系统蔓延　病原体经生殖道创伤处的淋巴管侵入盆腔结缔组织及内生殖器的其他部分，是产褥感染、流产后感染和宫内节育器放置术后感染的主要感染途径，多见于链球菌、大肠埃希菌、厌氧菌感染（图3-2）。

3. 经血液循环播散　病原体先侵入人体的其他器官组织，再经血液循环感染生殖器官，多见于结核分枝杆菌感染（图3-3）。

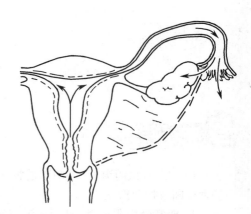

图3-1　炎症经生殖道黏膜上行蔓延

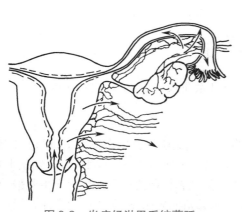

图3-2　炎症经淋巴系统蔓延

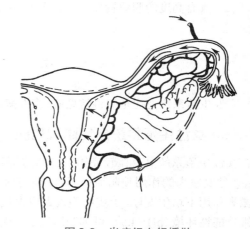

图3-3　炎症经血行播散

4. 直接蔓延　盆、腹腔其他脏器感染可直接蔓延到内生殖器官，如阑尾炎可引起右侧输卵管炎。

四、炎症的发展与转归

女性生殖系统炎症通常有三种发展与转归：①痊愈：患者的机体抵抗力强，病原体的致病力较弱，或抗生素应用恰当，病原体被完全消灭，坏死的组织及炎性渗出物被吸收，则为痊愈。若炎症轻微，破坏不大，坏死组织及炎性渗出物完全被吸收，组织的结构及功能都可恢复正常，可不留任何痕迹。如果炎症反应的坏死组织及炎性渗出物发生机化，形成瘢痕或粘连，使组织结构及功能不能完全恢复正常。②转为慢性：炎症未治疗或治疗不及时、不彻底，或病原体对药物不敏感，身体的防御功能与病原体的作用处于相持状态，使得炎症长期存在。如机体的抵抗力增强，病原体可逐渐被消灭，炎症被控制并逐渐好转；一旦机体抵抗力降低，慢性炎症可急性发作。③扩散与蔓延：患者的机体抵抗力下降或病原体的致病力强,则炎症可沿淋巴和血液循环扩散,或蔓延到邻近器官。严重时可形成败血症或脓毒血症而危及生命。

第二节　外阴部炎症

外阴部炎症是妇科常见病,可发生于任何年龄。常见有非特异性外阴炎、前庭大腺炎。

一、非特异性外阴炎

非特异性外阴炎(non-specific vulvitis)是指外阴部皮肤与黏膜的炎症,其中以大、小阴唇最多见。阴道分泌物增多或炎性分泌物、大小便刺激外阴皮肤,糖尿病患者糖尿刺激,穿化纤内裤或紧身衣致局部透气性差,局部使用药物过敏,外阴不洁致病菌感染等均可引起外阴炎。

【护理评估】

1. 健康史　询问患者的年龄、可能的诱因,有无白带增多、粪便刺激皮肤等。

2. 身体状况

(1)症状:外阴部瘙痒、灼热感、疼痛,在排尿、排便、性交、活动时加重。

(2)体征:检查外阴充血、肿胀、糜烂,常有抓痕,严重时形成溃疡或湿疹。慢性炎症时,外阴局部皮肤增厚、粗糙、皲裂,可有苔藓样改变。

3. 心理-社会支持状况　因外阴局部不适影响工作、睡眠和性生活而产生情绪低落、焦虑、烦躁不安等。

4. 辅助检查　应常规行阴道分泌物检查了解有无特殊感染,如滴虫、假丝酵母菌、阿米巴原虫等。必要时查尿糖、寄生虫卵等,以明确引起外阴炎的病因。

5. 治疗原则及主要措施

(1)病因治疗:除去病因,消除刺激来源。如治疗糖尿病、肠道蛲虫病等。

(2)局部治疗:可选用1:5000高锰酸钾溶液坐浴,每日2次,每次15～30分钟,也可用清热解毒、杀虫止痒的中草药煎水熏洗、坐浴。若有皮肤黏膜破溃可涂抗生素软膏。

【常见护理诊断/问题】

1. 皮肤完整性受损　与炎症刺激引起的局部瘙痒有关。

2. 舒适度减弱　与外阴瘙痒、疼痛、分泌物增多有关。

【护理措施】

1. 治疗配合　告知患者坐浴的目的,教会其坐浴的方法。注意药液的浓度和温度,月经期和分娩后10日内禁止坐浴。

2. 提供心理支持　炎症位于患者的隐私处,患者常因羞怯心理不愿及时就医。因此要关心体贴患者,了解患者心理变化,耐心倾听其诉说,鼓励患者及其家属参与制订治疗与护理方案,减轻其焦虑情绪。

3. 健康指导　加强卫生知识宣教,使患者了解外阴炎的发病特点,纠正不良卫生习惯,保持外阴清洁、干燥,穿透气性好的棉质内裤。急性期卧床休息,减少活动时的摩擦。治疗期间忌饮酒及进食辛辣刺激性的食物。局部严禁搔抓、热水洗烫等,勿用刺激性药物,避免外阴破溃合并细菌感染。

二、前庭大腺炎

前庭大腺炎(bartholinitis)是指病原体侵入前庭大腺而引起的炎症。前庭大腺位于两侧大阴唇后1/3深部(阴道口两侧黏膜深部,左右各一),腺体大小似黄豆粒。前庭大腺腺管细长(1～2cm),向内侧开口于小阴唇与处女膜之间的沟内。在性交、月经、分娩等情况污染外阴部时易发生炎症。本病多见于育龄妇女。病原体多为化脓菌混合感染,如葡萄球菌、链球菌、大肠埃希菌等,目前淋病奈瑟菌、沙眼衣原体感染亦见增多。前庭大腺感染时常累及腺管,腺管口因炎症充血水肿而阻塞,脓液积存形成前庭大腺脓肿(abscess of bartholin gland)。急性炎症消退后,腺管口粘连堵塞,分泌物不能排出,脓液逐渐转清则形成前庭大腺囊肿(bartholin cyst)。

【护理评估】

1．健康史　询问月经期卫生情况，了解有无不洁的性生活史。

2．身体状况

（1）症状：急性期可有发热、全身不适，患侧外阴部疼痛引起行走不便。初期大阴唇下 1/3 处红肿、灼热、疼痛明显；形成脓肿时，局部包块触之具波动感，可自行破溃，引流畅则自愈，引流不畅则反复发作。前庭大腺囊肿是因炎症后腺管堵塞，分泌物排出不畅或前庭大腺脓肿脓液吸收而形成，局部触及椭圆形囊性包块。囊肿小者无症状，大者外阴坠胀、性交不适、行走不便。

（2）体征：妇科检查见局部皮肤红肿，压痛明显，患侧前庭大腺开口处有时可见白色脓点，脓肿形成时，局部可触及波动感。

3．心理 - 社会支持状况　因外阴疼痛不适影响工作、睡眠和性生活而产生情绪低落、焦虑。患者因前庭大腺脓肿易复发，久治不愈，担心被人歧视而忧虑。

4．治疗原则和主要措施

（1）急性期应卧床休息，保持外阴部清洁，根据细菌学检查选用敏感抗生素治疗。未形成脓肿时，局部可热敷或坐浴、涂抗生素软膏。

（2）脓肿形成或囊肿较大时可切开引流或行造口术，囊肿小无症状者不需处理。

【常见护理诊断 / 问题】

1．疼痛　与局部炎性刺激、前庭大腺脓肿形成有关。

2．皮肤完整性受损　与手术或脓肿破溃有关。

3．焦虑　与脓肿易复发、久治不愈有关。

【护理措施】

1．一般护理　急性炎症期卧床休息，**健侧卧位**，减少活动时的摩擦。监测体温，观察外阴局部皮肤颜色、有无脓肿形成等，及时给药并作好局部护理，减轻患者疼痛。

2．协助患者用药　告知坐浴的目的，指导其坐浴液的配制、坐浴的方法及注意事项。

3．手术护理　需行脓肿切开引流者，做好术前准备、术中配合和术后护理。术后每日更换引流条，擦洗外阴，每日 2 次，伤口愈合后可坐浴。

4．提供心理支持　关心理解患者，了解患者心理变化，耐心安抚，消除其焦虑情绪。

5．健康指导　加强卫生知识宣教，使患者了解前庭大腺炎的发病特点，纠正不良的卫生习惯。保持外阴清洁、干燥，穿透气性好的棉质内裤；外阴瘙痒时禁用刺激性药物或肥皂擦洗，避免搔抓、热水洗烫等。注意月经期、妊娠期、分娩期及产褥期卫生，月经期使用消毒透气的会阴垫；注意性生活时的卫生，增强预防意识。

第三节　阴 道 炎 症

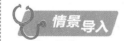

情景描述：

王女士，32 岁，未婚，因白带增多，外阴瘙痒伴灼热感 1 周来妇科门诊就医。假如你是接诊王女士的护士。

请思考：

1．在对王女士进行护理评估时，应收集哪些方面的资料？

2．如何指导她配合医生检查和治疗？怎样对她进行健康指导？

常见的阴道炎症有滴虫阴道炎、外阴阴道假丝酵母菌病、萎缩性阴道炎、细菌性阴道病。以前两者最为多见，且多见于生育年龄妇女。

一、滴虫阴道炎

滴虫阴道炎（trichomonal vaginitis）由阴道毛滴虫引起。阴道毛滴虫（图3-4）是厌氧性原虫，适宜在温度为25～40℃，pH为5.2～6.6的潮湿环境中生长。阴道毛滴虫不仅寄生于阴道，还可侵入尿道、尿道旁腺、膀胱、肾盂以及男性的包皮皱褶、尿道及前列腺中。月经前后、产后等引起阴道酸性减弱，隐藏在腺体及阴道皱襞中的滴虫易生长繁殖导致炎症发生。

传播途径主要有：①经性生活直接传播；②通过公共浴池、浴具、游泳池、坐式马桶，或通过污染的妇科检查器具、敷料等间接传播。

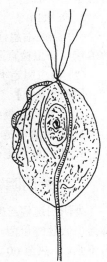

图3-4　阴道毛滴虫

【护理评估】

1. 健康史　询问既往病史，发作与月经周期的关系；了解既往治疗经过、个人卫生习惯；询问性伴侣的健康状况及有无不洁性生活史。

2. 身体状况

（1）症状：主要症状是**白带增多及外阴瘙痒**，伴外阴灼痛、性交痛或有蚁行感。若泌尿系感染，可有下腹痛、尿频、尿急、尿痛；阴道毛滴虫能吞噬精子，影响精子在阴道内存活，可导致不孕。少数患者检查有滴虫存在，但无明显临床症状称为带虫者。

（2）体征：阴道检查时可见阴道壁充血，严重者有散在出血点，外观似草莓样；后穹隆有大量的分泌物，**典型的分泌物为灰黄色、稀薄泡沫状**，可有腥臭味，当合并化脓菌感染时呈黄色脓性白带，严重者阴道黏膜出血为血性白带。

3. 心理 - 社会支持状况　患者有接受盆腔检查的顾虑，如治疗效果不佳致反复发作易生烦恼，出现无助感。了解性伴侣是否愿意同时治疗。

4. 辅助检查

（1）悬滴法：在载玻片上滴一滴温生理盐水，自阴道后穹隆取少许分泌物混于生理盐水中，立即在低倍镜下检查，可见到呈波状运动的滴虫及增多的白细胞被推移。阳性率达60%～70%。

（2）培养法：适于有典型症状而悬滴法未找到滴虫者，可进行阴道分泌物培养，其准确率可达98%。

5. 治疗原则及主要措施　切断传播途径，提高阴道酸度，给予全身和局部抗滴虫治疗。

（1）全身用药：口服甲硝唑每次200mg，每日3次，7日为一个疗程。性伴侣同时治疗。

（2）局部用药：先用1%乳酸或0.1%～0.5%醋酸阴道灌洗或坐浴，改善阴道内环境，然后阴道用药，如甲硝唑泡腾片200mg置阴道后穹隆每日1次，7～10次为一疗程。

【常见护理诊断/问题】

1. 皮肤黏膜完整性受损　与阴道炎症刺激有关。

2. 舒适度减弱　与外阴、阴道瘙痒，分泌物增多有关。

3. 知识缺乏　缺乏性卫生的相关知识。

【护理目标】

1. 患者局部炎症消退，受损组织痊愈，黏膜完整。

2. 患者阴道分泌物转为正常性状，瘙痒症状减轻。

3. 患者能叙述该病的有关知识并积极配合治疗，配偶同时接受治疗。

【护理措施】

1. 一般护理　注意个人卫生，保持外阴清洁、干燥，避免搔抓外阴部致皮肤破损。治疗期间禁止性交、勤换内裤。内裤、擦洗外阴的毛巾、浴巾应煮沸消毒5～10分钟以消灭病原体，避免交叉和重复感染。坐便器和外阴用盆应注意隔离消毒。

2. 指导患者配合检查　告知患者做分泌物检查之前24～48小时避免性交、阴道灌洗以及局部用药。分泌物取出后应及时送检并注意保暖，否则滴虫活动力减弱，造成辨认困难。

3. 指导患者正确阴道用药　告知患者阴道灌洗要注意温度、浓度、方法，酸性药液冲洗阴道后再放药，各种剂型阴道用药的使用方法。月经期间应暂停坐浴、阴道灌洗及阴道用药。

4．观察用药反应　口服甲硝唑后可出现胃肠道反应，如食欲缺乏、恶心、呕吐，偶见头痛、皮疹、白细胞减少等，一旦发现应立即报告医生并停药。甲硝唑可透过胎盘到达胎儿体内，亦可从乳汁中排泄，故孕20周前或哺乳期妇女禁用。甲硝唑用药期间及停药24小时内、替硝唑用药期间及停药72小时内禁止饮酒。

5．健康指导

（1）强调治愈标准：滴虫阴道炎常于月经后复发，应向患者解释坚持按照医嘱规范治疗的重要性，故治疗后滴虫检查阴性者仍应每次月经后复查白带，连续3个月检查均阴性为治愈。

（2）滴虫阴道炎主要由性行为传播，性伴侣应同时进行治疗，治疗期间禁止性交。

【护理评价】

1．患者局部炎症是否消退，受损组织是否痊愈，黏膜是否完整。

2．患者瘙痒是否缓解。

3．患者能否正确叙述预防及治疗滴虫阴道炎的知识和配合治疗。

二、外阴阴道假丝酵母菌病

外阴阴道假丝酵母菌病（vulvovaginal candidiasis，VVC）亦称外阴阴道念珠菌病，80%～90% 病原体为白假丝酵母菌，其发病率仅次于滴虫阴道炎。白假丝酵母菌适宜在酸性环境下生长，对热的抵抗力不强，加热至60℃ 1 小时即死亡，但对干燥、日光、紫外线及化学制剂等抵抗力较强。白假丝酵母菌属条件致病菌，正常情况下存在于人体口腔、肠道、阴道黏膜，因菌量极少，并不引起症状。当机体免疫力下降或阴道酸性增强时发病。常见诱因有：①妊娠、糖尿病及大量雌激素治疗时。②长期应用广谱抗生素改变了阴道内微生物环境。③使用免疫抑制剂（器官移植患者）、皮质激素治疗致机体抵抗力下降。④其他诱因如肥胖、穿紧身化纤内裤可使会阴局部的温度及湿度增加。

主要传播途径有：①自身感染：为主要感染方式，寄生于阴道、口腔、肠道的假丝酵母菌可自身传播，一旦局部环境条件适宜可引起感染。②直接传播：少数患者可通过性交直接感染。③间接传播：极少通过接触感染的衣物间接感染。

【护理评估】

1．健康史　询问发病与月经周期的关系，了解既往阴道炎病史，了解患者有无糖尿病史、是否使用抗生素与激素类药物。

2．身体状况

（1）症状：主要症状是外阴奇痒、灼痛，严重时坐卧不安，可伴有尿频、尿痛及性交痛。急性期阴道分泌物增多，**典型的分泌物为白色凝乳状或豆渣样**。

（2）体征：妇科检查可见外阴抓痕，小阴唇内侧及阴道黏膜红肿并附有白色膜状物，擦除后露出红肿、糜烂或溃疡的黏膜。

3．心理 - 社会支持状况　了解疾患对其生活质量的影响。外阴严重瘙痒不适使患者痛苦不堪，影响其休息睡眠而感精神压力，反复发作心理负担加重。

4．辅助检查

（1）阴道分泌物悬滴法：阴道后穹隆取少许分泌物，玻片滴 1 滴 10% 氢氧化钾溶液或 0.9% 氯化钠溶液，置显微镜下观察，找到假丝酵母菌的孢子和假菌丝即可确诊。

（2）培养法：若有症状而多次阴道分泌物悬滴法检查为阴性，或为顽固病例，可采用培养法。

（3）阴道 pH 测定：如阴道 pH < 4.5，可能为单纯假丝酵母菌感染；若 pH > 4.5，且涂片中有大量白细胞，可能存在混合感染。

5．治疗原则及主要措施　消除诱因，改变阴道酸碱度，杀灭致病菌。

（1）消除诱因：应积极治疗糖尿病，及时停用广谱抗生素、皮质激素、雌激素及免疫抑制剂。

（2）局部用药：用 2%～4% 碳酸氢钠溶液坐浴或阴道灌洗后，选用咪康唑、克霉唑或制霉菌素栓剂塞入阴道深处，每晚 1 次，连用 7～10 日。

（3）全身用药：适用于局部治疗效果差，未婚女性及反复发作者。常用药物有氟康唑、伊曲康唑、酮康唑等。如氟康唑 150mg，顿服；伊曲康唑每次 200mg，每日 1 次，连用 3～5 日。

【常见护理诊断/问题】

1. 皮肤黏膜完整性受损　与阴道炎症刺激有关。

2. 舒适度减弱　与外阴、阴道瘙痒,分泌物增多有关。

3. 知识缺乏　缺乏外阴阴道假丝酵母菌病的相关知识。

【护理目标】

1. 患者阴道分泌物正常,瘙痒症状减轻。

2. 患者能叙述该病的相关知识并积极配合治疗。

3. 患者局部炎症消退,受损组织痊愈,黏膜完整。

【护理措施】

1. 一般护理　保持外阴清洁、干燥,着棉质内裤,尽量避免搔抓外阴。勤换内衣裤,内裤、外阴用盆及毛巾用开水烫洗。消除诱因,如治疗糖尿病,停用广谱抗生素及免疫抑制剂等。

2. 治疗配合

(1)阴道灌洗:注意阴道灌洗药液的浓度,灌洗药物要充分溶解,温度一般41～43℃,切忌温度过高,以免烫伤。

(2)局部用药:指导患者不同剂型阴道用药的方法,坐浴或阴道灌洗后将药物放置于阴道后穹隆效果更好。

(3)全身用药:局部治疗效果差、未婚女性、拒绝局部用药者、性伴侣可选用口服药物治疗,指导患者遵医嘱服药。

(4)复发性外阴阴道假丝酵母菌病(recurrent vulvovaginal candidiasis,RVVC)治疗:1年内有症状并经真菌学证实的 VVC 发作 4 次或以上,称为 RVVC。抗真菌治疗分为初始治疗和巩固治疗。①初始治疗:若为局部治疗,延长治疗时间7～14日;如口服氟康唑150mg,则第4日、第7日各加服1次。②巩固治疗:氟康唑 150mg,每周 1 次,共 6 个月;克霉唑栓剂 500mg 或酮康唑栓剂 200mg,每周 1次,连用 6 个月。治疗期间定期监测药物疗效及副作用。

(5)妊娠合并感染:局部治疗为主,以 7 日疗法效果为佳。禁用口服唑类药物。

3. 心理护理　耐心解释疾病的原因及预防措施,鼓励患者积极配合并坚持治疗,解答患者及家属的疑问,减轻其思想顾虑,增强其战胜疾病的信心。

4. 健康指导

(1)养成良好的卫生习惯,保持外阴清洁、干燥,每日清洗外阴、更换内裤。

(2)加强健康宣教,积极治疗糖尿病,正确合理使用抗生素、皮质激素、雌激素。

(3)对性伴侣无需进行常规治疗,但对有症状男性应进行假丝酵母菌检查,阳性者应积极治疗。性交时使用避孕套,以防疾病传播。

(4)向患者解释坚持按照医嘱规范治疗的重要性。治疗后检查假丝酵母菌阴性者仍应每次月经后复查白带,连续 3 个月检查均阴性为治愈。若症状持续存在或诊断后 2 个月内复发,需再次就诊。

【护理评价】

1. 患者外阴瘙痒是否缓解。

2. 患者能否正确叙述预防及治疗外阴阴道假丝酵母菌病的知识并配合治疗。

3. 患者局部炎症是否消退,受损组织是否痊愈,黏膜是否完整。

三、萎缩性阴道炎

萎缩性阴道炎(atrophic vaginitis)亦称老年性阴道炎,常见于自然绝经及卵巢去势后妇女。因雌激素水平低下,阴道黏膜变薄,嗜酸性的乳杆菌不再为优势菌,阴道酸度减弱,局部抵抗力降低,其他病原菌大量繁殖或入侵引起炎症。

【护理评估】

1. 健康史　了解患者的年龄、月经史,是否绝经、绝经时间。询问患者有无卵巢手术史或盆腔放射治疗史。

2．身体状况

（1）症状：主要症状为外阴灼热不适、瘙痒及阴道分泌物增多。**阴道分泌物呈稀薄、淡黄色**，感染严重时呈脓血性白带，有臭味。可伴尿频、尿痛、尿失禁。

（2）体征：阴道检查可见阴道呈萎缩性改变，上皮皱襞变薄、消失。阴道黏膜充血、伴有散在小出血点或浅表溃疡。慢性炎症、溃疡可导致阴道粘连、狭窄甚至闭锁。

3．心理 - 社会支持状况　患者因外阴局部不适影响生活而产生情绪低落、焦虑，血性白带常引起紧张恐惧。

4．辅助检查

（1）阴道分泌物检查：排除滴虫阴道炎和外阴阴道假丝酵母菌，清洁度多为Ⅲ度或Ⅳ度，正常乳杆菌减少。

（2）宫颈刮片细胞学检查或分段诊刮：排除生殖道恶性肿瘤。

5．治疗原则及主要措施　增强阴道抵抗力，抑制细菌生长。

（1）增加阴道的酸度：用 1% 乳酸或 0.5% 醋酸液灌洗阴道，增强阴道酸度后局部用抗生素，如甲硝唑 200mg 或诺氟沙星 100mg 置于阴道深部，每日 1 次，7～10 日为 1 个疗程。

（2）增强局部抵抗力：补充雌激素是治疗萎缩性阴道炎主要方法。雌激素制剂可局部给药，也可全身用药。可用雌激素软膏局部涂抹，每日 1～2 次，连用 14 日。全身用药可口服尼尔雌醇或小剂量的己烯雌酚。

【常见护理诊断 / 问题】

1．舒适度减弱　与外阴、阴道瘙痒，分泌物增多有关。

2．焦虑　与病变部位为隐私部位和治疗效果不佳有关。

3．知识缺乏　缺乏围绝经期保健知识。

【护理措施】

1．一般护理　保持外阴清洁、干燥，勤换内衣裤，着棉质内裤，严禁搔抓外阴部。

2．治疗配合　告知患者严格遵医嘱规范用药，并教会患者阴道灌洗和阴道放药的方法；自己用药有困难者指导其家属协助用药或由医务人员帮助使用。用药前注意洗净双手和消毒器具，使用酸性洗液灌洗阴道。

3．耐心给患者讲解围绝经期保健知识，鼓励其积极配合治疗。告知患者坚持治疗后症状会逐渐减轻，消除其焦虑、恐惧心理。

4．健康指导

（1）向患者讲解围绝经期的生理变化和卫生常识，使其掌握相应的应对技巧。

（2）告知患者雌激素治疗的适应证和禁忌证，如不正确使用会增加子宫内膜癌和乳腺癌发生的危险，指导患者遵医嘱规范用药。

（3）年轻患者卵巢切除或盆腔放射治疗后，及时给予激素替代治疗的指导。

四、细菌性阴道病

细菌性阴道病（bacterial vaginosis，BV）是阴道内正常菌群失调所致的一种混合感染，主要表现为阴道分泌物增多，**有鱼腥臭味**，但临床及病理特征无炎症变化。引起阴道菌群失调的原因不清，可能与频繁性交、多个性伴侣、频繁的阴道灌洗使阴道碱化有关。细菌性阴道病时，阴道内的乳酸杆菌减少，其他细菌如加德纳菌、厌氧菌及人型支原体等大量繁殖，破坏了正常阴道菌群之间的相互平衡。妊娠期细菌性阴道病可引起绒毛膜羊膜炎、胎膜早破、早产；非孕妇女可引起子宫内膜炎、盆腔炎、子宫切除术后阴道残端感染。

【护理评估】

1．健康史　询问患者个人卫生习惯及性生活情况，使用女性护理液者应了解护理液的酸碱性及使用方法。

2．身体状况

（1）症状：10%～40% 患者无临床症状，有症状者主要表现为阴道分泌物增多并有难闻的臭味或鱼腥味,尤其在性交后加重,可伴有轻度外阴瘙痒或烧灼感。

（2）体征：分泌物特点为均匀一致,稀薄,灰白色,常黏附于阴道壁,容易将分泌物从阴道壁拭去,阴道黏膜无红肿、充血等炎症表现。

3．心理 - 社会支持状况　阴道分泌物可致患者局部不适,影响工作、生活及睡眠,性生活受影响时可导致夫妻关系紧张,患者常出现明显的焦虑、烦躁不安。

4．辅助检查

（1）线索细胞（clue cell）阳性：取少许阴道分泌物涂在玻片上,滴 1 滴 0.9% 氯化钠溶液混合后,高倍显微镜下寻找线索细胞,当线索细胞 >20% 时为阳性。线索细胞是阴道脱落的表层细胞边缘贴附颗粒状物,即各种厌氧菌、加德纳菌,细胞边缘不清。

（2）胺臭味试验（whiff test）阳性：取少许阴道分泌物涂在玻片上,滴 1～2 滴 10% 氢氧化钾溶液,产生烂鱼样腥臭味,系胺遇碱释放氨所致。

（3）阴道 pH 检查：pH>4.5。

5．治疗原则和主要措施　恢复并维持阴道内酸性环境,抑制阴道内致病菌的生长。

（1）全身用药：首选甲硝唑 400mg,每日 2 次,7 日为一疗程。甲硝唑可抑制厌氧菌生长,但对支原体效果差。克林霉素 300mg,每日 2 次,连服 7 日。

（2）局部用药：用 1% 乳酸溶液或 0.5% 醋酸溶液灌洗阴道或坐浴,以改善阴道内环境,然后将甲硝唑栓剂置于阴道内,每晚 1 次,连用 7 日。

【常见护理诊断 / 问题】

1．舒适度减弱　与外阴、阴道瘙痒,分泌物增多有关。

2．知识缺乏　缺乏生殖卫生的相关知识。

【护理措施】

1．治疗配合

（1）协助患者做阴道分泌物检查,告知患者取分泌物前 24～48 小时避免性生活、阴道灌洗和局部用药。

（2）告知患者坐浴液体的配制、温度、浓度、坐浴时间及注意事项；阴道灌洗后,把药物放入阴道后穹隆处,月经期暂停用药。

（3）指导患者遵医嘱规范用药。服用甲硝唑后部分患者出现胃肠道反应,偶见头痛、白细胞减少,应立即报告医生并停药。任何有症状的细菌性阴道病孕妇及无症状的高危孕妇（有胎膜早破、早产史者）应指导其配合治疗。性伴侣不需常规治疗。

2．耐心解释疾病的原因及治疗方法,减轻患者的思想顾虑,积极配合治疗。

3．健康指导

（1）指导患者注意个人卫生,外阴清洁干燥,不穿化纤内裤,勿用刺激性或碱性药液频繁清洗外阴、阴道。

（2）注意性卫生,避免不洁的性行为。

（3）治疗后无症状者不需常规随访,对症状持续或重复出现者应告知患者复诊、接受治疗,可选择与初次治疗不同的药物。

第四节　子宫颈炎症

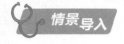

情景描述：

张女士,50 岁,已婚,近期发现白带增多、偶有血丝,平素月经规律,现绝经 1 年有余。21 岁结婚,否认近亲婚配,孕产史：2-0-1-2。妇科检查：宫颈肥大、质稍硬。窥阴器接触后有出血。子宫正常大,活动好,无宫旁增厚、无压痛。双附件未触及明显异常。

请问:
1. 为确诊和同时筛查早期宫颈病变,常用哪种检查方法?如何取材?取材前24小时应注意什么?
2. 可采用什么方法确诊?术后指导应注意哪些问题?

【概述】

子宫颈炎症(cervicitis)多见于生育年龄妇女,是常见的女性生殖道炎症,可呈急性和慢性。临床多见慢性子宫颈炎,本节仅叙述慢性子宫颈炎。

子宫颈炎症的病原体主要为葡萄球菌、链球菌、大肠埃希菌和厌氧菌,其次为性传播疾病的病原体,如淋病奈瑟菌、沙眼衣原体。由于宫颈黏膜皱襞和腺体多,病原体侵入宫颈黏膜并在此处隐藏,不易彻底清除,易形成慢性炎症。慢性子宫颈炎症常见的病理改变有:①慢性子宫颈管黏膜炎:表现为子宫颈管黏液增多及出现脓性分泌物,且反复发作。②子宫颈肥大(cervical hypertrophy):慢性炎症的长期刺激导致宫颈组织充血、水肿,腺体和间质增生,使宫颈呈不同程度的肥大,硬度增加,但表面多光滑。③宫颈息肉(cervical polyp):慢性炎症的长期刺激可使宫颈管局部黏膜增生,子宫有排除异物的倾向,使增生的黏膜逐渐自基底部向宫颈外口突出而形成息肉(图3-5),息肉可为一个或多个、大小不等,呈舌形、蒂部细长、直径约1cm、色红、质脆,易出血。由于炎症存在,息肉摘除后常有复发。

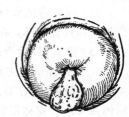

图3-5 子宫颈息肉

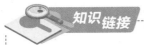

知识链接

宫颈柱状上皮异位

宫颈柱状上皮异位(cervical ectropion),也称宫颈柱状上皮外翻,过去被称作"宫颈糜烂",属于宫颈柱状上皮外翻的生理现象。虽然宫颈柱状上皮异位并非异常,但它很难与早期的宫颈癌相区分,因此必须进一步检查(如阴道镜及活组织检查)才能进行鉴别诊断。2008年之前的《妇产科学》教材中"宫颈糜烂"一直是作为一个标准的疾病存在的,在此之前把宫颈柱状上皮异位当作是一种病理现象。2008年乐杰主编的第7版《妇产科学》教材开始取消"宫颈糜烂"病名,以"宫颈柱状上皮异位"取代。宫颈糜烂样改变只是一种临床征象,可为生理性改变,也可为病理性改变。

【护理评估】

1. 健康史　了解患者婚育史、阴道分娩史;询问有无感染性流产、产褥感染、宫颈损伤等病史;了解性伴侣有无性传播疾病史;评估患者的日常卫生习惯。

2. 身体状况

(1)症状:主要症状是白带增多,呈乳白色黏液状或呈淡黄色脓性。患者可有腰骶部酸痛、下腹坠痛,常于月经期、排便或性交后加重。黏稠脓性白带不利于精子穿透而致不孕。若有宫颈息肉可为血性白带或接触性出血,即性交后或妇科检查后出血。

(2)体征:妇科检查可见宫颈有不同程度的肥大、息肉、裂伤,部分患者可见宫颈充血、水肿及黏膜外翻。

3. 心理-社会支持状况　患者因害怕而拒绝性生活,影响夫妻感情;有不洁性生活史者担心失去家庭和社会支持,常出现明显的焦虑、烦躁不安等心理反应;病程长、年长患者因担心癌变出现焦虑;出现血性白带或接触性出血易引起患者及家属的恐惧心理。

4. 辅助检查

(1)清洁度检查:阴道分泌物悬滴法检查,每个高倍视野白细胞数十个以上。

(2)宫颈黏膜涂片检查:取宫颈管内分泌物行革兰染色涂片检查,每个高倍视野有30个以上中性多核白细胞提示宫颈炎症的存在;在多个多核白细胞内找到典型肾形革兰阴性双球菌,提示淋病奈瑟菌感染。

（3）宫颈分泌物培养：宫颈分泌物培养并行药敏试验。淋病奈瑟菌感染者阳性率可达80%～90%。

（4）宫颈刮片细胞学检查：宫颈炎症患者常规做宫颈刮片细胞学检查，必要时可行宫颈活组织检查，以排除宫颈癌。

5. 治疗原则及主要措施　对表现为"糜烂样"改变无症状的生理性柱状上皮异位无需处理。对伴有分泌物增多、乳头状增生或接触性出血者可给予局部治疗，根据病理类型选择不同的治疗方法，可采用物理治疗、药物治疗及手术治疗，以物理治疗最常用。进行治疗前先做宫颈细胞学检查，排除早期宫颈癌。

（1）物理治疗：是最常用的有效治疗方法。临床常用的方法有：激光治疗、冷冻治疗、微波治疗和红外线凝结等。

（2）药物治疗：临床多用爱宝疗栓剂、保妇康栓剂等，每日放入阴道深部1枚，连用7～10日，简便易行，疗效满意。

（3）手术治疗：有宫颈息肉行息肉摘除术并送病检。

【常见护理诊断/问题】

1. 组织完整性受损　与慢性宫颈炎性刺激或物理治疗有关。

2. 舒适度减弱　与白带增多有关。

3. 焦虑　与病程长、担心癌变有关。

【护理目标】

1. 患者不适感减轻或缓解。

2. 患者焦虑减轻。

3. 患者子宫颈表面组织黏膜得到修复。

【护理措施】

1. 向患者说明物理治疗注意事项　①治疗前患者应常规做宫颈细胞学检查以排除宫颈癌。②有急性生殖器炎症者禁忌物理治疗。③治疗时间应选择在月经干净后3～7日内进行。④物理治疗后炎症组织坏死，阴道分泌物增多，嘱患者每日清洗外阴2次，保持外阴清洁，禁止性交和盆浴2个月。⑤术后1～2周脱痂时可有少量血水或少许流血，如出血量多者需急诊处理。⑥物理治疗后常规于两次月经干净后3～7日复查，观察创面愈合情况，并注意有无宫颈管狭窄。

2. 协助患者用药　指导协助患者局部用药，应在月经干净后用药，用药前清洗双手及外阴，药物置入阴道深部，用药1～2个月后来门诊复查。

3. 提供心理支持　慢性子宫颈炎病程长，应耐心向患者及家属解释疾病的病因及防治措施，解释治疗的方法和必要性，使患者树立信心，积极主动配合治疗。

4. 健康指导　积极治疗急性子宫颈炎；定期做妇科检查，指导已婚妇女每年进行1～2次妇科检查，发现宫颈炎症积极接受治疗；避免分娩时或宫腔手术操作时损伤宫颈；产后发现宫颈裂伤应及时缝合。

【护理评价】

1. 患者是否感觉舒适。

2. 患者焦虑情绪是否减轻。

3. 患者子宫颈组织黏膜是否修复。

第五节　盆　腔　炎　症

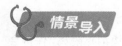

情景描述：

林女士，26岁，已婚一年未育，近半年经常感下腹部疼痛和腰部坠胀感，担心影响受孕，来医院咨询。

请思考：

1. 在对林女士进行护理评估前应收集哪些方面的资料？
2. 如何制订健康指导计划。

盆腔炎（pelvic inflammatory disease，PID）是指女性内生殖器及其周围的结缔组织、盆腔腹膜发生的炎症。包括子宫内膜炎、输卵管炎、输卵管卵巢脓肿或囊肿、盆腔腹膜炎，最常见的是输卵管炎及输卵管卵巢炎。引起盆腔炎的外源性病原体如淋病奈瑟菌、沙眼衣原体、结核分枝杆菌、铜绿假单胞菌等；内源性病原体主要来自寄居于阴道内的菌群，包括需氧菌和厌氧菌。盆腔炎多发生在生育期。

一、急性盆腔炎

急性盆腔炎（acute pelvic inflammatory disease，APID）多发生于产后或流产后、宫腔内手术操作后、经期卫生不良、感染性传播疾病、邻近器官炎症蔓延等，主要表现为**下腹痛伴发热**，若治疗不及时炎症扩散可引起弥漫性腹膜炎、败血症、感染性休克，严重者可危及生命。

【护理评估】

1. 健康史　了解患者月经史、生育史、手术史，月经期卫生习惯及性伴侣健康状况。

2. 身体状况

（1）症状：主要症状为急性下腹疼痛伴发热，阴道分泌物增多、呈脓性。重者可有寒战、高热。经期发病可出现经量增多、经期延长；伴发腹膜炎时可有消化系统症状，如恶心、呕吐、腹胀、腹泻等。

（2）体征：患者呈急性病容，体温升高，心率加快，下腹部有压痛、反跳痛及肌紧张，肠鸣音减弱或消失。妇科检查：阴道壁充血，有大量脓性分泌物自宫颈口流出、有臭味；穹隆有明显触痛，宫颈充血、水肿、举痛明显；子宫体增大、有压痛、活动受限；一侧或双侧附件可有条索状或片状增厚，压痛明显，若有脓肿形成则可在附件区或盆腔后方触及肿块且有波动感。

3. 心理-社会支持状况　患者因发热、疼痛而烦躁不安，因起病急、病程发展快、或需手术而产生恐惧，因担心治疗效果不佳或转为慢性炎症而焦虑。

4. 辅助检查

（1）血常规检查：急性感染者可见白细胞总数及中性粒细胞数均增加，血沉增快。

（2）宫颈分泌物检查：取宫颈管分泌物行涂片检查、细菌培养及药敏试验。

（3）后穹隆穿刺检查：临床怀疑子宫直肠陷凹脓肿形成者行阴道后穹隆穿刺检查，抽出脓液即可确诊。

（4）B超：对盆腔脓肿有较好的诊断价值，并可初步排除其他疾病，如子宫内膜异位症、生殖道恶性肿瘤等。

5. 治疗原则及主要措施　积极控制炎症，防止炎症扩散。

（1）支持疗法：患者取半卧位有利于脓液积聚于子宫直肠陷凹而使炎症局限。给予高热量、高蛋白、高维生素流质或半流质饮食。高热时采用物理降温，尽量避免不必要的妇科检查以免引起炎症扩散。

（2）抗生素治疗：根据细菌培养及药敏试验选择敏感抗生素，给药途径以静脉滴注效果最好。

（3）手术治疗：主要用于抗生素治疗炎症控制不满意的输卵管卵巢脓肿和盆腔脓肿。

【常见护理诊断/问题】

1. 体温过高　与盆腔急性炎症有关。

2. 急性疼痛　与盆腔急性炎症有关。

3. 焦虑　因病情严重或治疗效果不佳及担心预后有关。

【护理措施】

1. 一般护理　指导患者卧床休息，取半卧位，利于炎症局限和吸收。做好床边消毒隔离，保持会阴清洁干燥。

2. 观察病情　每4小时测体温、脉搏、呼吸一次，严密观察病情变化，患者出现高热时宜采用物理降温。鼓励患者多饮水以促使毒素的排泄。注意观察恶心、呕吐及腹胀情况，若有腹胀可行胃肠减压。

3．治疗配合　遵医嘱输液并给予足量有效抗生素，注意观察输液反应和药物副作用。对抗生素治疗炎症控制不满意的输卵管卵巢脓肿和盆腔脓肿的手术患者，做好术前准备、术中配合和术后护理。

4．提供心理支持　关心患者，耐心倾听患者的诉说，了解患者需求并提供必要的帮助，耐心解释疾病的病因、发展、预后及治疗措施，解除患者的困惑和焦虑。

5．健康指导

（1）嘱患者养成良好的个人卫生习惯，指导性生活卫生减少性传播疾病，避免经期性交和使用不洁月经垫。

（2）注意孕期及产褥期卫生，减少流产、分娩引起的感染。

二、盆腔炎性疾病后遗症

若急性盆腔炎未得到及时彻底治疗，可能会引起一系列后遗症，即盆腔炎性疾病后遗症（sequelae of pelvic inflammatory disease）。主要病理改变为组织破坏，广泛粘连、增生及瘢痕形成，可引起：①输卵管增粗、输卵管阻塞；②输卵管伞端闭锁、浆液性渗出液积聚形成输卵管积水或输卵管积脓；③输卵管卵巢炎及输卵管卵巢囊肿（图 3-6）；④炎症蔓延至宫骶韧带处，盆腔结缔组织增生、变硬，子宫被牵向一侧，固定不动。宫旁结缔组织也增厚，形成"冷冻骨盆"。

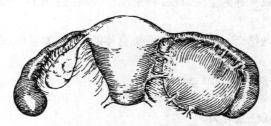

图 3-6　输卵管积水（左）、输卵管卵巢囊肿（右）

【护理评估】

1．健康史　了解患者年龄，孕产史，宫腔手术史，发病的诱因，急性盆腔炎治疗史、治疗方法、使用的药物及效果。腹痛发作的时间和程度，

2．身体状况

（1）症状：全身症状多不明显，有时出现低热、乏力，部分患者由于病程长而出现神经衰弱症状，如失眠、精神不振、全身不适等。炎症形成的粘连、盆腔充血可引起下腹部坠胀、疼痛及腰骶部酸痛，常在劳累、月经前后、性交后症状加重。慢性炎症导致盆腔淤血，患者可出现月经量增多，输卵管粘连堵塞可致不孕或异位妊娠。

（2）体征：若为输卵管病变，则在子宫一侧或两侧可触及增粗的输卵管，呈条索状，有轻压痛；若为输卵管积水或输卵管卵巢囊肿，则盆腔一侧或两侧可触及囊性包块，活动受限。若为盆腔结缔组织病变，则子宫多呈后倾后屈、活动受限或粘连固定，宫旁组织增厚，有触痛。

3．心理 - 社会支持状况　由于病程长、反复发作，患者出现焦虑、精神抑郁、失眠、对治疗缺乏信心等，产生无助感。引起不孕后，患者身心痛苦，甚至影响到家庭关系。

4．辅助检查　B 超对输卵管积水、输卵管卵巢囊肿有较好的诊断价值。

5．治疗原则及主要措施　采用综合性治疗方案，包括物理治疗、药物（中药）治疗和手术治疗，同时注意增加局部和全身的抵抗力。

（1）物理治疗：可增加盆腔局部血液循环，改善组织的灌流状态，利于炎症的吸收和消退。常用方法有超短波、离子透入（可加入各种药物）、热敷等。

（2）药物治疗：在应用抗生素同时使用松解粘连药物，如 α- 糜蛋白酶、透明质酸酶、地塞米松，以利粘连分解和炎症吸收。

（3）中药治疗：以清热利湿、活血化瘀为主，常用中药外敷腹部或小剂量保留灌肠。

（4）手术治疗：输卵管积水或输卵管卵巢囊肿可行手术治疗。

【常见护理诊断／问题】

1. 慢性疼痛　与炎症引起下腹疼痛、肛门坠痛有关。

2. 睡眠型态紊乱　与病程长、疼痛引起的心理障碍有关。

3. 焦虑　与治疗效果不明显或不孕有关。

【护理目标】

1. 患者疼痛症状减轻或消失。

2. 患者能保证足够睡眠，睡眠质量好。

3. 患者接受慢性疾病的过程，焦虑减轻，无心理负担。

【护理措施】

1. 减轻不适　疼痛时注意休息，防止受凉，必要时按医嘱给予镇静止痛药以缓解症状。

2. 指导规范用药　交代清楚用药的剂量、方法及注意事项，观察用药反应。抗生素不宜长期使用，地塞米松需停药时应逐渐减量。指导患者配合超短波、离子透入、热敷等物理疗法。

3. 提供心理支持　耐心倾听患者诉说，了解其对疾病的心理感受；向患者解释引起疼痛的原因及缓解方法，与患者共同讨论制定治疗方案，增加患者的参与意识。解除患者顾虑，增强其战胜疾病的信心。

4. 健康指导

（1）做好卫生宣教，养成良好的卫生习惯，特别注意经期卫生和性生活卫生，节制性生活，以防反复感染加重病情。

（2）加强营养，注意劳逸结合，推荐和指导锻炼身体的方法，如瑜伽、跳绳、散步、打太极拳等，以增强体质和免疫力。

（3）及时治疗盆腔炎性疾病，防止后遗症发生。

【护理评价】

1. 患者疼痛症状是否减轻或消失。

2. 患者睡眠质量是否提高。

3. 患者焦虑情绪是否缓解。

三、生殖器结核

【概述】

由结核分枝杆菌引起的女性生殖系统炎症称为生殖器结核（genital tuberculosis），又称结核性盆腔炎，多见于20~40岁妇女。

生殖器结核可以是全身结核的表现之一，常继发于身体其他部位结核，如肺结核、肠结核、腹膜结核等，约10%肺结核患者伴有生殖器结核。生殖器结核常见的传播途径有：①血行传播，为最主要的传播途径。青春期女性多见，青春期正值生殖器发育时期，血供丰富，结核菌易借血行传播。②直接蔓延：腹膜结核、肠结核可直接蔓延到内生殖器。③淋巴传播：较少见。④性交传播：极为罕见。

生殖器结核的病理类型有：①输卵管结核，占女性生殖器结核的90%~100%，几乎所有的生殖器结核均累及输卵管，双侧居多，但双侧的病变程度可能不同，输卵管常与其邻近器官如卵巢、子宫、肠管广泛粘连。②子宫内膜结核，由输卵管结核蔓延而来，占生殖器官结核的50%~80%，输卵管结核患者约半数同时合并子宫内膜结核。③卵巢结核，亦由输卵管结核蔓延而来，占生殖器结核的20%~30%。④宫颈结核，常由子宫内膜结核蔓延而来，或经淋巴或血液循环传播所致，较少见，占生殖器官结核的1%~2%。⑤盆腔腹膜结核，多合并输卵管结核。

【护理评估】

1. 健康史　详细询问既往有无结核病接触史或本人曾患肺结核、胸膜炎、肠结核等病史。

2. 身体状况

（1）症状：①不孕：在原发性不孕患者中由于输卵管黏膜破坏与粘连，管腔阻塞，子宫内膜结核妨碍受精卵的着床与发育，可导致不孕。②月经失调：早期因子宫内膜充血及溃疡，可有经量过多，晚期因子宫内膜已遭受不同程度破坏，表现为月经稀少或闭经。③下腹坠痛：由于盆腔组织粘连，可有不用程度的下腹坠痛，经期加重。④全身症状：结核活动期可有发热、盗汗、乏力、食欲缺乏、体重减轻等结核病的一般症状。轻者全身症状不明显，有时仅有经期发热，重者可有高热等全身中毒症状。

（2）体征：因病变程度与范围不同而有较大的差异，部分患者因不孕行子宫输卵管碘油造影、诊断性刮宫等检查才发现患有盆腔结核，而无明显的自觉症状和阳性体征。严重盆腔结核合并腹膜结核时，检查腹部有柔韧感或腹水征，形成包裹性积液时可触及囊性肿块；子宫因周围组织粘连而活动受限，子宫两侧可触及条索状的输卵管或输卵管与卵巢粘连形成的大小不等及形状不规则的肿块，质硬、表面不平，呈结节状。

3. 心理 - 社会支持状况　　患者因疗程长，药物不良反应重，担心能否恢复身体健康及生育能力，易产生悲观情绪。此外，担心、害怕传染给家人。

4. 辅助检查

（1）子宫内膜病理检查：是诊断子宫内膜结核**最可靠的方法**。经前子宫内膜较厚，若有结核感染，选择在经前 1 周或月经来潮 6 小时内行刮宫术阳性率较高。若考虑宫颈结核，应做活组织检查确诊。

（2）X 线检查：①胸部 X 线摄片，必要时做消化道或泌尿系统 X 线检查，以便发现原发病灶。②盆腔 X 线摄片，发现孤立钙化点，提示曾有盆腔淋巴结核病灶。③子宫输卵管碘油造影，对生殖器结核的诊断有较大的帮助。

（3）腹腔镜检查：能直接观察子宫、输卵管浆膜面有无粟粒状结节，也可取腹腔液行结核菌培养或在病变处做活组织检查。

5. 治疗原则及主要措施　　以抗结核药物治疗为主，休息、营养为辅，必要时手术治疗。

（1）抗结核治疗：药物治疗应遵循**早期**、**联合**、**规律**、**足量**、**全程**的原则。常用异烟肼、利福平、链霉素、乙胺丁醇及吡嗪酰胺等抗结核药物联合治疗。目前，一般采用两阶段疗程治疗方案，即前 2～3 个月为强化治疗期，后 4～6 个月为巩固治疗期。常用的治疗方案有：①强化期 2 个月，每日异烟肼、利福平、吡嗪酰胺及乙胺丁醇 4 种药物联合应用，后 4 个月巩固期每日连续应用异烟肼、利福平，简称（2HRZE/4HR）。②强化期每日异烟肼、利福平、吡嗪酰胺及乙胺丁醇 4 种药物联合应用 2 个月，巩固期每日应用异烟肼、利福平、乙胺丁醇连续 4 个月，简称（2HRZE/4HRE）。

（2）手术治疗：以下情况应考虑手术治疗。①盆腔包块经药物治疗后缩小，但不能完全消退。②药物治疗无效或治疗后又反复发作者。③盆腔结核形成较大的包块或较大的包裹性积液者。手术以全子宫及双侧附件切除术为宜，对年轻妇女应尽量保留卵巢功能，手术前后给予抗结核药物治疗。

【常见护理诊断 / 问题】

1. 焦虑　　与担心疾病的预后有关。

2. 营养失调　低于机体需要量　与疾病消耗有关。

3. 依从性不足　与慢性病用药疗程长有关。

4. 知识缺乏　缺乏结核性疾病的有关知识。

【护理措施】

1. 一般护理　　急性患者需卧床休息至少 3 个月；慢性患者可以从事部分工作和学习，但要注意劳逸结合，适当参加体育锻炼，增强体质。协助患者及家属做好消毒隔离工作，避免交叉感染。

2. 病情观察　　观察患者的营养及休息情况，有无发热、盗汗、乏力、食欲缺乏、体重减轻等，有无月经失调，下腹坠痛。

3. 治疗配合　　详细讲解结核病的发生、发展过程，治疗措施，增加患者的参与意识，因用药时间长，指导患者遵医嘱按时按量按疗程用药。注意观察药物毒副作用：肝肾功能损害、高尿酸血症、关节痛和胃肠道反应等，指导患者定期复查肝、肾功能等，发现异常立即报告医生。利福平可引起胎儿畸形，早孕孕妇禁用；乙胺丁醇可致球后视神经炎。

4. 营养支持　　鼓励患者进食高蛋白、高维生素、易于消化的食物。

5. 心理护理　　耐心倾听患者的诉说，尽可能满足患者的需求；耐心讲解结核病治疗措施、消毒隔离措施、疾病的预后，解除患者思想顾虑，增强对治疗的信心。

6. 健康指导　　增强体质，劳逸结合；做好卡介苗接种，积极治疗肺结核、淋巴结核和肠结核等；指导消毒隔离方法，正确处理阴道分泌物、月经血等，避免传染。

（程瑞峰）

思路解析

思路解析

思考题

1. 张女士,43岁,自述白带增多,外阴瘙痒伴灼热感1周。妇科检查见阴道黏膜充血,有散在红色斑点,白带呈泡沫状,灰黄色,质稀薄,有腥臭味。

请问:(1)该患者最可能的临床诊断是什么?

(2)该病治愈的标准是什么?

(3)如何预防本病?

2. 林女士,26岁,46日前药物流产,1周前行清宫术,近2日感下腹部坠痛伴里急后重,外阴脓性分泌物。查体:腹部压痛、反跳痛,宫颈举痛。

请问:(1)该患者最可能的临床诊断是什么?

(2)本病主要的治疗方法是什么?主要护理措施有哪些?

扫一扫,测一测

笔记

学习目标

1. 掌握各种性传播疾病的传播途径及护理要点。
2. 熟悉性传播疾病的临床表现、治疗原则。
3. 培养学生严谨求实的学习态度，学会关心、爱护、尊重患者。

性传播疾病（sexually transmitted disease，STD）是指以性行为接触为主要传播途径的一组传染性疾病，近年在我国发病率呈上升趋势。病原体包括细菌、病毒、螺旋体、衣原体、支原体、真菌、原虫及寄生虫 8 类。我国重点监测 8 种性病：淋病、梅毒、非淋球菌性尿道炎、尖锐湿疣、生殖器疱疹、软下疳、性病性淋巴肉芽肿和艾滋病。

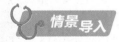

情景描述：

袁女士，27 岁，销售人员，因为工作需要经常到外地出差，自述在一次去外地出差时发生不洁性行为。事后感觉外阴部瘙痒，还出现了一些红点。

请思考：

1. 在对袁女士进行护理评估时，应收集哪些方面的资料？
2. 如何指导袁女士配合医生检查和治疗？

第一节　淋　　病

【概述】

淋病（gonorrhea）是由淋病奈瑟菌（简称淋菌）感染引起，主要侵犯泌尿生殖系统黏膜的性传播疾病，以泌尿生殖系统化脓性感染为主要临床表现。近年其发病率居我国性传播疾病首位。淋菌为革兰染色阴性双球菌，呈肾形，成双排列，离开人体不易生存，一般消毒剂易将其杀灭。淋病奈瑟菌对柱状上皮及移行上皮亲和力强，常隐匿于女性泌尿生殖道引起感染。本病的主要传染源是患者。绝大多数通过性交直接传染，多为男性感染淋菌后再传染给女性，可波及尿道、尿道旁腺、前庭大腺等处，以宫颈管感染最多见，病情继续发展可引起子宫内膜炎、输卵管黏膜炎、盆腔腹膜炎等。幼女可通过间接途径如接触被污染的衣物、被褥、浴盆等感染。新生儿、婴儿淋病多系母亲分娩时经软产道感染，所占比例很小。

【护理评估】

1．健康史　详细询问患者的性生活史及性伴侣的情况，了解有无不洁性生活。询问发病时间、病情发展经过、程度、治疗经过及疗效等。

2．身体状况　淋病的潜伏期为3～7日，60%～70%患者无症状，易被忽视或引起他人感染。感染初期病变局限于下生殖道、泌尿道、随病情发展可累及生殖道。按病理过程分为急性淋病和慢性淋病。

（1）急性淋病：早期症状为尿频、尿急、尿痛、排尿困难等急性尿道炎症状，白带增多呈脓性，外阴部红肿、有烧灼样痛。如病程继续发展，出现前庭大腺炎、急性宫颈炎、子宫内膜炎、急性输卵管炎及积脓、输卵管卵巢脓肿、盆腔脓肿、弥漫性腹膜炎，甚至中毒性休克。淋菌侵入宫颈及卵巢后可致急性盆腔炎，患者表现为寒战、高热、恶心、呕吐、下腹两侧剧痛等。

（2）慢性淋病：急性淋病未治疗或者治疗不彻底可转为慢性淋病，患者表现为慢性尿道炎、慢性宫颈炎、慢性输卵管炎及输卵管积水等。淋菌可长期潜伏在尿道旁腺、前庭大腺及宫颈腺体深处，导致病情迁延，反复发作。

（3）妊娠合并淋病：孕产妇感染淋菌占1%～8%。妊娠早期淋菌性宫颈管炎可导致感染性流产与人工流产后感染；妊娠晚期易因淋菌性宫颈炎使胎膜脆性增加，易发生胎膜早破，使孕妇发生羊膜腔感染综合征，导致滞产；分娩后产妇抵抗力低，若有损伤易发生淋菌播散，引起子宫内膜炎、输卵管炎，严重者可致播散性淋病。对胎儿的影响则是早产和胎儿宫内感染。早产发病率约为17%，胎儿宫内感染易发生胎儿窘迫、胎儿生长受限，甚至导致死胎、死产。未治疗产妇分娩时约1/3新生儿经软产道感染淋菌，发生新生儿淋菌性结膜炎、肺炎，甚至出现淋菌败血症，使围生儿死亡率明显增加。

3．心理-社会支持状况　淋病多因不洁性生活引起，患者易出现紧张、焦虑，不敢或延迟就医，失去了治疗时机而使疾病由急性转为慢性，迁延不愈，影响家庭关系，导致患者心理负担加重。

4．辅助检查　取宫颈管分泌涂片检查发现革兰阴性双球菌，可初步诊断；对临床表现可疑者，必要时行分泌物培养及药敏试验；有条件者可做淋菌核酸检测；聚合酶链反应检测（PCR检测）淋病奈瑟菌DNA具有较高的敏感及特异性。

5．治疗要点　治疗应尽早、彻底，遵循及时、足量、规范用药原则。

（1）急性淋病：急性淋病患者以药物治疗为主，首选药物头孢曲松钠250mg单次肌注或头孢噻肟钠1g单次肌注，加用红霉素或阿奇霉素。性伴侣应同时治疗。

（2）慢性淋病：慢性淋病患者单纯药物治疗效果差，需要采用综合治疗方案，包括对症治疗、支持疗法、物理治疗、手术治疗等。

（3）妊娠合并淋病：妊娠期淋病严重影响母儿健康，应及时治疗，首选头孢曲松钠1g，单次肌注，加用红霉素0.5g，每日4次口服，连用7～10日。淋病产妇娩出的新生儿，均用1%硝酸银溶液滴眼，预防淋菌眼炎，并应预防用药，头孢曲松钠25～50mg/kg（最大剂量不超过125mg）肌注或静脉注射，单次给药。

【常见护理诊断/护理】

1．有个人尊严受损的危险　与社会对性传播疾病的不认同有关。

2．舒适度减弱　与分泌物增多、尿频、尿急、尿痛有关。

3．焦虑　与担心疾病的预后有关。

【护理目标】

1．自尊恢复。

2．患者阴道分泌物转为正常，感觉舒适。

3．焦虑减轻或消失。

【护理措施】

1．一般护理　嘱患者卧床休息，严格床边隔离。将患者接触过的生活用品进行严格的消毒灭菌，污染的手需经消毒液消毒，防止交叉感染等。

2．治疗配合　遵医嘱给予急性淋病患者有效的抗生素治疗，指导患者及时、足量、规范用药，同时做好用药指导，提高患者的依从性，彻底控制急性炎症。

3．妊娠合并淋病护理　在淋病高发地区，指导孕妇应于产前常规筛查淋菌，最好在妊娠早、中、晚期各做 1 次宫颈分泌物涂片镜检淋菌，进行淋菌培养，以便及早确诊并得到彻底治疗。妊娠合并淋病者应及时给予有效抗生素彻底治疗，淋病孕妇娩出的新生儿应给予 1% 硝酸银溶液滴眼，预防淋菌眼炎并应预防性使用头孢曲松钠肌注或静脉注射。

4．心理护理　尊重患者，给予适当的关心、安慰，解除患者求医的顾虑。用通俗易懂的语言与患者沟通，向患者强调急性期及时、彻底治疗的重要性和必要性，解释药物治疗的效果，以防疾病转为慢性，帮助患者树立治愈的信心。

5．健康指导　教会患者做好消毒隔离，患者内裤、浴盆、毛巾应煮沸 5～10 分钟，患者所接触的物品及器具用 1% 苯酚溶液浸泡。治疗后 7 日复查分泌物，以后每月复查一次，连续 3 次阴性，方能确定治愈。性伴侣做淋病相关检查，并同时治疗。

【护理评价】

1．患者自尊是否恢复。

2．患者不适症状是否消失。

3．患者焦虑感是否减轻或消失。

第二节　梅　毒

【概述】

梅毒(syphilis)是由苍白密螺旋体引起的慢性全身性的性传播疾病。苍白密螺旋体在体外干燥环境下不易生存，一般消毒剂及肥皂水可将其杀灭。性接触是最主要的传播途径，占 95%。未经治疗的患者在感染后 1 年内最具传染性，随病程延长，传染性逐渐减弱，病程超过 4 年者基本无传染性。梅毒孕妇即使病程超过 4 年，苍白密螺旋体仍可通过胎盘感染给胎儿，引起先天梅毒。新生儿也可在分娩时通过产道感染。此外，少数患者可通过污染衣物、浴具、哺乳、输血等间接感染。

【护理评估】

1．健康史　详细询问患者的性接触史，评估患者的感染途径，了解疾病的发病时间、病情发展及诊治经过。先天梅毒患者应询问其母亲的患病情况及妊娠、分娩过程。

2．身体状况　梅毒的潜伏期为 2～4 周，早期主要表现为皮肤黏膜损害，晚期侵犯心血管、神经系统等重要器官，产生各种严重症状及体征，造成劳动能力丧失或死亡。患梅毒的孕妇可通过胎盘将螺旋体传给胎儿引起早产、晚期流产、死产；若胎儿幸存，娩出先天梅毒儿，早期表现有皮肤大疱、皮疹、肝脾肿大等；晚期先天性梅毒多出现在 2 岁以后，表现为楔状齿、鞍鼻、间质性角膜炎、神经性耳聋等，病死率及致残率明显升高。

3．心理 - 社会支持状况　梅毒进行性发展最终会累及全身，导致劳动力丧失甚至死亡，因此患者易出现焦虑、恐惧等心理反应，得不到家庭和社会的理解和帮助时可有绝望等。

4．辅助检查

(1) 病原体检查：暗视野镜检：一期梅毒在硬下疳部位取少许血清渗出液或淋巴穿刺液放于玻片上，滴加生理盐水后置暗视野显微镜下观察，依据螺旋体强折光性和运动方式进行判断，可以确诊。

(2) 梅毒血清学检查：包括密螺旋体抗原血清试验和非密螺旋体抗原血清试验。如荧光密螺旋体抗体吸收试验(FTA-ABS)、苍白密螺旋体血凝试验(TPHA)、快速血浆反应素环状卡片试验(RPR)等。

(3) 脑脊液检查：淋巴细胞≥10×10^6/L，蛋白 >50g/L。性病研究实验室试验(VDRL)阳性为神经梅毒。

5．治疗要点　早期明确诊断，及时治疗，用药足量，疗程规范。

(1) 梅毒孕妇：首选青霉素治疗。①普鲁卡因青霉素 80 万 U，肌内注射，每日 1 次，连用 15～20日。②苄星青霉素 240 万 U，两侧臀部肌内注射，每周 1 次，连续 3 次。若青霉素过敏，应改用红霉素0.5g，每 6 小时 1 次，连服 15～30 日。

（2）先天梅毒儿：已确诊先天梅毒的新生儿需进行治疗。普鲁卡因青霉素 5 万 U/（kg·d），肌内注射，连用 10～15 日。若青霉素过敏，应改用红霉素 7.5～12.5mg/（kg·d），分 4 次口服，连服 30 日。

【常见护理诊断/护理】

1. 有个人尊严受损的危险　与社会对性传播疾病的不认同有关。

2. 恐惧　与担心疾病发展与预后有关。

【护理措施】

1. 一般护理　教会患者做好消毒隔离，内裤、毛巾应煮沸消毒 5～10 分钟，所接触的物品、器具用肥皂液及一般消毒剂浸泡。治疗期间禁止性生活，性伴侣也应进行梅毒检查及治疗。

2. 治疗配合　向患者讲解规范治疗的必要性，首选青霉素治疗，若青霉素过敏，改用红霉素，禁用四环素类药物。抗梅毒治疗 2 年内梅毒血清学试验转为阴性，脑脊液检查阴性者为血清学治愈。

3. 心理护理　尊重患者，给予适当的关心、安慰，向患者强调彻底治疗的重要性，帮助患者树立治愈疾病的信心和生活的勇气。

4. 健康指导　治疗期间禁止性交，性伴侣同时进行检查和治疗，治疗后进行随访。第 1 年每 3 个月复查 1 次，以后每半年复查 1 次，连续 2～3 年，如发现血清由阴性变为阳性或滴定度升高 4 倍或症状复发，应加倍量治疗。

第三节　尖锐湿疣

【概述】

尖锐湿疣（condyloma acuminata）是由人乳头状瘤病毒（human papilloma virus，HPV）感染引起的鳞状上皮疣状增生病变的性传播疾病。近年发病率仅次于淋病，居第二位，常与多种性传播疾病同时存在。HPV 属环状双链 DNA 病毒，目前已分离出 100 多个型别，其中有 30 多个型别与生殖道感染和恶性肿瘤有关。HPV 感染的危险因素有过早性交，多个性伴侣，免疫力低下，高性激素水平和吸烟等。温暖和潮湿环境有利于 HPV 的生长，阴道分泌物增多、外阴湿热容易患尖锐湿疣。

HPV 主要经性交直接传播，患者性伴侣中约 60% 发生 HPV 感染；也可通过污染的衣物、器械间接传播。新生儿可通过患病母亲的产道感染。

【护理评估】

1. 健康史　详细询问患者的性生活情况，评估其性伴侣的健康状态，是否存在 HPV 的感染；询问 HPV 的发病时间、病情发展及诊治经过。

2. 身体状况　尖锐湿疣潜伏期 2 周至 8 个月，平均 3 个月。患者以年轻女性居多。临床症状常不明显，部分患者表现为外阴瘙痒、烧灼痛或性交后疼痛。病灶特征为在外阴、阴道壁及宫颈等处可见散在或呈簇状增生的粉色或白色乳头状疣，柔软，其上有细小的指样突起。病灶增大后互相融合形成鸡冠状或菜花状，顶端可有角化和溃烂。妊娠期尖锐湿疣生长迅速，数目多，体积大，巨大尖锐湿疣可阻塞产道。此外，妊娠期尖锐湿疣组织脆弱，阴道分娩时容易引起大出血。孕妇患尖锐湿疣有垂直传播的危险。胎儿宫内感染极罕见，绝大多数是通过产道感染，在幼儿期有发生喉乳头瘤的可能。

3. 心理-社会支持状况　患者多因不洁性生活而发病，易出现紧张和焦虑，年轻患者多担心疾病迁延，影响家庭关系及生育功能。

4. 辅助检查

（1）病理学检查：疣体的病理检查表现为鳞状上皮增生，呈乳头状生长，可见挖空细胞，角化不良细胞或角化不全细胞及湿疣外基底层细胞。

（2）醋酸试验：在病变区域涂以 3%～5% 醋酸液，3～5 分钟后局部组织变白为阳性。

（3）核酸检查：可采用 PCR 及核酸 DNA 探针杂交检测 HPV。

5. 治疗要点

（1）非孕期和妊娠 36 周前：病灶小、位于外阴者，选用局部药物治疗，如安息香酸酊、50% 三氯醋酸或 5-氟尿嘧啶等；若病灶大、有蒂，可行物理及手术治疗，如激光、微波、冷冻、电灼等；巨大尖锐湿疣可直接行手术切除疣体,待创面愈合后再采用药物局部治疗。

(2)妊娠近足月或足月:病灶局限于外阴者,可行物理治疗或手术切除病灶,临产后可经阴道分娩;若病灶广泛,存在于外阴、阴道、宫颈时,经阴道分娩易发生软产道裂伤引起大出血;巨大病灶堵塞软产道,应行剖宫产术结束分娩。

【常见护理诊断/护理】

1. 舒适度减弱　与外阴、阴道瘙痒有关。

2. 焦虑　与担心疾病发展与预后有关。

【护理措施】

1. 一般护理　保持外阴清洁,禁止性生活。患者使用的物品应严格消毒。严密隔离,防止交叉感染。瘙痒严重者可局部涂止痒药膏,避免搔抓引起局部感染。

2. 治疗配合　妊娠期做好外阴护理,足月或近足月孕妇病灶大,影响阴道分娩者选择剖宫产术,并为其提供相应的手术护理。

3. 心理护理　尊重患者,以耐心、热情、诚恳的态度对待患者,了解并解除其思想顾虑、负担,使患者做到患病后及早到医院接受正规诊断和治疗。

4. 健康指导　加强性知识教育,避免混乱的性关系,注意性生活卫生。患者接触过的衣物、生活用品要及时消毒,严格隔离,防止交叉感染。WHO推荐性伴侣进行尖锐湿疣检查及治疗,性生活推荐使用避孕套。

第四节　生殖器疱疹

【概述】

生殖器疱疹(genital herpes)是由单纯疱疹病毒(herpes simplex virus,HSV)引起的性传播疾病。生殖器疱疹病毒属于双链DNA病毒,分为HSV-Ⅰ和HSV-Ⅱ两型,均可致人类感染。HSV-Ⅱ称为生殖型,主要引起生殖器(阴唇、阴蒂、宫颈等)、肛门及腰以下皮肤疱疹,性接触传播占70%~90%,以青年女性居多。HSV在体外不宜存活,其主要传播途径是性交传播。孕妇合并HSV感染,传染胎儿的方式以通过软产道感染多见,少数可通过胎盘传染给胎儿。

【护理评估】

1. 健康史　询问患者有无不洁性生活史,评估有无机体免疫力下降等因素,反复发作者询问疾病的发生发展过程及诊治经过。

2. 身体状况

(1)原发性疱疹:潜伏期为3~14日,一般2~3周缓慢消退,多数无症状的HSV-Ⅱ感染者成为病毒携带者。患者通常在不洁的性生活后感到外阴不适,多为明显的烧灼感和刺痛。检查可发现外阴及肛周丘疹,单簇或散在多簇,继之形成水疱(疱液中含病毒)。原发性疱疹好发部位为大阴唇、阴道口、尿道口、阴道肛门周围、大腿或臀部,约90%累及宫颈。也有原发疱疹仅累及宫颈者,表现为宫颈表面溃烂而产生大量排液。发病前可有全身症状如发热、头痛或全身不适等。几乎所有患者均出现腹股沟淋巴结肿大、触痛。部分患者出现尿急、尿频、尿痛等尿道刺激征。

(2)复发性疱疹:50%~60%原发性感染患者在半年内复发。发病前局部烧灼感、针刺感或感觉异常,随后群簇小水疱很快破溃形成糜烂或浅溃疡。复发患者症状较轻,水疱和溃疡数量少、面积小,愈合时间短,病程7~10日,较少累及宫颈,腹股沟淋巴结一般不肿大,无明显全身症状。

(3)妊娠合并生殖器疱疹:妊娠20周前患生殖器疱疹可感染胎儿,流产率高达34%。妊娠20周后患病感染胎儿,以低体重居多,也可发生早产。宫内感染、严重病例罕见,极少发生先天发育异常儿。产道感染常见占80%以上,由于新生儿细胞免疫功能未成熟,病变常扩散全身,多于出生后4~7日发病,表现为发热、出血倾向、吸吮能力差、黄疸、水疱疹等,新生儿病死率高达70%以上。

3. 心理-社会支持状况　生殖器疱疹多由不洁性生活引起,疼痛明显,患者易出现紧张、恐惧等心理反应,病程较长、反复发作者心理负担更为明显。

4．辅助检查

（1）细胞学检查：以玻片在疱疹基底部做印片，采用 Wright Giemsa 染色，显微镜下见到特征性的多核巨细胞或核内嗜酸性包涵体。此种方法敏感性低。

（2）病毒抗原检测：从皮损处取标本，以单克隆抗体直接免疫荧光试验或酶联免疫吸附试验检测 HSV 抗原，是临床快速诊断方法。

（3）病毒培养：取皮损处标本进行病毒培养、分离、鉴定、分型，是诊断 HSV 感染的金标准。

（4）核酸检测：已有报道应用核酸杂交技术 PCR 诊断生殖器疱疹，可提高诊断的敏感性并进行分型。

5．治疗要点　目前尚无彻底治愈方法，治疗原则是减轻症状、缩短病程，以对症和抗病毒治疗为主。

（1）抗病毒治疗：以全身抗病毒药物为主，选用阿昔洛韦干扰其 DNA 聚合酶，抑制 HSV-DNA 合成。阿昔洛韦口服，每日 5～6 次，每次 200mg，连用 7～10 日，复发者同样剂量，连用 5 日。

（2）局部治疗：保持患部清洁干燥，皮损处涂 1% 阿昔洛韦乳膏或酞丁胺霜等。

（3）妊娠合并疱疹感染：疱疹病毒可通过胎盘导致宫内感染，妊娠早期患生殖器疱疹应终止妊娠；妊娠晚期感染 HSV 者宜行剖宫产手术；新生儿出生后应监护 7 日以上。

【常见护理诊断/护理】

1．有个人尊严受损的危险　与社会对性传播疾病的不认同有关。

2．舒适度减弱　与外阴疼痛有关。

【护理措施】

1．一般护理　加强休息，避免劳累，保持外阴清洁、干燥，必要时可选择特殊护理液清洗外阴，避免搔抓，禁用刺激性强的药品。治疗期间禁止性交。复发性生殖器疱疹患者性生活时使用避孕套。

2．治疗配合　遵医嘱给予抗病毒药物，指导患者正确的用药方法，用药后应注意药物疗效和不良反应。

3．心理护理　向患者讲解疾病相关知识，介绍病毒感染病程特点，尊重患者，解除患者心理负担。

4．健康指导　开展与疾病相关知识的宣传，向育龄患者解释新生儿 HSV 感染的危险性，加强孕前指导。给予患者性伴侣正确咨询和指导，并教会安全套的使用方法及注意点。

第五节　获得性免疫缺陷综合征

获得性免疫缺陷综合征（acquired immune deficiency syndrome，AIDS）又称艾滋病，是由人类免疫缺陷病毒（human immunodeficiency virus，HIV）引起的性传播疾病。HIV 可引起 T 淋巴细胞损害，导致持续性免疫缺陷，多个器官出现机会性感染及罕见恶性肿瘤，最后导致死亡。HIV 属逆转录 RNA 病毒，有 HIV-I 和 HIV-II 两型。

HIV 存在于感染者的血液、精液、阴道分泌物、眼泪、尿液、乳汁和脑脊液中。艾滋病患者及 HIV 携带者均有传染性。其传播途径有：①主要经性接触直接传播，包括同性接触及异性接触；②经血液传播，见于吸毒者共用注射器，接受 HIV 感染的血液、血制品、体液等；③垂直传播，孕妇感染 HIV 能通过胎盘传染给胎儿，或分娩时经软产道及出生后母乳喂养感染新生儿。

【护理评估】

1．健康史　询问患者有无不洁性生活史，输血史，评估有无机体免疫力下降等因素，反复发作者询问疾病的发生发展过程及诊治经过。

2．身体状况　潜伏期不等，6 个月至 5 年或更长，儿童最短，妇女最长。艾滋病患者早期常无明显异常，部分患者有原因不明的淋巴结肿大，颈、腋窝最明显。发病后表现为全身性、进行性病变，主要表现为：

（1）机会性感染：感染范围广，发生率高，病原体多为正常宿主中罕见的、对生命威胁大的病原体。主要病原体为肺孢子菌、弓形虫、隐球菌、假丝酵母菌、巨细胞病毒、疱疹病毒等。患者起病缓慢，全身表现为原因不明的发热、乏力、不适、消瘦；呼吸系统表现为发热、咳嗽、胸痛、呼吸困难等；中枢神经系统表现为头痛、人格改变、意识障碍及运动神经障碍；消化系统表现为慢性腹泻、体重下降，严重者电解质紊乱，酸中毒死亡。

（2）恶性肿瘤：卡波西肉瘤最常见，多见于青壮年，肉瘤呈多灶性，除皮肤广泛损害外，常累及口腔、直肠和淋巴。

（3）皮肤表现：口腔、咽喉、食管、腹股沟、肛周等部位感染。

（4）妊娠合并 HIV 感染：约 82% 的 HIV 感染孕妇无临床症状，12% 有 HIV 相关症状，仅 6% 为艾滋病。宫内感染为 HIV 垂直传播的主要方式。孕妇感染 HIV 可通过胎盘传染给胎儿。无论分娩方式为剖宫产或经阴道分娩的新生儿，25%～33% 受 HIV 感染，HIV 感染的儿童中有 85% 为受 HIV 感染母亲传播。

3．心理 - 社会支持状况　HIV 感染目前尚无有效的治疗方法，患者易出现恐惧、悲观，甚至绝望的心理。部分患者不敢及时去医院治疗，担心遭到社会和家人的歧视，致使病情恶化、心理负担加重。

4．辅助检查

（1）HIV 抗体检测：初筛试验酶联免疫吸附和颗粒凝集试验，确认试验有免疫印迹试验。

（2）病毒培养：病毒分离培养是诊断 HIV 感染最可靠的方法，但敏感度低。

（3）核酸检测：PCR 技术检测血浆中 HIV-RNA。

5．治疗要点　目前尚无治愈方法，多为对症治疗，目的是攻击和破坏 HIV 及改善宿主的免疫缺陷。

（1）抗病毒治疗：核苷酸转录酶抑制剂，如齐多夫定（ZDV）200mg 每日 3 次，或 300mg 每日 2 次，或司他夫定 40mg 每日 3 次。

（2）免疫调节药物：干扰素 300 万 U，皮下注射或肌注，每周 3 次，3～6 个月一疗程。丙种球蛋白定期使用，减少细菌性感染的发生。

（3）妊娠合并 HIV 感染：HIV 阳性孕妇应定期产前检查，注意有无生殖道感染，给予积极的预防和治疗。进行胎儿宫内情况检测和艾滋病病情监测等；HIV 感染的孕产妇若在产前、产时或产后正确应用抗病毒药物治疗，其新生儿 HIV 感染率有可能显著下降（<8%）；关注孕妇及其家人的心理问题，提供健康教育和咨询。

【常见护理诊断 / 护理】

1．有个人尊严受损的危险　与社会对性传播疾病的不认同有关。

2．恐惧　与担心疾病发展与预后有关。

【护理措施】

1．一般护理　嘱患者加强休息和营养，劳逸结合，加强保护性隔离措施，避免传染给他人，根据患者的病情对症处理，如发热患者给予物理降温，抗生素控制感染等。

2．治疗配合　积极配合医生，根据患者的病情给予有效的处理。观察患者的病情变化情况，注意免疫功能检查及病毒载量的测定。

3．心理护理　解释艾滋病的相关知识，满足患者的合理需求，理解、尊重患者，开展心理疏导，消除其恐惧感，帮助患者正确认识和面对艾滋病，建立自尊。

4．健康指导

（1）健康行为的宣传教育被认为是当今艾滋病最有效的预防方法。科学地宣传艾滋病的防治知识，针对普通人群、高危人群、患者及家属开展健康教育和行为干预工作，帮助人们建立健康的生活方式，遏止艾滋病的传播。

（2）谨慎使用血制品，供使用的血液制品须经 HIV 检测，高危人群禁止献血，对供血者进行 HIV 抗体检测，抗体阳性者禁止供血。

（3）采取自我保护措施，用 1:10～1:100 次氯酸钠溶液擦拭物品表面。医护人员避免针头、器械刺伤皮肤。

（4）艾滋病患者和 HIV 抗体阳性者均不宜妊娠；妊娠早期感染者应终止妊娠；HIV 感染者禁止哺乳，采取人工喂养，以减少 HIV 母婴传播的危险性。

（莫洁玲）

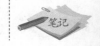

思考题

思路解析

思路解析

1．李女士，42岁，主诉其配偶半年前被检出患有淋病，其配偶为就职于某外企的采购员，经常出差在外，不慎患上了淋病，不敢到正规医院就诊，偏信于某个体诊所，病情一直反反复复。李女士近1周来感阴道分泌物增多，呈脓性，外阴部不适。请问：

（1）该患者目前最主要的护理问题是什么？

（2）应指导患者及配偶做哪些辅助检查？

（3）在治疗过程中，应对患者进行哪些方面的健康指导？

2．张女士，46岁，在2008～2016年期间先后献血5次，2017年6月开始出现发热、乏力、咽痛、腹泻、全身不适等感冒样症状，给予对症治疗，上述症状缓解。2017年10月又出现发热、乏力、周身肌肉关节酸痛，伴严重腹泻，同时出现颈部、腋下、腹股沟淋巴结肿大。1个月后，上述症状加重，皮肤表面出现大面积皮疹，瘙痒严重，腋下和腹股沟出现脓疱，食欲缺乏，体重明显减轻。请问：

（1）该患者最可能的疾病诊断是什么？应考虑的治疗措施是什么？

（2）如何对患者及家属开展疾病预防的宣传教育？

扫一扫，测一测

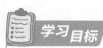

学习目标

1. 掌握腹部、外阴、阴道手术的术前及术后护理措施。
2. 熟悉腹部、外阴、阴道手术患者的护理评估。
3. 了解妇科腹部、外阴、阴道手术的范围及种类。

妇科手术是妇科疾病尤其是妇科肿瘤的主要治疗方法,手术既是治疗手段也是创伤过程,做好术前准备和术后护理是手术顺利进行、患者如期康复的有力保证。

第一节 妇科腹部手术的配合及护理

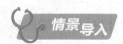

情景导入

情景描述:

李女士,40岁,因多发性子宫肌瘤次日拟行经腹全子宫切除术,护士巡视病房时发现患者因担心切除子宫后会加快衰老、担心手术风险,心情沉重而哭泣。

请思考:

1. 术前患者存在哪些主要的护理问题?如何解决患者的护理问题?
2. 如何为该患者行术前准备?
3. 如何进行术后观察?

妇科腹部手术依据急缓程度可分为择期手术、限期手术和急症手术三种。按手术范围区分主要有剖腹探查术、附件切除术、次全子宫切除术、全子宫切除术、次全子宫及附件切除术、全子宫及附件切除术、广泛性子宫切除术及盆腔淋巴结清扫术以及卵巢肿瘤细胞减灭术等。其中子宫切除术也可经由阴道实施。

近20年来,随着手术技术的提高,微创理念的普及,腔镜技术的广泛应用,机器人手术也逐渐在临床实施。采用微创技术保护组织,减少术中创伤与出血,手术中精准操作,控制效果满意,为患者的快速康复提供了基础,作为护理人员应具备新业务、新技术的知识,做好患者的术前评估、宣教及术后的护理工作。

一、腹部手术术前准备及护理配合

【护理评估】

1. 健康史　了解患者的一般情况、月经史、性生活史、婚育史，既往疾病史、手术史、过敏史，饮食及生活习惯等。

2. 身体状况

（1）症状：依据疾病种类、发生部位、疾病的发展和转归评估患者出现的不同症状。如子宫肌瘤患者可出现的症状有月经改变、腹部包块和继发性贫血等；而子宫颈癌患者可出现的症状有接触性出血、月经改变和恶病质等。具体详见本教材相关章节。

（2）体征：评估患者生命体征，一般状况，心、肺、肝、肾等重要器官的功能，了解子宫附件情况，评估宫颈有无肥大、子宫软硬度、有无硬结、包块等改变。

3. 心理 - 社会支持状况　住院及手术疼痛可使患者日常生活方式发生改变，由于手术部位涉及女性生殖器官，可能对女性特征造成一定影响。而使患者对手术产生焦虑、恐惧、自卑等悲观情绪，对未来生活失去信心。

4. 辅助检查　血、尿常规，肝、肾功能测定，血型鉴定及交叉配血试验，病毒（HIV、HCV、TP、HBsAg）检测，心电图、B超、X线检查等。依据病情选择其他特殊辅助检查。

【常见护理诊断/问题】

1. 焦虑、恐惧　与担心手术危险及手术效果有关。

2. 知识缺乏　缺乏对手术方式及生殖器官功能的认识。

【护理措施】

1. 心理护理　妇科患者有其疾病的特殊性，因此护理人员需要提供专业性指导，应主动与患者及家属沟通，了解患者的心理状态，耐心解答患者及家属的疑问，减轻他们的思想顾虑、消除其恐惧心理。可通过个别谈话或集体谈话的方式，向患者讲解疾病的相关知识，说明手术的必要性，介绍手术、麻醉方式及手术过程、手术中可能遇到的情况，术前、术后的注意事项及护理配合等，消除患者的紧张情绪，保证患者充分的休息和睡眠。

2. 术前准备　术前监测体温、脉搏、呼吸、血压，每日3次，如发现患者有发热，体温超过37.5℃应及时报告医生。遵医嘱做好术前各项检查，密切观察生命体征。协助医生告知患者及家属麻醉及手术方式，以及术中、术后可能出现的相关问题，争取家属的理解、配合，并签署手术知情同意书。手术当日再次了解患者是否月经来潮、体温升高等情况变化。完成药物过敏试验并作好记录。遵医嘱术前半小时注射基础性麻醉药，常用苯巴比妥和阿托品，术前让患者取下义齿、发夹、首饰等物品。依据手术类型和麻醉方式铺好麻醉床及做好相关准备。核查交叉配血结果，术前1日备好血源。当患者有贫血、营养不良、高血压、糖尿病等合并症时，应在术前积极纠正，使患者术前具备良好的生理条件来迎接手术。同时术前也针对术后可能发生的并发症进行积极的预防指导工作，包括床上主动运动、早期下床活动，促进肠道功能恢复及预防下肢深静脉血栓，术后深呼吸、有效咳嗽、床上使用便器等的指导，提高患者术后的依从性，促进早期康复。

3. 手术配合

（1）皮肤准备：保持局部皮肤清洁干燥，术前1日备皮，范围为**上自剑突下，两侧至腋中线，下至大腿上1/3及外阴部皮肤，特别注意脐部清洁**，因为腹腔镜手术器械需经脐孔进入腹腔，如脐部清洁不良可能使脐部积存的污物带入腹腔。

（2）肠道准备：妇科腹部手术部位位于盆腔，与肠道相邻，肠道准备的目的在于有**利于暴露手术视野，防止术中肠道膨胀而误伤，防止术中患者排便，污染手术。方式**有：①一般妇科腹部手术（如全子宫切除术、附件切除术等），术前1日灌肠1~2次或口服缓泻剂。灌肠后排便至少3次以上或排出的灌肠液中无粪便残渣即可。术前禁食8小时、禁饮4小时。②可能涉及肠道的手术（如卵巢癌细胞减灭术）术前3日进食少渣半流质饮食，口服肠道抗生素；术前2日进流质饮食，术前1日晚及手术当日清洁灌肠，直至排出的灌肠液中无粪便残渣。

（3）阴道准备：经腹子宫切除术的患者，术前 3 日阴道冲洗，每日 1 次。常用的消毒液有 1 ： 5000 高锰酸钾、0.2‰ 的聚维酮碘（碘伏）或 1 ： 1000 苯扎溴铵。手术当日用消毒液行阴道冲洗（尤其注意宫颈和穹隆部），于宫颈和穹隆部涂 1% 甲紫作为标记。

图片：妇科手术当日宫颈涂甲紫

（4）膀胱准备：预防尿潴留，术前指导患者练习床上大小便，以免术后排尿困难；术前安置无菌导尿管，妥善固定，保持引流通畅，防止术中损伤膀胱。为减轻患者的不适，近年来逐渐实行在手术室患者麻醉后放置硅胶尿管，患者麻醉后肌肉放松，无插管痛苦。

（5）镇静剂：为缓解患者术前焦虑，保证休息，术前一晚按医嘱给予患者适量镇静剂，如地西泮、异戊巴比妥等药物口服。如患者服药后仍难以入睡，可按照医嘱给予第二次镇静剂，但应在手术基础麻醉给药前 4 小时，减轻药物的协同作用，防止呼吸抑制等不良反应的发生。

二、腹部手术术后护理

【护理评估】

1．术中情况　患者术后由麻醉师和参加手术的护士一同送回恢复室，责任护士应与其进行床边交接班并记录，了解术中情况。包括麻醉方法、手术方式、手术经过、术中有无出现异常情况，输血、输液、用药情况，尿量情况，是否安置引流管及引流情况等。

2．身体状况　评估基本生命体征；观察患者神志是否清醒；了解导尿管及引流管位置是否正常、引流是否通畅，评估引流液的量、性状和颜色；观察手术部位伤口敷料是否干燥、有无渗血、渗液；评估阴道出血情况。一般术后 4～6 小时可出现伤口疼痛，术后 24 小时内最明显，及时评估患者术后疼痛的部位、性质、程度及使用止痛剂后疼痛的缓解程度。

3．心理 - 社会支持状况　患者在麻醉作用消除后往往因术后疼痛和其他不适产生不安、焦虑、恐惧、失眠等反应。也常因为担心术后效果、有无并发症而产生焦虑等心理反应。

4．辅助检查　依据病情选择相应检查。

【常见护理诊断 / 问题】

1．自理缺陷　与手术后伤口疼痛、留置尿管及引流管有关。

2．急性疼痛　与手术创伤有关。

3．有感染的危险　与手术创伤及机体抵抗力降低有关。

4．焦虑　与担心手术效果及术后康复有关。

5．体象紊乱　与手术切除部分生殖器官有关。

【护理措施】

1．病情观察

（1）体位：遵医嘱安置患者体位。如**硬膜外麻醉术后应去枕平卧 6～8 小时；蛛网膜下腔麻醉去枕平卧 12 小时；全身麻醉未清醒前专人守护、去枕平卧，头偏向一侧**，防止呕吐物、分泌物呛入气管引起窒息或吸入性肺炎。患者情况稳定后，术后第二日取半卧位。

（2）病情监测：手术后 24 小时内病情变化较快，需要严密监测并记录生命体征。一般术后每 0.5～1 小时监测血压、脉搏、呼吸 1 次并记录，直到病情稳定后改每 4 小时监测 1 次，24 小时后每日 2 次。术后至少每日监测基本生命体征 4 次，直至正常后 3 日。注意观察患者的意识、面色、末梢循环及切口情况、阴道有无出血等，发现异常应及时通知医生。

2．留置管的护理

（1）引流管的护理：术后若有腹腔引流管或盆腔引流管者，观察引流管位置、固定情况，引流管是否通畅及引流液的量、颜色、性状并做好记录。一般负压引流液 24 小时不超过 200ml。引流液应为淡血性或淡黄色浆液性，引流液的颜色应逐渐变浅，量逐渐减少。

（2）导尿管的护理：患者术后每小时尿量应大于 50ml，若每小时尿量小于 30ml，伴烦躁不安、血压下降、脉搏细数、自述肛门坠胀感，应考虑有腹腔内出血的可能，需及时与医师沟通。患者在留置导尿期间需注意保持外阴清洁、干燥，每日擦洗会阴 2 次。**术后一般留置导尿管 24～48 小时**，注意保持尿管引流通畅，观察并记录尿量及性状。**若为子宫切除加盆腔淋巴结清扫术术后留置导尿管时间为 7～14 日**，在拔尿管前 3 日开始试行夹管，每 3～4 小时放尿 1 次，锻炼膀胱功能，促使恢复正常排

笔记

尿功能,防止尿潴留发生。导尿管拔除后注意观察患者能否自行排尿,长期导尿的患者必要时在排尿后做膀胱残余尿测定,若残余尿量大于100ml应重新留置尿管。

3. 饮食护理 手术当日禁食,术后24小时可进流质饮食,应避免牛奶、豆浆等产气食物,防止肠胀气。待肛门排气后予半流质饮食,再逐渐过渡到普食。涉及肠道手术者,术后禁食至肛门排气后进流质饮食,逐渐过渡到半流质、普食。术后患者应加强营养,进食高热量、高蛋白、高维生素的食物,以促进伤口愈合。

4. 活动与休息 术后患者因身体虚弱及有各种导管不能下床活动。鼓励其多翻身、多进行肢体的活动,防止下肢深静脉血栓形成。在减轻疼痛的前提下尽早下床活动,增加血液循环,减少肺部并发症,促进肠功能恢复,增进食欲,帮助伤口愈合。患者术后首次下床应做好跌倒、坠床的风险评估,指导患者进食后、在护士或家属的陪伴下按照"下床三部曲"下床活动,避免因体位性低血压等原因发生跌倒、坠床事件。

5. 腹胀的护理 通常术后12~24小时肠蠕动开始恢复。约48小时可见肠道排气。若术后48小时腹胀仍未减轻者,应及时查找原因,给予相应措施。如遵医嘱用新斯的明0.5mg肌内注射,针刺足三里或服用理气中药;必要时行肛管排气等刺激肠蠕动、缓解腹胀,也可鼓励患者勤翻身、早下床活动刺激肠道蠕动。

6. 疼痛的护理 疼痛是术后常见的问题,在术后24小时内最明显。持续的疼痛会使患者焦虑不安,失眠、食欲缺乏甚至保持被动体位,拒绝翻身、下床等。护理人员应在评估患者疼痛的基础上给予适当止痛处理。手术次日可取半卧位,有利于呼吸及腹腔、盆腔引流;可使腹壁肌肉松弛,缓解伤口疼痛。各项护理操作应集中,动作应轻柔,减少移动患者。遵医嘱适当地给予止痛剂。

7. 预防感染 注意腹部切口有无渗血、渗液及红、肿、热、痛等,保持切口敷料清洁、干燥,及时更换敷料。子宫全切的患者应观察阴道有无出血,阴道分泌物的量、颜色、性状、有无异味等以判断阴道伤口有无感染。手术后1~3日体温可稍有升高,一般不超过38℃,此为术后正常反应。若术后持续出现体温升高或体温正常后再次升高,则提示可能有感染存在。

8. 心理护理 术后3日患者的疼痛和不适是引起不良心理反应的主要原因,护士应积极采取措施,减轻患者疼痛,缓解不适。告知患者手术情况及术后恢复情况,应用医学知识耐心解答患者及家属的疑问,解除其思想顾虑。

9. 健康指导

(1)可与患者共同制订术后康复指导计划,进行术后日常生活料理、饮食、用药、门诊复诊时间等健康指导。

(2)指导患者观察可能出现的异常情况,如子宫颈癌患者术后出现不明原因的阴道流血应及时就诊。

(3)若术后有定期放疗、化疗、随访的患者,也需做好相应健康指导。

第二节 外阴、阴道手术的配合及护理

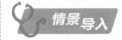

情景描述:

患者,女,20岁。处女膜切开术后第一日,神志清醒,有合作能力,主诉伤口疼痛,为缓解疼痛及促进恢复。

请思考:

1. 患者应采取何种体位?为什么?

2. 应对患者进行哪些健康指导?

外阴、阴道手术是妇科常用手术,如外阴癌根治术、前庭大腺脓肿切开引流术、处女膜切开术、会阴裂伤修补术、经阴道子宫切除术、阴道成形术、尿瘘修补术等。其与腹部手术不同在于其手术部位神经血管较为丰富,前方有尿道,后方邻近肛门等特点,导致患者容易出现与疼痛、感染和出血等相关的护理问题,由于手术部位涉及女性生殖系统,隐私性强,故对患者的心理问题也应予重视。

一、外阴、阴道手术术前准备和护理配合

【护理评估】

1.健康史　了解患者的一般情况,月经史、性生活史、婚育史、既往疾病史、手术产史,以及其他手术史、过敏史等,饮食及有无吸烟或酗酒等生活习惯等;评估患病的部位,拟施行的麻醉方法、手术方式、手术范围及手术时间等。

2.身体状况　临床表现评估方式同腹部手术。

3.心理 - 社会支持状况　手术涉及区域神经血管丰富且为较隐私部位,患者可能因为担心暴露身体的隐私部位、手术顺利与否及术后疼痛而产生焦虑心理。其家属也可能对手术康复及性生活的恢复表示担忧。

4.辅助检查　血、尿常规,肝、肾功能、病毒四项的测定,血型鉴定及交叉配血试验,B超、心电图、X线检查等。

【常见护理诊断/问题】

1.恐惧与焦虑　与担心手术及治疗效果有关。

2.知识缺乏　缺乏疾病及手术相关知识。

【护理措施】

1.心理护理　护理人员应理解患者对保护隐私的要求,尽可能提供有利于保护患者隐私的环境,在进行术前准备、检查和手术时注意用屏风遮挡,尽量减少暴露部位,减轻患者羞怯感。做好家属,特别是丈夫的心理疏导工作,让其充分理解患者,给患者提供心理支持积极配合治疗和护理。可通过个别谈话或集体谈话等方式,向患者讲解疾病的有关知识,说明手术的必要性和重要性,介绍手术方式、麻醉方式、手术过程、手术中可能遇到的情况,术前术后的注意事项和护理配合。让患者在术前心理上做好充分的准备,消除其紧张情绪。

2.术前准备

(1)皮肤准备:保持局部皮肤清洁干燥,每日清洗外阴。若皮肤有破溃、炎症者应治愈后再行手术。术前1日备皮,**范围为上自耻骨联合上10cm,下至会阴部、肛门周围、腹股沟和大腿上1/3处**。去除阴毛并洗净皮肤,会阴部宜采用剪毛的方法替代剃毛,避免皮肤的损伤及细菌的入侵。

图片:外阴部手术备皮范围

(2)肠道准备:术前3日开始进食无渣饮食,并按医嘱口服抗生素。手术前日晚或手术当日清洁灌肠,术前禁食8小时,禁饮4小时。

(3)阴道准备:术前3日开始阴道准备,一般行阴道冲洗或坐浴,每日2次。常用1∶5000高锰酸钾、0.2‰的聚维酮碘液或1∶1000苯扎溴铵。手术当日用消毒液行阴道消毒,特别注意消毒阴道穹隆部。

(4)膀胱准备:患者术前一般不留置尿管,嘱其术前排空膀胱。根据需要,术中或术后留置导尿管。

(5)特殊物品准备:根据手术类型做好物品准备,如支架、软垫、绷带等。

二、外阴、阴道手术术后护理

【护理评估】

同妇科腹部手术患者。

【常见护理诊断/问题】

1.急性疼痛　与手术创伤有关。

2.有感染的危险　与伤口部位特殊、留置导尿等有关。

3.焦虑　与担心手术效果及术后康复有关。

4.身体意象紊乱　与手术切除外阴或对阴道疾病的认识不足有关。

【护理措施】

1.术后体位　术后**根据不同手术采取不同的体位**。处女膜闭锁及有子宫的先天性无阴道患者,

术后应采取半卧位，利于引流；而外阴癌根治术的患者术后采取平卧位，双腿外展屈膝，膝下垫软枕，减少腹股沟及外阴部的张力，有利于伤口愈合；尿瘘修补术的患者采取健侧卧位，使瘘孔居于高位，以减少尿液对伤口的浸泡。

2．防止感染　注意保持外阴部清洁、干燥，每日擦洗外阴 2 次，便后清洁外阴。手术时阴道内填塞止血纱条或纱布应在术后 12～24 小时内取出，核对纱布数目，并观察有无出血。严密观察切口的情况，有无渗血、红肿、化脓等炎症反应，注意阴道分泌物的量、色和气味。

3．伤口的护理　外阴、阴道手术由于切口位置邻近肛门，术后排便易污染伤口，因此需控制首次排便的时间。尿瘘及会阴Ⅲ度裂伤修补术后，5 日内进少渣半流质饮食，一般控制 5～7 日内不解大便。患者肛门排气后遵医嘱口服复方樟脑酊，抑制肠蠕动，控制排便。术后第 5 日可给予液状石蜡，软化大便，避免排便困难。

4．导尿管的护理　术后一般需留置导尿管，应注意保持导尿管通畅，观察并记录尿量，特别是尿瘘修补术患者，注意有无阴道漏尿。拔除导尿管前帮助患者训练膀胱功能，如有排尿困难者，给予诱导、热敷等措施帮助其排尿，必要时可重新留置导尿管。

5．疼痛管理　会阴部血管神经丰富，受损时疼痛明显。当患者疼痛时不能主动配合治疗与护理操作，护理人员应在尊重理解患者的基础上，正确评估患者的疼痛评分，指导患者采取有效的方法控制疼痛，如：改变卧位，分散注意力，指导自控式镇痛泵的使用方法以及按照医嘱给予镇痛药物来帮助患者缓解疼痛。

6．健康指导　外阴部伤口常需间断拆线，回家后应保持外阴部清洁，应注意休息，避免重体力劳动，预防便秘、慢性咳嗽、久蹲等增加腹压的危险因素。出院 1 个月后回院复查了解术后康复情况及伤口愈合情况。3 个月内禁止性生活。若发现会阴部出现异常出血或分泌物异常等情况应及时就诊。

（汤　云）

思考题

患者，女，65 岁，因子宫脱垂Ⅲ度入院，医生决定经阴道行全子宫切除术。请问：

（1）术前备皮的范围是什么？

（2）如何做好肠道准备？

（3）如何做好阴道准备？

（4）如何做好出院健康指导？

思路解析

扫一扫，测一测

学习目标

1. 熟悉外阴上皮内非瘤样病变的症状、体征及护理措施。
2. 了解外阴上皮内非瘤样病变的治疗。

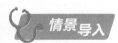

情景描述：

妇科门诊：王女士，48 岁，自述半年来外阴瘙痒严重以致影响睡眠，同时伴有性交困难。自行观察发现外阴颜色发白。

如果你是接诊护士，请思考：

1. 该患者目前存在的护理诊断/问题有哪些？
2. 如何对该患者进行护理干预？

第一节　概　述

外阴上皮内非瘤样病变是一组好发于女性外阴部的慢性疾病。典型表现为外阴皮肤和黏膜组织发生变性及色素改变。它包括外阴鳞状上皮增生、外阴硬化性苔藓以及两者同时存在的混合性外阴白色病变，该病常常引起剧烈的、难以忍受的外阴瘙痒从而对患者生活质量产生严重影响。鳞状上皮增生和外阴硬化性苔藓多伴有外阴皮肤和黏膜的色素减退，也称外阴白色病变。该病依靠组织学检查确诊，主要治疗手段为局部药物治疗结合物理治疗。

一、外阴鳞状上皮增生

外阴鳞状上皮增生（squamous hyperplasia of vulva）是鳞状上皮细胞良性增生为主的外阴疾病，以外阴瘙痒为主要症状，是最常见的外阴上皮内非瘤样病变。常见于 50 岁左右的妇女，恶变率为 2%~5%。

该病病因不明，可能与外阴局部潮湿、分泌物刺激和摩擦出现外阴瘙痒反复搔抓等因素有关。镜下可见病变部位表皮层角化过度和角化不全，棘细胞层不规则增厚，上皮脚向下延伸，末端钝圆或较尖。上皮脚之间的真皮层乳头明显，有轻度水肿，并可见淋巴细胞和少量浆细胞浸润。上皮细胞层次排列整齐，极性保持，细胞大小及核形、染色正常。

该病主要表现为外阴奇痒难忍，严重者坐卧不安，影响生活。搔抓虽使瘙痒症状暂时得到缓解，但同时可加重皮损反使瘙痒加重，造成恶性循环。病变主要累及阴蒂包皮、大阴唇、阴唇间沟、阴唇后联合等处，常呈多发性、局灶性和对称性。早期病变较轻时，外阴多为暗红或粉红，角化过度的部位则呈现白色。病变晚期皮肤增厚似皮革，隆起有皱褶或有鳞屑、出现苔藓样变、色素沉着。严重者可见表皮抓痕、皲裂、溃疡。

二、外阴硬化性苔藓

外阴硬化性苔藓（lichen sclerosus）是以外阴及肛周皮肤萎缩变薄、色素减退呈白色病变为主要特征的疾病，其病因尚未明确，可能与以下因素有关：①自身免疫疾病；②性激素缺乏，如睾酮不足；③基因遗传疾病；④局部组织自由基作用。

该病主要病理特征为表皮萎缩，角化过度，上皮增厚和上皮脚变钝，毛囊角质栓塞，基底层细胞的胞质空泡化。病变早期真皮乳头层水肿，晚期出现均质化，表皮过度角化及黑色素细胞减少，使皮肤外观呈白色。

该病可发生于任何年龄，以绝经后妇女及幼女多见。主要表现为外阴瘙痒及外阴烧灼感，个别患者无瘙痒不适。晚期出现性交困难。病损常位于大阴唇、小阴唇、阴蒂包皮、阴唇后联合及肛周，多呈对称性。早期可见皮肤发红肿胀，出现粉红、白色小丘疹；进一步发展可见外阴萎缩，大阴唇变薄，小阴唇变小甚至消失，皮肤颜色变白、发亮、皱缩、弹性差，常伴有皲裂及脱皮，皮肤菲薄，阴道口挛缩狭窄。幼女瘙痒症状多不明显，可能仅在排尿或排便后外阴及肛周有不适感，至青春期多数病变可自行消失。

第二节　外阴上皮内非瘤样病变患者的护理

【护理评估】

1．健康史　了解有无外阴瘙痒、分泌物增多等症状，同时询问患者的个人卫生习惯，详细询问治疗过程。另外需了解有无其他如性激素水平不足等相关病史。

2．身体状况　患者主要表现为严重瘙痒、烧灼感，早期皮肤发红肿胀，出现粉红或白色有光泽的小丘疹，丘疹融合成片后呈紫癜状。进一步发展，皮肤和黏膜变白、变薄，干燥易皲裂。硬化性苔藓极少发展为浸润癌。

【常见护理诊断/问题】

1．皮肤完整性受损　与病灶局部瘙痒及搔抓有关。

2．舒适度减弱　与外阴严重瘙痒影响生活有关。

3．焦虑　与疾病影响性生活及长期治疗效果不佳有关。

4．知识缺乏　与缺乏外阴非瘤样病变的相关知识有关。

【护理措施】

1．生活护理　注意保持外阴皮肤干燥清洁，禁用肥皂或其他刺激性药物擦洗外阴，避免用手或器械搔抓患处。衣着宜宽大舒适，忌穿紧身不透气的化纤内裤。饮食忌辛辣，忌酒，避免食用过敏食物。对部分精神紧张或瘙痒明显以致失眠的患者，可加用镇静、安眠和抗过敏药物。

2．用药护理

（1）外阴鳞状上皮增生：以控制外阴局部瘙痒为目的。可先用温水坐浴，促进血液循环有利于药物的吸收，并可以暂时缓解瘙痒症状，每日2～3次，每次10～15分钟。坐浴后切忌用毛巾擦拭患处，避免机械性摩擦或刺激加重病损。坐浴后可局部应用糖皮质激素。可用0.01%曲安奈德软膏、0.025%氟轻松软膏或1%～2%氢化可的松软膏或霜剂，局部涂擦患处，每日3～4次。长期连续使用高效糖皮质激素类药物可致局部皮肤萎缩，所以瘙痒症状控制后应停用高效糖皮质激素，改为影响较小的氢化可的松软膏继续治疗，每日1～2次，连用6周。待瘙痒症状消失后，增生变厚的皮肤仍须经过较长时间的恢复,才有明显改善,有些可能完全恢复正常。痊愈后镜下检查可见原有的组织病理变化消失。

(2)外阴硬化性苔藓:可选用 2% 丙酸睾酮油膏或水剂,或 0.3% 黄体酮油膏涂擦患部,每日 3～4 次,用药达 1 个月左右始出现疗效,症状缓解后逐渐减少用药次数。可根据治疗反应及症状持续情况决定用药次数及时间。一般需长期用药,次数可逐渐减少至每周 1～2 次的维持量。若瘙痒症状较重,亦可将上述丙酸睾酮制剂与 1% 或 2.5% 氢化可的松软膏混合涂擦,瘙痒缓解后停用氢化可的松软膏。瘙痒顽固、局部药物治疗无效者可用曲安奈德混悬液皮下注射。使用睾酮无效的患者可用丙酸倍他米松每日 2 次,连用 1 个月后改为每日 1 次,共 2 个月。

幼女至青春期可能自愈,不宜采用丙酸睾酮制剂以免引起男性化。可局部应用 1% 氢化可的松软膏或 0.3% 黄体酮。

3．心理护理　耐心与患者交流,向患者及家属介绍相关知识、目前病情及所采取治疗及护理措施的目的,解除患者的顾虑,给予安慰并告知遵医嘱坚持治疗可以改善病情,帮助患者树立治愈该病的信心。

【护理评价】

1．患者是否在接受治疗后诉说局部瘙痒、灼痛感减轻。

2．患者的焦虑感是否缓解或消失。

3．患者是否能说出疾病的相关知识。

(牛　倩)

思考题

王女士,49 岁,绝经 3 年。G_3P_2。因外阴瘙痒、性交困难 6 月入院。妇科检查:外阴萎缩,大阴唇变薄,小阴唇变小,皮肤菲薄,颜色变白、皱缩、弹性差,伴有皲裂,阴道口挛缩狭窄。阴道内无分泌物,黏膜皱襞变浅,子宫及双附件无异常。请问:

(1)该患者目前的主要的护理诊断有哪些?

(2)该患者应如何进行护理?

思路解析

扫一扫,测一测

第七章　外阴肿瘤患者的护理

 学习目标

1. 掌握外阴恶性肿瘤患者的好发人群、临床表现及护理措施。
2. 熟悉外阴上皮内瘤变患者的临床表现及护理措施。
3. 了解外阴良性肿瘤患者的临床表现及护理措施。
4. 能熟练运用本章内容向患者解释病情，能做好术前、术后及出院的健康指导，具有配合医生完成检查疾病的能力。

第一节　外阴良性肿瘤

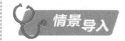 **情景导入**

情景描述：

患者，钱女士，65 岁，已婚，自述 1 年前自觉外阴部皮肤有隆起，伴有瘙痒、出血，近 1 个月来出现持续性疼痛，入院治疗。妇科检查：外阴部出现乳头状赘生物，基底皮肤变硬，可见抓痕并伴有血性分泌物。

请回答：

（1）钱女士主要的护理问题有哪些？
（2）钱女士最可能的护理诊断是什么？
（3）为明确临床诊断，应完善何种检查？

外阴良性肿瘤发病率较低。临床病例类型主要有上皮来源的外阴乳头瘤、汗腺瘤及来源于中胚叶的纤维瘤、平滑肌瘤、神经纤维瘤、脂肪瘤等。淋巴管瘤及血管瘤等更为罕见。肉眼观多呈小结节状，临床症状多不显著，但为避免恶变，均应及时切除并做病理活检。

1. 乳头瘤（vulvar papilloma）　常见于围绝经及绝经后妇女，是一种以上皮增生为主的病变。病变多发生在两侧大阴唇，呈指状或乳头状凸出于皮肤表面，需与尖锐湿疣、外阴癌等鉴别。由于瘙痒病变处常伴有破溃可合并出血或感染。由于 2%～3% 可发生癌变，故应手术切除，术中行冷冻切片病理检查，若有恶变应扩大手术范围。

 笔记

2. **纤维瘤（fibroma）**　为外阴最常见的良性肿瘤。由成纤维细胞增生而成，恶变率低。常累及大阴唇，病变初期多为单发的皮下硬结，生长缓慢，后期可增大，形成带蒂的实质肿块，大小不一。临床症状常不明显，仅在摩擦时出现可导致表面坏死或溃疡。治疗常选用沿肿瘤根部切除术。

3. **汗腺腺瘤（hidradenoma）**　常见于青春期以后，是一种由汗腺上皮增生而成的表皮内的汗腺肿瘤，少见，可伴有下眼睑或颧骨部位病变。病变常隆起于皮肤表面，直径常在 1～2cm 内，生长缓慢，活动度好。确诊需活检，恶变率极低。病变不大时，可行激光治疗，较大时病灶可行局部手术切除。

4. **脂肪瘤（lipoma）**　发病率低，病变来自大阴唇或阴阜脂肪组织，为大小不等、质软的肿块。位于皮下组织内，边界清晰，有包膜，可呈分叶状，也可形成带蒂肿物。由于恶变率低，临床症状轻，故病变较小时无需切除，病变较大时影响日常行动及性生活，常需手术切除。

5. **平滑肌瘤（leiomyoma）**　为来源于外阴平滑肌、毛囊立毛肌或血管平滑肌的良性肿瘤。好发于育龄期妇女。病变多累及大阴唇、阴蒂及小阴唇。病灶质硬，表面光滑，有蒂或突出于皮肤表面。治疗常选择肌瘤切除术。

第二节　外阴上皮内瘤变

外阴上皮内瘤样病变（vulvar intraepithelial neoplasia，VIN）是外阴部病变的一组病理学诊断名称，它包含外阴鳞状上皮内瘤变和外阴非鳞状上皮内瘤变（Paget 病和非浸润性黑色素瘤）。此病常见于45 岁左右妇女，但近年来 VIN 有年轻化趋势，并且发病率也有所增加。VIN 发展成为浸润癌的概率极低，但发病年龄在 60 岁以上或伴有免疫抑制的患者，仍有转为浸润癌的风险。

【病因】

不完全清楚。现代分子生物技术检测发现 80%VIN 伴有 HPV（16 型）感染。也可能与性传播疾病、肛门 - 生殖道瘤样病变、免疫抑制以及吸烟等因素有关。

图片：HPV
病毒

【病理】

外阴上皮内瘤变的病理特征为上皮层细胞分化不良，核异常及核分裂象增加。病变源于基底层细胞，病变加重时可向上扩展，甚至占据上皮全层。随着对 VIN 病程认识的深入，2004 年国际外阴疾病研究协会（International Society for the Study of Vulvar Disease，ISSVD）对 VIN 定义分类进行了修正，ISSVD 认为 VIN Ⅰ 主要是 HPV 感染的反应性改变，VIN 仅指高级别 VIN 病变（Ⅱ～Ⅲ）。ISSVD VIN 分类见表 7-1。

表 7-1　外阴上皮内瘤样病变分类及特征（ISSVD 2004 年）

分类	特征	
	大体观	镜下观
普通型	皮肤病损界限清晰（与 HPV 感染有关）	
疣型	呈湿疣样外观	见挖空细胞，角化不全及角化过度细胞，上皮棘层肥厚，细胞异型明显
基底细胞型	呈扁平样增生改变或非乳头瘤病变	挖空细胞少于疣型，上皮层增厚，内见呈基底细胞样未分化细胞从基底向上扩展
混合型	兼有上述两种类型的表现（与 HPV 感染无关）	
分化型	局部隆起，溃疡，疣状丘疹或过度角化斑片	细胞分化好，细胞异型限于上皮基底层，基底细胞角化不良，表皮网脊，内常有角化蛋白形成
未分化型	其他不能归入普通型或分化型，如 Paget 病，其病理特征为基底层见大而不规则的圆形、卵圆形或多边形细胞，细胞质空而透亮，核大小、形态、染色不一（Paget 细胞），表皮基底膜完整	

图片：外阴
鳞状上皮内
瘤样病变
镜下

【临床表现】

1. **症状**　与外阴上皮非瘤样病变相似，无特异性，常表现为外阴部瘙痒、皮肤破损、烧灼感及溃疡等。

2. **体征**　病变可发生在外阴的任何部位，常表现为外阴丘疹、斑点、斑块或乳头状赘疣，可单发

笔记

或多发，融合或散在，呈灰白色或粉红色；少数表现为隆起于皮肤表面的色素沉着。

【治疗】

治理原则为消除病灶、缓解症状及预防恶变。临床需根据患者年龄、病变大小、病变程度、恶变风险、对外阴形态及功能的影响而制定个性化的治疗方案。为明确诊断和排除早期浸润癌，治疗前应进行活组织病理检查。

1. 局部治疗　适用范围为年轻、病灶局限的普通型患者。可采用：①药物治疗：局部免疫调节剂咪喹莫特（imiquimod）或 5% 氟尿嘧啶软膏等涂抹于外阴病灶；②物理治疗：常用的物理治疗方法有冷冻、电灼、激光或光动力学治疗，其中以激光汽化治疗效果最佳。

2. 手术治疗　手术方案需根据病灶大小、病变程度及患者年龄决定。①对局限的分化型病灶可选用外阴上皮局部表浅切除术，切除范围为超过病变外缘 0.5～1.0cm 即可；②对大的病变可选用表浅外阴切除术（外阴皮肤剥除）和薄层皮片植皮术；③对于老年女性及广泛性 VIN，尤其是分化型患者可选用单纯外阴切除，切除范围为外阴皮肤及部分皮下组织，但不切除会阴筋膜；对 Paget 病应行较广泛局部病灶切除术或单纯外阴切除术，此病变范围多超越肉眼所见病灶边缘，且偶有浸润发生；对病变已出现浸润或合并汗腺癌时，应行广泛性外阴切除及双侧腹股沟淋巴结切除术。

第三节　外阴恶性肿瘤

【概述】

外阴恶性肿瘤相对妇科其他肿瘤而言发病率低，但近年来发病率有逐渐增高的趋势，约占女性生殖道恶性肿瘤 3%～5%。好发于 60 岁以上妇女。本病组织学类型较多，其中 90% 为外阴鳞状细胞癌，此外还有恶性黑色素瘤、基底细胞癌、腺癌、疣状癌、肉瘤及其他罕见的外阴恶性肿瘤。约 2/3 外阴癌发生在大阴唇，其余的 1/3 发生在小阴唇、阴蒂及会阴等部位。

一、外阴鳞状细胞癌

外阴鳞状细胞癌（vulvar squamous cell carcinoma）是最常见的外阴恶性肿瘤，好发于绝经后妇女，发病率与患者的年龄呈正相关。近年来发病率有增高趋势。

【病因】

尚不清楚。可能与以下因素相关：①与 HPV（HPV16、18、31 型）感染或吸烟相关，来自 VIN，多表现为多灶性，常见于年轻女性；②与慢性非瘤性皮肤病变相关，如外阴鳞状上皮增生及外阴硬化性苔藓，多表现为单灶性，常见于老年女性。

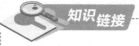

防癌新方法

HPV 病毒即人乳头瘤病毒，与外阴癌、宫颈癌等妇科常见恶性肿瘤有着密切的联系。HPV 疫苗即"宫颈癌疫苗"是世界上第一个癌症疫苗，自 2006 年问世以来，已在全球 160 多个国家和地区使用，并对外阴癌及宫颈癌有着显著的预防效果。但是此疫苗 2016 年以前在中国大陆地区并未获批上市。2016 年 7 月 18 日，英国最大制药公司葛兰素史克（GSK）宣布 CervarixTM 获国家食药监总局（CFDA）的上市许可，成为我国首个获批的预防 HPV（人乳头瘤病毒）感染的疫苗。这为中国大陆地区妇女提供了一个更加便捷的防癌手段——接种 HPV 疫苗。

【病理】

多数外阴鳞状细胞癌分化好，镜下可见角化珠和细胞间桥。但阴道前庭及阴蒂的病灶常分化差或未分化，常伴淋巴管和神经周围的侵犯。必要时可进行电镜或免疫组化染色以确定组织学来源。

【临床表现】

1. 症状　主要表现为**难以治愈的外阴瘙痒**及如结节状、菜花状、溃疡状等不同形态的肿物。较晚期癌或肿物合并感染时，可发生疼痛、渗血及渗液。晚期癌肿侵犯神经组织时，常出现明显的持续性疼痛。癌肿侵犯血管时,有出血的风险;癌肿侵犯直肠或尿道时,可出现尿频、尿急、尿痛、血尿、便秘、便血等症状。

2. 体征　癌肿可生长在外阴的任何部位,常侵犯大阴唇,也可发生于小阴唇、阴蒂及会阴部。

【转移途径】

直接浸润和淋巴转移为主,极少血行转移。

1. 直接浸润　由于癌肿逐渐增大,可沿皮肤及邻近黏膜直接浸润至尿道、阴道、肛门,晚期可累及膀胱、直肠等。

2. 淋巴转移　外阴部有丰富的淋巴管,且两侧淋巴管相互交通成网状,癌细胞常沿淋巴管扩散,汇至腹股沟浅淋巴结,再至腹股沟深淋巴结,并经此汇入盆腔内髂外、闭孔及髂内淋巴结,最终转移至主动脉旁淋巴结及锁骨下淋巴结。外阴癌盆腔淋巴结转移较少见,发生率约为9%,常发生在腹股沟淋巴结转移后。

3. 血行转移　极少见,仅发生于晚期,引起骨转移、肺转移较多见。

【临床分期】

目前采用国际妇产科联盟(International Federation of Gynecology and Obstetrics,FIGO,2009 年)分期法(表 7-2)。

表 7-2　外阴癌分期(FIGO,2009 年)

FIGO	肿瘤累及范围
Ⅰ期	肿瘤局限于外阴
ⅠA 期	肿瘤最大径线≤2cm,局限于外阴或会阴且间质浸润≤1.0mm*,无淋巴结转移
ⅠB 期	肿瘤最大径线 >2cm 或间质浸润 >1.0mm*,局限于外阴或会阴,无淋巴结转移
Ⅱ期	任何大小的肿瘤侵犯至会阴邻近结构(下 1/3 尿道、下 1/3 阴道、肛门),无淋巴结转移
Ⅲ期	任何大小的肿瘤,有或无侵犯至会阴邻近结构(下 1/3 尿道、下 1/3 阴道、肛门),有腹股沟 - 股淋巴结转移
ⅢA 期	(i)1 个淋巴结转移(≥5mm);或(ii)1～2 个淋巴结转移(<5mm)
ⅢB 期	(i)≥2 个淋巴结转移(≥5mm);或(ii)≥3 个淋巴结转移(<5mm)
ⅢC 期	阳性淋巴结伴囊外扩散
Ⅳ期	肿瘤侵犯其他区域(上 2/3 尿道,上 2/3 阴道),或远处转移
ⅣA 期	肿瘤侵犯至下列任何部位:(i)上尿道和(或)阴道黏膜、膀胱黏膜、直肠黏膜,或固定于骨盆壁;或(ii)腹股沟 - 股淋巴结出现固定或溃疡形成
ⅣB 期	包括盆腔淋巴结的任何远处转移

*浸润深度指从肿瘤邻近的最表浅真皮乳头的表皮 - 间质连接处至浸润最深点之间的距离

【治疗原则】

治疗方式以手术治疗为主,辅以放射治疗及化学药物综合治疗。

1. 手术治疗　手术范围及方式的选择取决于患者的临床分期、病变部位、肿瘤细胞的分化程度、浸润深度、身体状况及年龄等因素,强调个体化原则,即在不影响患者预后的前提下,最大限度地缩小手术范围,以保留外阴部的解剖结构,达到改善生活质量的目的。常采用外阴根治术及双侧腹股沟深浅淋巴结清扫术。

2. 放射治疗　因外阴部正常皮肤组织对放射线耐受能力差,易产生严重放射反应,故放射治疗仅为辅助治疗手段。适用于:①不能手术者;②术前局部照射,旨在缩小病灶再行手术治疗;③腹股沟淋巴结转移的补充治疗;④术后原发病灶的补充治疗;⑤复发癌。

3. 化学药物治疗　常用于晚期癌或复发癌的综合治疗。

【护理评估】

1. 健康史　评估患者年龄、是否有高血压、糖尿病等相关疾病史,既往有无外阴瘙痒及外阴赘生物。应注意收集与发病相关的高危因素,如既往是否有性传播疾病感染史,相关疾病家族史,既往是否吸烟及有无引起免疫抑制的诱因等。

2. 身体状况

（1）症状：无特异性，早期可表现为不易治愈的外阴瘙痒，晚期可出现疼痛，侵犯直肠、尿道或膀胱时可出现大小便异常。

（2）体征：外阴肿物，形如结节状、菜花状或溃疡状，若搔抓后破溃、出血，则易合并感染，常累及大阴唇。发生腹股沟淋巴结转移时，可扪及肿大、质硬、固定的肿块。

3. 心理 - 社会支持状况　外阴瘙痒、破溃及晚期的疼痛症状常常困扰患者的日常生活。患者往往出现悲观、抑郁甚至绝望的情绪，以及因手术可能造成的身体结构的变化而出现预感性悲哀的负面心理。

4. 辅助检查

（1）细胞学检查：病灶出现糜烂、溃疡或色素沉着者，可做细胞学涂片或印片，阳性检出率约为 50%。

（2）活体组织学检查：对可疑病变处作外阴多点活组织检查。为提高准确性，避免因取材不准而发生误诊，可先用 1% 甲苯胺蓝染色病变部位，待干后用 1% 醋酸液擦洗脱色，在蓝染部位取材活检，或用阴道镜观察外阴皮肤定位活检，以提高活检阳性率。

组图：外阴基底细胞癌镜下

（3）其他：B 超、CT、MRI、膀胱镜检查及直肠镜检查等有助于判断是否有局部或远处转移。

【常见护理诊断 / 问题】

1. 舒适性改变　与难以治愈的外阴瘙痒有关。

2. 疼痛　与恶性肿瘤晚期侵犯神经及手术创伤有关。

3. 自我形象紊乱　与外阴部手术有关。

4. 有感染的危险　与患者年龄大、抵抗力差、手术创面大且邻近肛门、尿道等有关。

【护理措施】

1. 皮肤护理

（1）局部用药：指导患者涂抹氧化锌软膏或凡士林软膏，以保护局部组织。教育患者尽量避免搔抓癌肿部位。

（2）放疗患者皮肤护理：放疗患者常在治疗后 8~10 日出现皮肤反应。若皮肤出现红斑或脱屑可在观察下继续放疗；若皮肤出现水疱或溃疡应立即停止放疗，保持局部皮肤干燥、清洁，避免刺激，必要时遵医嘱涂抹 1% 甲紫或抗生素软膏。

2. 预防感染

（1）手术部位皮肤伴炎症或溃疡的患者，应在治愈后方可进行手术。伴高血压、冠心病或糖尿病患者，应协助做好相关的检查和治疗。

（2）按外阴、阴道手术护理常规进行术前准备及术后护理，具体护理措施详见本教材第五章"妇科手术配合及护理"相关内容。需进行外阴植皮患者，应将供皮区备皮、消毒并用治疗巾包裹。

3. 缓解疼痛　向患者及家属解释疼痛的原因，教会患者缓解疼痛的方法。必要时遵医嘱给予镇痛药。

4. 心理护理　术前与患者沟通，帮助患者表达自己的不适，针对具体问题给予耐心的解答、帮助及支持；指导患者采取积极的应对方式；给患者及家属讲解疾病的相关知识，让患者体会到家庭的温暖；做好患者的术前指导，增加患者对手术的信心，积极配合治疗。

5. 健康指导

（1）保持外阴清洁，避免长期使用刺激性的药液清洗外阴。养成良好的生活习惯，戒烟限酒。

（2）及时发现病变，外阴瘙痒难以治愈时或发现外阴赘生物或白色病变时，应及时就医。

（3）指导患者出院后定期随访并告知随访时间。

【护理评价】

1. 患者瘙痒症状是否得到控制，舒适度是否增加，溃疡处是否好转。

2. 患者疼痛感是否减轻。

3. 患者手术创面有无红、肿、热、痛等感染征象，体温、白细胞计数及分类是否维持在正常范围内。

4. 患者术后是否能接受身体的变化。

5. 患者是否了解外阴肿瘤术后康复相关知识，是否了解术后随访内容及时间。

6. 患者恐惧情绪是否缓解。

二、外阴恶性黑色素瘤

外阴恶性黑色素瘤（vulvar melanoma）较少见，常见于成年女性，常侵犯阴蒂及小阴唇，其发病率居外阴恶性肿瘤第 2 位（2%～3%），恶性程度高，5 年生存率仅为 36%～54%。本病的主要临床表现为外阴部瘙痒、出血及色素沉着范围增大。妇科检查时可见病灶稍隆起，伴色素沉着（肿瘤多为棕褐色或蓝黑色），呈平坦状或结节状，可伴溃疡，为单病灶或多病灶。典型患者诊断无困难，但需根据病理检查结果区别良恶性。治疗方法：①手术治疗：确诊后应立刻根据肿瘤浸润深度及生长、扩散范围选择合适的手术方式，早期或低危患者常选用局部病灶扩大切除（切缘距肿瘤 >2～3cm），晚期或高危患者常选用广泛性外阴切除及腹股沟淋巴结清扫。②免疫治疗：是首选的术后辅助治疗方法。常选用 α- 干扰素、白介素 -2（IL-2）等。③化疗：一般用于晚期患者的姑息治疗或综合治疗。

（王钰姗）

思考题

董女士，60 岁，已婚，5 年前绝经，近两年来反复外阴瘙痒，门诊规律性治疗未见好转，搔抓后破溃出血、疼痛，要求入院治疗。外阴视诊：患者大阴唇处有赘生物，外阴部可见明显的抓痕。拟通过细胞学检查确诊。请问：

1. 董女士最可能患有何种疾病？
2. 董女士拟采用的治疗原则是什么？

思路解析

扫一扫，测一测

第八章　子宫颈肿瘤患者的护理

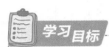

1. 掌握子宫颈上皮内瘤变、子宫颈癌的护理评估、护理诊断和护理措施。
2. 熟悉子宫颈上皮内瘤变、子宫颈癌的病理特点、辅助检查方法和治疗要点。
3. 了解子宫颈癌的护理目标和护理评价。
4. 具有良好的职业素质，能对子宫颈肿瘤患者进行心理 - 社会评估，并制订与患者病情相符的护理计划，有效施行护理措施。

第一节　宫颈上皮内瘤变

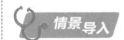

情景描述：

小王是妇产科门诊的护士。下午 1 点来了一位取宫颈活检病理报告的李女士，患者的病理报告上写着"宫颈上皮轻度异型"。

请思考：

1. 李女士对病理报告上的描述很紧张，认为自己得了子宫颈癌，小王该如何对李女士进行解释与安慰？

2. 医生即将针对李女士的情况进行诊治，小王该如何对李女士进行指导？

子宫颈上皮内瘤变（cervical intraepithelial neoplasia，CIN）是与子宫颈癌密切相关的一组癌前病变，它反应宫颈癌发生发展中的连续过程，较常发生于 25～35 岁女性。CIN 有两种不同的结局：一是病变自然消退，较少发展为浸润癌；二是具有癌变潜能，可能发展为浸润癌。

【概述】

（一）病因

病因尚不明确，流行病学调查发现 CIN 与性生活过早（＜16 岁）、**HPV（人乳头瘤病毒）感染**、性传播疾病、吸烟、经济状况低下、口服避孕药及免疫抑制有关。

HPV 是非常常见的性传播病毒，分型多，但大部分与宫颈癌及其癌前病变无关、属低危型。低危型 HPV 感染在有性生活的男性及女性中均很常见，但大部分都是暂时的，一般两年内可自然消失。只有少数女性会有持续性的高危型 HPV 感染，其中更少部分会继续发展成 CIN 和子宫颈癌。HPV16 和 HPV18 属最常见的高危型，流行病学调查显示 70% 的子宫颈癌和这两种亚型有关。一种或多种高危型人乳头瘤病毒（HPV）感染是子宫颈上皮内瘤变和子宫颈鳞癌的主要致病因素。

知识拓展

HPV 预防性疫苗

HPV 预防性疫苗主要通过体液免疫表达 HPVL1 蛋白。因 HPV LI 蛋白在细胞表面可组装成无毒性的病毒样颗粒（virus like particles，VLPs），VLPs 具有高度的免疫原性，使机体产生高浓度血清中和抗体，从而建立免疫保护，防止机体感染 HPV。

迄今，美国 FDA 批准进入临床应用的 HPV 疫苗有两种，即针对 HPV16/18 的双价苗 Cervarix 和针对 HPV6/11/16/18 的四价重组疫苗 Gardasil。两种疫苗均可有效预防 HPV 相关型别感染及其所致疾病的风险，女性在性生活之前接种疫苗可获得最大收益，但 HPV 预防性疫苗只能预防 HPV 感染，不能清除现有的感染，也不能改变宫颈细胞的异常。

（二）发病机制

子宫颈上皮由子宫颈阴道部的鳞状上皮和子宫颈管柱状上皮共同组成，两者交接部位于子宫颈外口，称为原始鳞 - 柱状交接部或鳞 - 柱交接部（图 8-1）。此交接部并非固定不变，雌激素水平的变化可以改变交接部的范围。这种随着体内雌激素水平变化而移位的鳞 - 柱状交接部称为生理性鳞 - 柱交接部，在原始鳞 - 柱状交接部和生理性鳞 - 柱状交接部之间所形成的区域，称为**移行带区**（也称转化区）。

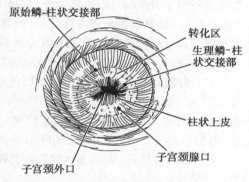

图 8-1 子宫颈转化区

子宫颈的移行带区是子宫颈癌的好发部位，在移行带形成的过程中，子宫颈上皮化生过度活跃，在病毒或精液蛋白及其他致癌物质的刺激下，即可发生不同程度的细胞分化不良、细胞核异常、排列紊乱、有丝分裂增加，最终形成子宫颈上皮内瘤变。CIN 是一组与子宫颈癌密切相关的癌前期病变的统称，随着 CIN 的继续发展，有以下不同结局：①病变自然消退（或逆转）；②病情稳定（持续不变）；③病变发展（或癌变），突破上皮下基底膜，浸润间质，形成浸润癌。

（三）病理及分级

子宫颈上皮内瘤变分为 3 级（图 8-2）：

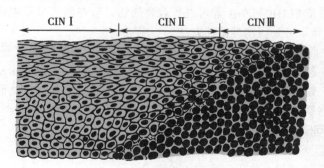

图 8-2 CIN 分级

Ⅰ级：即轻度异型（"异型"又称"不典型增生"）。上皮下 1/3 层细胞核增大，核质比例略微增大，核染色稍加深，核分裂象少，细胞极性正常。

Ⅱ级：即中度异型。上皮下 1/3～2/3 层细胞核明显增大，核质比例增大，核深染，核分裂象较多，细胞数量明显增多，细胞极性尚存在。

视频：宫颈
上皮内瘤变

Ⅲ级：即重度异型和原位癌。病变细胞几乎或全部占据上皮全层，细胞核异常增大，核形不规则，核质比例明显增大，染色较深，核分裂象增多，细胞排列紊乱，细胞拥挤，极性消失。原位癌的基本特点是癌细胞仅局限于上皮内，基底膜完整，无间质浸润。

【护理评估】

1．健康史　几乎所有有性生活的女性都有发生子宫颈上皮内瘤变的可能，故在询问患者时要注意了解患者的不良生育史、性生活史、吸烟史、性病史以及是否应用避孕药，同时应详细记录既往妇科检查阳性发现、子宫颈刮片细胞学检查情况及治疗经过。

2．身体状况　患者常无自觉症状，偶有阴道分泌物增多，伴或不伴异味。亦可在性交后或妇科检查后出现接触性出血。妇科检查：子宫颈表面可光滑，或见子宫颈柱状上皮异位表现，或见局部红斑、白色上皮，但未见明显病灶。

3．心理-社会支持状况　由于对子宫颈上皮内瘤变缺乏了解，故几乎所有女性在接到检查报告时都会出现紧张、恐惧的心理，并往往认为自己已患有"子宫颈癌"。其家庭成员也会出现担忧、悲哀的心理表现。

4．辅助检查

（1）子宫颈细胞学检查：为子宫颈上皮内瘤变和早期宫颈癌筛查的基本方法。相对于 HPV DNA 检查，特异性高而敏感性小。可选用传统巴氏图片或液基细胞学检测。报告形式主要有巴氏分类法和 TBS 分类系统（the Bethesda system）。近年来更推荐应用 TBS 分类系统。婚后及有性生活的女性均应常规做子宫颈刮片细胞学检查，并每 1～2 年定期复查。我国过去对子宫颈细胞学检查采用巴氏5 级分类法，虽然巴氏分级方法简单，但其各级之间的区别没有严格客观的标准，也无法客观地反映癌前病变。目前国外普遍采用 TBS 分类系统（TBS 诊断内容包括四部分：①对涂片的满意程度；②良性细胞改变；③上皮细胞的异常改变；④雌激素水平评估；），国内正在推广使用。

（2）**高危 HPV-DNA 检测**：目前国内外已将高危型 HPV DNA 检测作为常规的宫颈癌筛查手段，可与细胞学检查联合用于宫颈癌的筛查。相对于宫颈细胞学检查，敏感性高而特异性小。TBS 细胞学分类若为意义不明的不典型鳞状细胞（ASCUS）者，可进行此检查。若检测为阳性，进行阴道镜检查；若检测为阴性，12 个月后进行子宫颈刮片细胞学检查。

（3）阴道镜检查：若细胞学巴氏分类Ⅲ级及Ⅲ级以上者或 TBS 低度鳞状上皮内病变或以上者，需做阴道镜检查。

（4）**子宫颈活组织检查**：为确诊子宫颈上皮内瘤变和宫颈癌最可靠方法。任何肉眼可见病灶均应作单点或多点活检。若无明显病变，可在子宫颈转化区 3、6、9、12 点处活检，或在碘试验不染色区进行取材，亦可在阴道镜下进行取材以提高确诊率。

5．治疗原则

（1）CIN Ⅰ：60%～80% CIN Ⅰ会自然消退，故对阴道镜检查者活检证实的 CIN Ⅰ并能每 6 个月复查一次细胞学检查或高危型 HPV-DNA 者可进行观察随访。若在随访过程中病变发展持续存在两年或两年以上，应进行治疗。可采用物理治疗方法。

（2）CIN Ⅱ和 CIN Ⅲ：约 20% CIN Ⅱ会发展为原位癌，5% 发展为浸润癌，故**所有的 CIN Ⅱ和CIN Ⅲ必须彻底治疗**。较好的治疗方法是子宫颈环形电切除术（loop electrosurgical excision procedure，LEEP）和冷刀锥切术。经子宫颈锥切确诊、年龄较大、无生育要求、合并有其他手术指征的良性疾病的 CIN Ⅲ也可行全子宫切除术。治疗后需随访 1 年。

【常见护理诊断/问题】

1．焦虑　与担心恶变有关。

2．知识缺乏　缺乏子宫颈上皮内瘤变的相关知识。

【护理措施】

1．诊疗配合　对确诊为 CIN Ⅰ级者，可按一般炎症处理，每 6 个月随访子宫颈刮片检查结果，必要时可再次活检。确诊为 CIN Ⅱ级者，应选用 LEEP 刀等物理疗法（子宫颈物理治疗的护理详见第三章第四节子宫颈炎症）。确诊为 CIN Ⅲ级者，多主张全子宫切除术；对有生育要求的年轻患者，可行子宫颈锥形切除术，术后随访 1 年。

2．心理护理　与护理对象共同讨论健康问题，解除其疑虑，缓解其不安情绪，使患者能以积极态度接受诊治过程。

妊娠合并子宫颈鳞状上皮内瘤变

妊娠期间，增多的雌激素使柱状上皮外移至子宫颈阴道部，转化区的基底细胞出现不典型增生类似原位癌改变；妊娠期免疫功能可能低下，易患 HPV 感染。但大部分患者为 CIN Ⅰ，仅约14% 为 CIN Ⅱ或 CIN Ⅲ。一般认为妊娠期 CIN 可行观察，产后复查后再处理。

3．预防和筛查
（1）一级预防：HPV 疫苗的使用。
（2）二级预防：宫颈病变的筛查。

【护理评价】
1．患者能否以积极态度配合诊治全过程。
2．患者能否按要求进行复查。

第二节　子宫颈癌

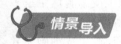

情景描述：
小刘是妇产科病房的护士，早上 8 点，来了一位 54 岁的王女士，由于发现子宫颈癌Ⅰa 期而准备入院手术。
请思考：
1．在进行病历登记时，小刘应该收集哪些方面的资料？
2．王女士一直很紧张，小刘该对她进行哪些方面的心理疏导？

子宫颈癌（cervical cancer）是最常见的妇科恶性肿瘤。高发年龄为 50～55 岁，严重威胁女性的健康及生命。近 40 年来由于子宫颈刮片细胞学检查的普遍应用，对患病女性基本可以做到早期发现、早期诊断及早期治疗，有效地控制了子宫颈癌的发生和发展。如今，子宫颈癌的发病率和死亡率已有明显的下降。

【概述】
（一）病因
和子宫颈上皮内瘤变相同。
（二）病理
1．鳞状细胞浸润癌　占宫颈癌的 75%～80%。
（1）巨检：微小浸润癌经肉眼观察无明显异常，或类似子宫颈柱状上皮异位。随着病变的发展，可形成 4 种类型（图 8-3）。
1）外生型：此型最常见，癌组织向外生长，常呈乳头状或菜花样，质脆、触之易出血。常累及阴道，较少浸润子宫颈深部组织及宫旁组织。
2）内生型：癌组织向子宫颈深部组织浸润，子宫颈肥大、质硬，表面光滑或仅有柱状上皮异位，整个子宫颈膨大如桶状，常累及宫旁组织。
3）溃疡型：外生型或内生型病变进一步发展常合并感染，癌组织坏死脱落，可形成溃疡或空洞，如火山口状。
4）颈管型：癌灶发生在子宫颈管内，常侵入子宫颈管及子宫峡部的供血层，并常转移到盆腔淋巴结。

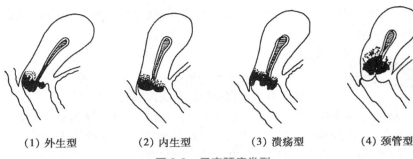

（1）外生型　　　（2）内生型　　　（3）溃疡型　　　（4）颈管型

图 8-3　子宫颈癌类型

视频：宫颈
浸润癌

（2）显微镜检

1）微小浸润癌：指在原位癌的基础上镜检发现小滴状、锯齿状癌细胞团突破基底膜浸润间质。

2）浸润癌：指癌灶浸润间质的范围已超过微小浸润癌，多呈网状或团块浸润间质。根据癌细胞分化程度可分为：Ⅰ级，高分化鳞癌（角化性大细胞型）；Ⅱ级，中分化鳞癌（非角化性大细胞型）；Ⅲ级，低分化鳞癌（小细胞型）。

2．腺癌　有上升趋势，占 20%～25%。

（1）巨检：来自子宫颈管内，浸润管壁；或自子宫颈管内向子宫颈外口突出生长，常侵犯宫旁组织；病灶向子宫颈管内生长时，子宫颈外观常正常，但因子宫颈管膨大，形状如桶状。

（2）显微镜检：主要有两种组织学类型。

1）黏液腺癌：最常见，来源于子宫颈管柱状黏液细胞，镜下可见腺体结构，腺上皮细胞增生呈多层，异型性明显，可见核分裂象，癌细胞呈乳突状突入腺腔，可分为高、中、低分化腺癌。

2）恶性腺瘤：属高分化子宫颈管黏膜腺癌。癌性腺体多，大小不一，形态多变，腺上皮细胞无异型性，常有淋巴结转移。

3．腺鳞癌　癌组织中含有腺癌和鳞癌两种成分。少见，占 3%～5%。

（三）转移途径

以直接蔓延和淋巴转移为主，血行转移极少见。

1．直接蔓延　是最常见的转移途径，癌组织直接侵犯邻近组织，向下波及阴道壁；向上累及子宫下段及宫腔，向两侧可扩散至主韧带及子宫颈旁、阴道旁组织，甚至延伸至骨盆壁；晚期可向前、后蔓延，侵犯膀胱或直肠，甚至造成膀胱阴道瘘或直肠阴道瘘。

2．淋巴转移　癌组织局部浸润后可侵入淋巴管形成瘤栓，随淋巴液引流进入局部淋巴结，并在淋巴管内扩散。盆腔淋巴结受累者 5 年生存率明显下降，腹主动脉旁淋巴结转移阳性者预后更差，且不宜手术治疗。

3．血行转移　极少见，多发生在晚期，可转移到肺、肝或骨骼等。

（四）临床分期

根据国际妇产科联盟（FIGO，2009 年）的临床分期标准（表 8-1）。临床分期（图 8-4）在治疗前进行，治疗后不再更改。

【护理评估】

1．健康史　在询问病史中应注意患者是否有不良婚育史、性生活史或与高危男子有性接触史。详细记录既往妇科检查发现、子宫颈刮片细胞学检查结果及处理经过。认真聆听并记录患者主诉，了解有无阴道不规则流血或接触性出血。注意识别与发病有关的高危因素及高危人群。

2．身体状况　早期子宫颈癌常无明显症状和体征，多在普查时发现。随病情发展，可出现下述表现。

（1）症状：早期患者一般无自觉症状，多在妇科普查中发现异常的子宫颈刮片报告。患者随病程进展出现临床症状：

1）**阴道流血**：早期多为**接触性出血**，常于性交后或妇科检查后出现；晚期为不规则阴道流血。出血量根据病灶大小及浸润部位的血管情况而不同，若侵犯大血管可引起大出血，甚至威胁生命。年轻患者可表现为经期延长、经量增多等；老年患者常出现绝经后不规则阴道流血。

表 8-1　子宫颈癌临床分期（FIGO，2009 年）

I 期	肿瘤局限在子宫颈（扩展至宫体将被忽略）
I A	镜下浸润癌（所有肉眼可见的病灶，包括浅表浸润，均为 I B 期）
	间质浸润深度 < 5 mm，宽度≤7mm
I A1	间质浸润深度≤3mm，宽度≤7mm
I A2	间质浸润深度 >3mm 且 <5mm，宽度≤7mm
I B	临床癌灶局限于子宫颈，或者镜下病灶> I A
I B1	临床癌灶≤4cm
I B2	临床癌灶 >4cm
II 期	肿瘤超越子宫，但未达骨盆壁或未达阴道下 1/3
II A	肿瘤侵犯阴道上 2/3，无明显宫旁浸润
II A1	临床可见癌灶≤4cm
II A2	临床可见癌灶 >4cm
II B	有明显宫旁浸润，但未达到盆壁
III 期	肿瘤已扩展到骨盆壁，在进行直肠指诊时，在肿瘤和盆壁之间无间隙。肿瘤累及阴道下 1/3，由肿瘤引起的肾盂积水或肾无功能的所有病例，除非已知由其他原因所引起
III A	肿瘤累及阴道下 1/3，没有扩展到骨盆壁
III B	肿瘤扩展到骨盆壁，或引起肾盂积水或肾无功能
IV 期	肿瘤超出了真骨盆范围，或侵犯膀胱和（或）直肠黏膜
IV A	肿瘤侵犯邻近的盆腔器官
IV B	远处转移

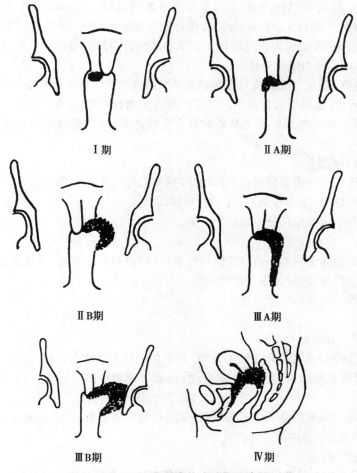

I 期　　　　II A期

II B期　　　　III A期

III B期　　　　IV期

图 8-4　子宫颈癌临床分期示意图

笔记

2）**阴道排液**：往往发生在阴道流血之后，患者阴道有白色或血性、稀薄如水样或米泔状排液，伴腥臭味。晚期癌组织坏死继发感染时，可出现大量脓性或米汤样恶臭白带。

3）**晚期症状**：根据癌灶累及范围可出现不同的继发症状。病变累及盆壁、闭孔神经、腰骶神经等，可出现严重的持续性腰骶部或坐骨神经痛；当盆腔广泛病变时，可因静脉和淋巴回流受阻，导致下肢肿痛；癌肿压迫或累及输尿管时，会引起输尿管梗阻、肾盂积水，甚至尿毒症；晚期可出现贫血、恶病质等全身衰竭的症状。

（2）**体征**：早期常无明显体征，原位癌及微小浸润癌可无明显病灶，妇科检查见子宫颈光滑或仅见柱状上皮异位。随病情发展可出现不同体征。外生型子宫颈癌可见息肉状或菜花状赘生物，常伴随感染，质地较脆、易出血；内生型子宫颈癌则表现为子宫颈肥大、子宫颈管膨大、质硬；晚期癌组织坏死脱落，形成溃疡或空洞，并伴有恶臭；宫旁组织受累时，双合诊、三合诊检查可扪及宫旁结缔组织增厚、结节状、质硬或形成"**冷冻骨盆**"。

3．**心理 - 社会支持状况**　早期子宫颈癌患者在普查中发现子宫颈刮片报告异常时往往会感到震惊，常表现为发呆或出现一些令人难以理解的自发性行为。几乎所有的患者都会产生恐惧感，会害怕疼痛、被家人遗弃和预感死亡等。当确定诊断后，会与其他恶性肿瘤患者一样，经历否认、愤怒、妥协、忧郁、接受等心理反应。

4．**辅助检查**　同上皮内瘤病变。

5．**治疗要点**　根据子宫颈癌临床分期、患者年龄、生育要求及全身情况，医院设备和医护技术水平条件等综合分析后制订适合的个体化治疗方案。采用以手术和放疗为主、化疗为辅的综合治疗方案。

（1）**手术治疗**：主要适用于ⅠA～ⅡA早期患者，无严重内、外科合并症，无手术禁忌证者。根据病情选择不同术式，如子宫颈锥切术、全子宫切除术或根治性子宫切除术及盆腔淋巴结切除术等。手术治疗的优点是年轻的患者可以保留卵巢和阴道的功能。

（2）**放射治疗**：一般而言，放射治疗适用于各期患者，包括腔内照射和体外照射。腔内照射采用后装治疗机，放射源为^{137}铯（Cs）、^{192}铱（Ir）等，以控制局部原发病灶；体外照射多用直线加速器、^{60}钴（Co）等，以治疗子宫颈旁及盆腔淋巴结转移灶。早期病例以局部腔内照射为主，体外照射为辅；晚期病例则以体外照射为主，腔内照射为辅。

（3）**化学药物治疗**：适用于晚期或复发转移的子宫颈癌患者。近年也有采用化疗作为手术或放疗的辅助治疗以缩小病灶，也用于放疗增敏。常用的抗癌药物有顺铂、卡铂、丝裂霉素、博来霉素、异环磷酰胺、氟尿嘧啶等。常采用以铂类为基础的联合化疗方案，采用静脉或动脉灌注的用药途径进行化疗。

【**常见护理诊断 / 问题**】

1．**恐惧**　与确诊子宫颈癌需要进行手术治疗，病变恶性程度威胁生命有关。

2．**潜在并发症**　感染、失血性休克、术后排尿障碍等。

3．**体象紊乱**　与手术切除部分生殖器官有关。

【**护理目标**】

1．患者情绪稳定能接受与本疾病有关的各种诊断、检查和治疗方案，并能积极配合治疗。

2．患者术后恢复排尿功能，未发生感染和大出血。

3．患者出院后能适应术后生活方式。

【**护理措施**】

1．配合治疗，预防并发症

（1）一般护理：①指导患者摄入足够的营养，纠正患者的不良饮食习惯；②保持床单位清洁，注意室内空气流通，协助患者勤擦身、更衣，促进舒适；③指导患者勤换会阴垫，每日冲洗会阴2次，保持会阴清洁干燥。

（2）病情观察：密切观察病情及患者的生命体征，注意阴道流血、阴道排液及全身情况。若发生阴道大出血要及时报告医生，协助医生急救及止血。

（3）手术患者的护理

1）术前准备：**手术前3日选用消毒剂如氯己定等消毒子宫颈及阴道**。外生型子宫颈癌患者有活动性出血可能，需用消毒纱条填塞止血，**手术前 1 日夜晚**认真做好**清洁灌肠**，保证肠道呈清洁、空虚状态。其余准备同腹部手术。

2）术后护理：①子宫颈癌根治术涉及范围广，患者术后反应也较一般腹部手术者明显，故按照腹部手术患者的护理常规进行护理的同时，要求每 15～30 分钟观察并记录患者的生命体征及出入量，病情稳定后再改为每 4 小时 1 次。②协助患者术后康复，术后要注意保持导尿管、腹腔及盆腔各种引流管、阴道引流的通畅，认真观察引流液性状及量。通常于术后 48～72 小时取出引流管，**术后 7～14 日拔除尿管**。③促使术后**恢复膀胱功能**，拔除尿管前 3 日开始夹管，每 2 小时开放一次，训练膀胱功能，以促使恢复正常排尿功能。督促患者于拔管后 1～2 小时自行排尿 1 次，如不能自解应及时报告医生处理，必要时需重新留置尿管。排尿后测**残余尿量**如超过 100ml 则需继续留置尿管；若连续 2～4 次均在100ml 以内者说明膀胱功能已恢复。④指导卧床患者进行床上肢体活动，以预防长期卧床并发症的发生。

（4）放疗、化疗患者的护理：术后需接受放疗、化疗者注意并发症的监测及护理。

2. 缓解疼痛　向患者及家属解释疼痛的原因，教会其缓解疼痛的方法，可通过选择舒适的体位、深呼吸、聊天、看书等方式转移患者的注意力来缓解疼痛，必要时遵医嘱给予镇痛药。

3. 心理护理　评估患者目前的身心状况及接受诊治方案的反应，介绍各种诊治过程、可能出现的不适及有效的应对措施。关心体贴患者，鼓励其宣泄内心感受；与护理对象共同讨论健康问题，解除其疑虑，缓解其心理压力及不安情绪，使患者能以积极态度接受诊治过程。向患者家属介绍子宫颈癌的相关知识及护理要点，取得家属的配合，使家属能充分理解并照顾患者的生理及心理反应。

4. 健康指导

出院指导：向出院患者说明认真**随访**的重要性，通常情况：出院后第 1 年，出院后 1 个月行首次随访，以后每 2～3 个月复查 1 次；出院后第 2 年，每 3～6 个月复查 1 次；出院后第 3～5 年，每半年复查1 次；第 6 年开始，每年复查 1 次。患者出现任何症状均应及时随诊。遵医嘱按期完成治疗方案。

【护理评价】

1. 患者住院期间能否以积极态度配合诊治全过程。

2. 患者术后是否恢复正常排尿功能，有无发生感染和大出血。

3. 患者出院后是否适应术后生活方式。

（刘　莉）

思考题

1. 陈女士，35 岁，G_2P_1，因性生活后出血来院就诊。既往月经规律。妇科检查：阴道壁光滑，宫颈柱状上皮异位面积占宫颈表面 2/3 以上，子宫前位、大小正常、活动度好，双侧附件未触及异常。请问：

（1）建议该患者首选的检查方法是什么？

（2）该患者子宫颈刮片细胞学检查巴氏Ⅳ级，为进一步确诊，应做何种检查？

（3）该患者被确诊为 CINⅢ，考虑首选的治疗措施是什么？

思路解析

2. 王女士，38 岁，G_1P_1，因阴道不规则流血 2 个月来院就诊。妇科检查：阴道光滑，子宫颈表面有菜花样赘生物，质脆、触之出血，子宫前位，大小正常，双侧附件未触及异常。请问：

（1）该患者最可能患有什么疾病？

（2）该患者经子宫颈活组织检查确诊为"子宫颈癌"，应考虑的治疗措施是什么？

（3）医生对该患者实施了手术治疗，术后应采取怎样的护理措施？

思路解析

扫一扫，测一测

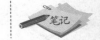

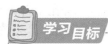

学习目标

1. 掌握子宫肌瘤的分类、变性、护理评估、护理诊断和护理措施；子宫内膜癌的护理评估、辅助检查和护理措施。
2. 熟悉子宫肌瘤和子宫内膜癌发病的高危因素；子宫内膜癌的护理诊断。
3. 了解子宫肉瘤的护理评估、护理诊断和护理措施。
4. 能熟练运用本章内容向患者解释病情，能做好术前、术后及出院的健康指导，具有配合医生完成诊治的能力。

第一节　子　宫　肌　瘤

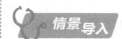

情景导入

情景描述：

张女士，40岁，G_1P_1，月经量增多、经期延长3年，加重2个月，自觉心慌、心悸，来门诊就医。查体：患者面色略苍白，心肺正常，测血压100/60mmHg，下腹稍膨隆，于耻骨联合上方可触及一肿物边缘，表面光滑，质硬，无压痛。张女士很担心自己的病情，不断询问："我是不是得了什么不好的疾病，需不需要住院？"

请思考：

1. 为了准确判断病情，护士应收集哪些资料？
2. 接下来还应该为张女士做哪些检查？
3. 对于目前情况，护士如何和患者沟通解释？

【概述】

子宫肌瘤（uterine myoma）**是女性生殖系统最常见的良性肿瘤**。由子宫平滑肌组织增生而成，其间有少量纤维结缔组织。**多见于30～50岁女性**，以40～50岁最多见，20岁以下少见。据尸检资料统计30岁以上妇女中20%有子宫肌瘤，因很多患者无症状或症状轻，故临床报道的发病率远低于肌瘤的真实发病率。

1. 发病原因　子宫肌瘤发生的确切病因尚未明了,根据好发于生育年龄妇女,绝经后肌瘤停止生长,甚至萎缩、消失等,提示子宫肌瘤的发生**可能与女性激素有关**。另研究还显示子宫肌瘤存在细胞遗传学的异常。

2. 分类　根据肌瘤生长部位可分为宫体肌瘤(占 92%)和宫颈肌瘤(占 8%)。**按肌瘤发展过程中与子宫肌壁的关系可分为以下 3 类**(图 9-1)。

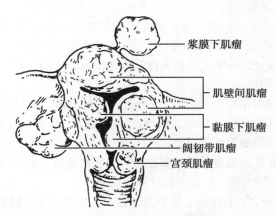

图 9-1　子宫肌瘤分类示意图

(1) **肌壁间肌瘤**(intramural myoma):**占 60% ~ 70%,是最多见的一种类型**。肌瘤位于子宫肌壁间,周围被肌层包围。

(2) **浆膜下肌瘤**(subserous myoma):**约占 20%**。肌瘤向子宫浆膜面生长,突出于子宫表面,肌瘤表面仅由子宫浆膜覆盖。当瘤体继续向浆膜外生长,仅有一蒂与子宫肌壁相连,成为带蒂浆膜下肌瘤,营养由蒂部血管供应,因血供不足可变性、坏死。若蒂部扭转断裂,肌瘤脱落至腹腔或盆腔,则形成游离性肌瘤。若肌瘤位于宫体侧壁向宫旁生长,突入阔韧带两叶之间,则称为阔韧带肌瘤。

(3) **黏膜下肌瘤**(submucous myoma):**占 10% ~ 15%**。肌瘤向宫腔方向生长,突出于宫腔,表面仅由黏膜层覆盖。黏膜下肌瘤多有蒂,在宫腔内犹如异物,使宫腔变形增大,子宫外形无明显变化,其常引起子宫收缩,易被挤出宫颈并突入阴道。

子宫肌瘤常多个发生。若各种类型的肌瘤发生在同一子宫,则称多发性子宫肌瘤。

3. 病理

(1) 巨检:多为球形实质性结节,表面光滑,质地较子宫肌层硬;单个或多个,大小不一,与周围组织有明显界限。虽无包膜,但肌瘤周围的子宫肌层受压形成假包膜,其与肌瘤间有一层疏松网状间隙区域,切开假包膜后肿瘤会跃出,故易剥出。肌瘤呈灰白色,质硬,切面呈漩涡状或编织状结构。肌瘤颜色与硬度因纤维组织多少而有变化,含平滑肌多色略红、质较软,纤维组织多则色较白、质较硬。

(2) 镜检:肌瘤主要由梭形平滑肌细胞和不等量的纤维结缔组织相互交叉组成。肌细胞大小均匀,成漩涡状或棚状,核为杆状,染色较深。

4. 肌瘤变性　当肌瘤生长快,局部供血不足时,肌瘤失去原来的典型结构,称为肌瘤变性,常见的变性有:

(1) **玻璃样变**(hyaline degeneration):也叫透明变性,**最常见**。肌瘤剖面漩涡状结构消失,被均匀的透明样物质取代,色苍白。镜下见病变区肌细胞消失,成为均匀透明无结构区,与无变性区边界明显。

(2) **囊性变**(cystic degeneration):常继发于玻璃样变,组织坏死液化即可发生囊性变。肌瘤内形成多个囊腔,其间有结缔组织相隔,也可融合成大囊腔,腔内含清亮无色液体,可自然凝固成胶冻状。此时子宫肌瘤变软,需与妊娠子宫或卵巢囊肿相鉴别。镜下见囊腔由玻璃样变的肌瘤组织构成,内壁无上皮覆盖。

(3) **红色样变**(red degeneration):**多见于妊娠期或产褥期,是一种特殊类型的坏死**,其发生原因尚不清楚。肌瘤体积迅速改变,发生血管破裂,出血弥散于组织内。肌瘤剖面呈暗红色,腥臭味,如半熟的牛肉,质软,漩涡状结构消失。肌瘤镜下见假包膜内大静脉及瘤体内小静脉有栓塞,组织高度水

视频:多发性子宫肌瘤

肿，并伴溶血，肌细胞减少，细胞核溶解消失，有较多脂肪小球沉积。临床上因肌瘤增长迅速患者可有剧烈腹痛，并伴恶心呕吐、发热、白细胞计数增加等表现。

（4）**肉瘤样变**（sarcomatous change）：是肌瘤**恶变**的表现，多见于年龄较大妇女，发病率低仅为 0.4%～0.8%。检查见组织软且脆，似生鱼肉状，切面灰黄色，与周围组织分界不明显。镜下的平滑肌细胞增生明显，排列紊乱，细胞有异型性。临床上肌瘤在短期内迅速增大或伴不规则阴道流血者，尤其是绝经后妇女肌瘤增大，更应警惕恶变的可能。

（5）**钙化**（degeneration with calcification）：多见于蒂部细小、血供不足的浆膜下肌瘤及绝经后妇女的肌瘤，常在脂肪变性后分解成三酰甘油，与钙盐结合后沉积，形成营养不良性钙化。镜下见钙化区为层状沉积，呈圆形或不规则形，苏木素染色有深蓝色微细颗粒浸润。X 线摄片清晰可见钙化阴影。

【护理评估】

1．健康史　注意询问患者年龄、月经史及生育史；有无因肌瘤导致的不孕或流产史；是否存在长期使用雌激素如避孕药等诱发因素；发现肌瘤后月经变化情况，有无压迫症状，肌瘤增长的速度及其他伴随症状；曾接受的治疗、疗效及用药后机体的反应等。

2．身体状况　患者的**身体状况与其生长部位和有无变性有关**，与肌瘤的大小和数目关系不大。

（1）症状：多数患者无明显症状，仅在体检时偶然发现。

图片：黏膜下肌瘤

1）**经量增多及经期延长**：是子宫肌瘤**最常见的症状**，多见于较大的肌壁间肌瘤及黏膜下肌瘤。肌瘤可致宫腔增大，子宫内膜面积增大，并影响子宫收缩。另外，肌瘤压迫使子宫内膜静脉丛充血扩张，致使经量增多，经期延长。黏膜下肌瘤发生坏死、溃疡、感染时，则有持续性或不规则阴道流血，也可出现脓血性排液。浆膜下肌瘤及肌壁间小肌瘤常无明显月经改变。

2）**下腹包块**：当肌瘤增大使子宫超过妊娠 3 个月大小时，可于患者下腹正中触及包块，尤其膀胱充盈将子宫推向上方时更容易触及。而带蒂的黏膜下肌瘤则可脱出于阴道口，患者因此而就诊。

3）**白带增多**：肌瘤使宫腔内膜面积增大，内膜腺体分泌增加，并伴盆腔充血使白带增多；脱出于阴道内的黏膜下肌瘤表面感染、坏死，可有大量脓性白带，出现溃烂、坏死出血时会有血性或脓血性且恶臭的阴道排液。

4）**压迫症状**：肌瘤增大时可压迫邻近器官，出现相应症状。子宫前壁下段肌瘤压迫膀胱引起尿频、尿急，宫颈肌瘤可致排尿困难，尿潴留；子宫后壁肌瘤引起下腹坠胀、便秘等症状。子宫两侧的子宫肌瘤（如阔韧带肌瘤）若压迫输尿管可引起输尿管扩张甚至肾盂积水。

5）其他：常为腰酸、下腹坠胀，月经期加重，偶见不孕或流产。出现盆腔神经受压可引起下腹疼痛，浆膜下肌瘤发生蒂扭转则可引起急性腹痛，肌瘤红色样变则引起腹痛、发热。当长期月经量过多可引起不同程度的贫血、倦怠、嗜睡等症状。

（2）体征：双合诊/三合诊检查可发现子宫均匀或不规则增大，表面可触及单个或多个结节状突起，质硬，无压痛。浆膜下肌瘤可扪及质硬、球状块物与子宫有蒂相连，活动好。黏膜下肌瘤位于宫腔内者子宫呈均匀增大，突出宫颈口或阴道内者阴道窥器检查可看到宫颈四周边缘清楚，颈口处或阴道内有肿物，红色，表面光滑，伴有感染时表面可有坏死、出血及脓性分泌物覆盖或形成溃疡。

3．心理 - 社会支持状况　当患者得知病情后，首先担心是否为恶性肿瘤，随后出现对选择治疗方案的犹豫和无助。选择药物治疗者则对疗效及副作用表示担心，而选择手术治疗者则会感到焦虑，甚至恐惧不安。

4．辅助检查

（1）**B 超检查**：**最常用**，可明确肌瘤的大小、位置和数目。

（2）内镜检查：宫腔镜、腹腔镜直视下可分别查清黏膜下肌瘤、浆膜下肌瘤的位置、大小、形状，并可在镜下剔除肌瘤达到治疗的目的。

（3）其他检查：MRI、子宫输卵管造影等协助诊断。

5．治疗要点　**根据患者的年龄、生育要求、症状以及肌瘤的类型、数目、大小等因素制订适宜的治疗方案**，主要有药物治疗和手术治疗两种方式。

6．子宫肌瘤合并妊娠　子宫肌瘤合并妊娠的发病率占肌瘤患者的 0.5%～1%，占妊娠的 0.3%～0.5%。因肌瘤小又无症状，在妊娠分娩过程中易被忽略，所以实际发病率远较上述数据高。

子宫肌瘤合并妊娠对妊娠、分娩的影响与肌瘤大小、数目有关。黏膜下肌瘤或较大肌壁间肌瘤可致不孕或流产。妊娠期或产褥期肌瘤迅速增大可发生红色样变。并且较大肌瘤可导致胎位异常、胎儿宫内发育迟缓、胎盘低置或前置。在分娩过程中可发生产道阻塞、胎儿先露部下降困难造成难产并致产程延长、产后出血等。

【常见护理诊断/问题】

1．知识缺乏　缺乏子宫肌瘤的防治知识。

2．活动无耐力　与月经过多导致继发贫血有关。

3．有感染的危险　与长期阴道流血及手术创伤有关。

4．个人应对无效　与选择治疗方案的无助感有关。

5．焦虑　与担心子宫肌瘤恶变及手术切除子宫会产生后遗症有关。

【护理目标】

1．患者能陈述子宫肌瘤的相关知识，主动配合治疗。

2．患者贫血得到缓解，头晕乏力明显改善。

3．患者治疗期间无感染发生。

4．患者理解并接受治疗方案。

5．患者出院时具有适应术后生活的能力和信心。

【护理措施】

1．提供信息，增强信心　引导患者熟悉环境、医院设施、有关制度以及经管医生、责任护士。帮助患者分析住院期间及出院后可能利用的支持系统，减轻无助感。与患者建立良好的护患关系，详细评估患者所具备的子宫肌瘤相关知识，讲解有关疾病知识，纠正错误认识，为患者提供表达内心焦虑、恐惧、感受和期望的机会。使患者确信子宫肌瘤属于良性肿瘤，消除其不必要的顾虑，增强康复信心，允许患者参与决定自己的护理和治疗方案，并帮助患者了解接受治疗的结果。

2．病情观察

（1）阴道流血：严密观察并记录其生命体征，了解有无头晕、乏力、眼花、面色苍白等症状；观察阴道流血的时间、量、色、性状，正确评估阴道出血量。

（2）腹痛：注意观察腹痛的部位、性质、程度。出现剧烈腹痛时，应及时报告医生处理，必要时做好急诊手术准备。

（3）压迫症状：观察有无肿瘤压迫邻近器官出现的相应症状。肿瘤压迫膀胱出现排尿障碍、尿潴留时应给予导尿；压迫直肠引起便秘者，可给缓泻剂软化粪便或灌肠等。

3．纠正贫血，预防感染

（1）注意休息，保证睡眠，加强营养，避免过度劳累和剧烈运动。观察阴道流血情况及继发性贫血等症状。贫血的患者给予高蛋白、高维生素、富含铁的食物，遵医嘱使用铁剂、止血药和子宫收缩剂，必要时输血、补液或实施刮宫止血，并监测治疗效果。

（2）监测体温和血象，保持外阴清洁，每日擦洗会阴2次，阴道出血期间禁止盆浴及性生活。黏膜下肌瘤如脱出阴道者，每日用消毒液行阴道冲洗。

4．精心指导，全面护理

（1）**随访观察**：适用于无症状患者或近绝经年龄妇女。每3～6个月随访一次。若肌瘤继续增大或出现明显症状应调整治疗方案。

（2）**药物治疗**：适用于症状轻、近绝经年龄或全身情况不宜手术者。药物治疗期间注意观察肌瘤的大小和症状的改变。

1）促性腺激素释放激素类似物（GnRH-α）：可采取大剂量连续或长期非脉冲式给药，可抑制FSH和LH分泌，降低雌二醇近似绝经水平，从而缓解症状并抑制肌瘤生长致其萎缩，但是停药后肌瘤会复发或再次增大。连续用药6个月以上可出现围绝经期综合征，所以长期用药受限制。常用药物是亮丙瑞林或戈舍瑞林。用药指征是：①为了顺利妊娠而缩小肌瘤；②为了手术控制症状，改善贫血；③为了降低手术难度，术前用药可缩小肌瘤，使阴式手术或腹腔镜手术成为可能；④为了避免手术，帮助近绝经期妇女提前过渡到自然绝经。

2）米非司酮（mifepristone）：与孕激素竞争受体，拮抗孕激素。可作为提前绝经或术前使用。但不宜长期服用，避免增加子宫内膜增生的风险。

应根据适应证选择适合药物，向患者讲明药物名称、用药目的、剂量、方法、可能出现的副反应及应对措施，告知服药过程中不能擅自停药或加量。

（3）**手术治疗**：**适应证**有：①月经过多致继发贫血，经药物治疗无效；②平素有严重腹痛、性交痛或有蒂扭转引起的急性腹痛；③肌瘤大或有膀胱、直肠压迫症状；④肌瘤是患者不孕或反复流产的唯一原因；⑤怀疑肌瘤有恶变。

视频：腹腔镜切除子宫肌瘤

1）手术方式有：①肌瘤切除术：适用于希望保留生育功能的患者。多经腹或腹腔镜下切除肌瘤，黏膜下肌瘤可经阴道或宫腔镜下切除，50% 患者术后有复发机会，视情况需再次手术。②子宫切除术：不需保留生育功能或疑有恶变者，行子宫次全切除术或子宫全切除术，50 岁以下、卵巢外观正常者保留卵巢。术前应行宫颈刮片细胞学检查，排除宫颈恶性病变。

2）手术患者的主要护理措施有：①术前做好腹部和阴道准备；②术前严重贫血患者遵医嘱少量多次输血，快速提升血红蛋白值达到手术要求；③术后观察腹部伤口和阴道残端伤口有无渗血、红肿及异常分泌物。**阴道残端在术后 6~7 日肠线吸收时有少量出血**，若出血多，及时报告医生。

目前，临床上也行子宫动脉栓塞术、宫腔镜子宫内膜切除术以达到治疗目的。

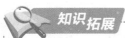

知识拓展

子宫动脉栓塞术治疗子宫肌瘤

子宫动脉栓塞（UAE）是一种微创治疗子宫肌瘤的方法。常采用 Seldinger 法，即在局部麻醉下行股动脉穿刺，置入 4F 或 5F 的 cobra 导管，在 X 线数字减影血管造影（DSA）下通过同轴导丝的引导，超选择性插管至子宫动脉并注入栓塞剂的一种介入性治疗技术。该方法安全、创伤小、并发症少。主要适于有症状的子宫肌瘤，患者要求保留子宫或希望避免手术的绝经前妇女。但对有子宫动脉栓塞禁忌证、瘤蒂细长的浆膜下肌瘤、巨大的肌壁间肌瘤、年轻患者要求保留生育能力者不宜使用。

要注意行子宫动脉栓塞术后患者应绝对卧床 24 小时，穿刺部位加压包扎并置沙袋压迫 12 小时，穿刺侧肢体制动 12 小时；给予抗生素预防感染；术后严密观察生命体征，穿刺部位是否出血；注意有无栓塞后综合征、不规则阴道流血、穿刺部位血肿等副反应和并发症发生。

5. 子宫肌瘤合并妊娠的护理

（1）子宫肌瘤合并妊娠，无症状者，应定期产检，随时观察情况。①孕期子宫肌瘤切忌手术切除，以免造成盆腔器官粘连，导致大出血；②妊娠满 37 周后，根据肌瘤的生长部位、胎儿和孕妇的健康状况，选择分娩方式。经阴道试产者产时应密切注意胎心、宫缩、产程进展，并备好抢救药物和仪器；术后应警惕产后出血。若肌瘤处于子宫下段，阻碍胎头入盆则应选择剖宫产手术。

（2）孕期肌瘤发生红色变时，原则上应以保守治疗为主。具体护理措施为：①卧床休息为主；②支持疗法，包括补液，纠正水电解质紊乱，纠正贫血；③冰袋冷敷下腹部，减轻疼痛；④遵医嘱给予止痛剂和镇静剂，尽量避免应用麻醉剂；⑤有宫缩者，按医嘱应用宫缩抑制剂；⑥合理应用抗生素预防感染。

6. 健康指导

（1）随访观察者：①护士应告知随访的时间、目的及按时接受随访的重要性；②随访期间应加强营养，按时服药，定期随访；③告知患者避免使用雌、孕激素类药物，注意观察月经的变化及大小便有无异常等；④对患者需详细说明用药目的、剂量、方法及用药后雌激素减少的不良反应（潮热、出汗、阴道干燥等）。

（2）手术患者：①术后应注意休息，继续纠正贫血；②术后 1 个月回院复查，3 个月禁止性生活，6 个月内避免重体力劳动；③肌瘤切除术患者应避孕 2 年再妊娠；④如若出现不适或异常症状，可随时就诊。

【护理评价】

1. 患者是否了解子宫肌瘤的相关知识。

2．患者贫血及月经过多是否得到有效改善。

3．患者治疗期间有无感染发生。

4．患者是否理解并接受了治疗方案。

5．患者出院时是否具有适应术后生活的能力和信心。

第二节　子宫内膜癌

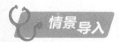

情景描述：

陈女士，55 岁，最近几日发现内裤上时有血迹，如厕后擦拭也会发现少量血迹，因此来妇科检查。自述已经绝经 5 年了，并且在绝经后因为担心衰老太快经常吃一些保健品，询问以上现象会不会和吃保健品有关。

请思考：

1．面对陈女士的询问，护士该如何解释？

2．患者的病史对疾病的判断有价值吗？还需收集哪些资料？

3．如果陈女士被确诊为妇科恶性肿瘤，她会接受吗？如何做好患者的安慰工作？

子宫内膜癌（endometrial carcinoma）简称内膜癌，是指发生于子宫内膜的一组上皮性恶性肿瘤，**以腺癌最常见**。子宫内膜癌为女性生殖道常见三大恶性肿瘤之一，约占女性全身恶性肿瘤的 7%，占女性生殖道恶性肿瘤的 20%～30%。近年发病率有上升趋势，75% 以上发生在 50 岁以上妇女，平均发病年龄为 60 岁。

【概述】

1．病因　确切病因仍不清楚，可能与下列因素有关：

（1）雌激素对子宫内膜的长期持续刺激：与闭经、多囊卵巢综合征、无排卵性功血、功能性卵巢肿瘤、绝经后长期服用雌激素而无孕酮拮抗有关。

（2）与子宫内膜增生过长有关：国际妇科病理学协会（ISGP，1987）将子宫内膜增生过长分为单纯型、复杂型与非典型增生过长。单纯型增生过长发展为子宫内膜癌约为 1%，复杂型增生过长约为 3%，而不典型增生过长发展为子宫内膜癌约为 30%。

（3）体质因素：内膜癌易发生在肥胖、高血压、糖尿病、未婚、不孕、少产的妇女，以上为内膜癌高危因素。

（4）绝经后延：绝经后延妇女发生内膜癌的危险性增加 4 倍，内膜癌患者的绝经年龄比一般妇女平均晚 6 年。

（5）遗传因素：约 20% 内膜癌患者有家族史。

2．分型　目前认为其有两种类型：

（1）雌激素依赖型（estrogen-dependent）：多见，组织类型以腺癌为主，多为浅肌层浸润，肿瘤细胞分化较好，对孕激素治疗反应好，预后好。**与雌激素长期刺激而无孕激素拮抗有关**，子宫内膜过度增生，甚至癌变。患者大多较年轻，常伴有肥胖、高血压、糖尿病、不孕或绝经延迟。

（2）非雌激素依赖型（estrogen-independent）：少见，主要是子宫内膜浆液性乳头状癌，少部分为透明细胞癌、腺鳞癌、黏液腺癌等，多为深肌层浸润，肿瘤细胞分化差，恶性程度高。其发生与雌激素无明确关系，无内分泌紊乱，对孕激素无反应，易复发和转移，预后差。多见于老年体瘦妇女。

3．病理

（1）巨检：**大体分为弥散型和局灶型**，但是肉眼观察无明显区别。

1）弥散型：子宫内膜大部或全部为癌组织侵犯，癌灶呈菜花样物从内膜表层长出并突向宫腔，表面有出血、坏死，但较少浸润肌层，晚期侵犯肌壁全层并扩展至宫颈管，若阻塞宫颈管可导致宫腔积脓。

2）局灶型：癌灶小，局限于宫腔某部位，多见于宫底部或宫角部，呈息肉或小菜花状，易侵犯肌层。

（2）镜检及病理类型：

1）内膜样腺癌：占 **80% ~ 90%**。内膜腺体高度异常增生，上皮复层，形成筛孔状结构。癌细胞异型明显，核大、不规则、深染，核分裂活跃，分化差的腺癌腺体少，腺结构消失，成实性癌块。国际妇产科联盟（International Federation of Gynecology and Obstetrics，FIGO）提出按腺癌分化程度分为 I 级（高分化，G1）、II 级（中分化，G2）、III 级（低分化，G3），级别越高，恶性程度越高。

2）腺癌伴鳞状上皮分化：腺癌组织中含有鳞状上皮成分，伴鳞癌称为鳞腺癌，伴鳞状上皮化生成分称为棘腺癌（腺角化癌），介于两者之间称为腺癌伴鳞状上皮不典型增生。

3）浆液性癌：又称子宫乳头状浆液性腺癌（UPSC），占 1%～9%。癌细胞异型性明显，不规则复层排列，乳头状或簇状，约 1/3 患者可伴砂粒体。恶性程度很高，易广泛侵及肌层、腹腔及淋巴至远处转移。预后极差。

4）黏液性癌：约占 5%，大多数肿瘤由胞质内充满黏液的细胞组成，大部分腺体结构分化良好，病理所见与内膜样腺癌相似，预后较好。

5）透明细胞癌：约占 1%，癌细胞呈实性片状、腺管样或乳头状排列，癌细胞胞浆丰富、透亮，核异型，或由靴钉状细胞组成。恶性程度较高，易早期转移。

4．转移途径 子宫内膜癌**多数生长缓慢**，局限在内膜和宫腔时间较长，极少数（浆液性乳头状腺癌、鳞腺癌）发展较快，短期内发生转移。其转移途径有：

（1）直接蔓延：癌灶沿子宫内膜生长蔓延，向上经宫角至输卵管、卵巢，向下累及宫颈及阴道。癌灶也可穿透肌层浸润至子宫浆膜面而广泛种植在盆腹膜、直肠子宫陷凹及大网膜。

（2）**淋巴转移：是子宫内膜癌的主要转移途径**。当癌组织分化不良、癌肿浸润至深肌层、或扩散至宫颈，易早期发生淋巴转移。其转移途径与癌灶生长部位有关：宫底部癌灶沿阔韧带上部淋巴管网转移至卵巢，向上至腹主动脉旁淋巴结；子宫角或前壁上部病灶沿圆韧带淋巴管转移至腹股沟淋巴结；子宫下段淋巴转移同宫颈癌，可累及宫旁、闭孔、髂内、髂外及髂总淋巴结；子宫后壁癌灶沿宫骶韧带扩散到直肠淋巴结；约 10% 内膜癌淋巴管逆行引流至阴道前壁。

（3）血行转移：为晚期癌灶转移途径，常见转移部位为肺、肝、骨等。

5．分期 子宫内膜癌分期，采用国际妇产科联盟（FIGO，2014 年）制定的子宫内膜癌分期（表 9-1）。

表 9-1 子宫内膜癌手术 - 病理分期（FIGO，2014 年）

分期	肿瘤范围
I [a] 期	肿瘤局限于宫体
I A [a]	肿瘤无浸润或浸润 <1/2 肌层
I B [a]	肿瘤浸润≥1/2 肌层浸润
II [a] 期	肿瘤累及宫颈间质，未超出子宫体 [b]
III [a] 期	肿瘤局限扩散 / 区域扩散
III A [a]	肿瘤累及子宫浆膜层和（或）附件 [c]
III B [a]	阴道和（或）宫旁受累
III C [a]	盆腔和（或）腹主动脉旁淋巴结转移 [c]
III C1 [a]	盆腔淋巴结转移
III C2 [a]	腹主动脉旁淋巴结转移有 / 无盆腔淋巴结转移
IV [a] 期	肿瘤侵及膀胱和（或）直肠黏膜转移，和（或）远处转移
IV A [a]	肿瘤侵及膀胱和（或）直肠黏膜转移
IV B [a]	远处转移，包括腹腔内和（或）腹股沟淋巴结转移

a：G1，G2 或 G3 级。

b：宫颈管内膜腺体受累仅限于 I 期，不再是 II 期。

c：细胞学检查阳性应单独报告，但不影响分期。

6．鉴别诊断　子宫内膜癌主要临床表现是阴道流血，诊断时应与绝经过渡期阴道流血、萎缩性阴道炎等疾病相鉴别。

【护理评估】

1．健康史　详细询问患者的年龄、月经史、生育史、家族史及既往健康状况。应高度重视患者有无高危因素如高血压、糖尿病、肥胖等，高度警惕激素应用史，并询问发病经过、检查治疗过程及目前治疗的效果。

2．身体状况

（1）症状：**约 90% 的患者有阴道流血和阴道排液。**

1）阴道流血：**最常见症状**，因多发生于绝经后，故**绝经后不规则阴道流血为本病典型表现**，量一般不多，大出血者少见。尚未绝经者表现为经量增多，经期延长或经间期出血等。

2）阴道排液：有 25% 的患者因阴道排液就诊，多为浆液性分泌物或血性液体，合并感染则有脓血性排液，并有恶臭。

3）下腹疼痛：晚期癌肿浸润周围组织或压迫神经可引起下腹及腰骶部疼痛；累及宫颈，堵塞宫颈管导致宫腔积脓时，出现下腹胀痛及痉挛样疼痛。

4）全身症状：晚期可出现贫血、消瘦、恶病质、发热及全身衰竭等表现。

（2）体征：早期时妇科检查常无明显异常。随病情发展，子宫明显大于患者相应年龄应有的大小，质稍软；偶有癌组织自宫颈口脱出，质脆，触之易出血。出现宫腔积脓者，子宫明显增大，极软。癌组织向周围浸润时，子宫固定，在宫旁或盆腔内可触及不规则结节状肿物。

3．心理-社会支持状况　患者就诊后，面对各种检查充满恐惧和焦虑，担心检查过程的不适和检查结果的不利。当确诊是内膜癌时，患者会经历否认、愤怒、妥协、忧郁、接受等一系列心理反应。

4．辅助检查

（1）B 型超声检查：子宫增大，宫腔线紊乱、中断或消失。宫腔内见实质不均的回声区，有时见肌层内不规则回声紊乱区，边界不清，可提示肌层浸润的程度。彩色多普勒还能检查血流信号，协助诊断。

（2）**分段刮宫**（fractional curettage）：**是确诊内膜癌最常用、最有价值的方法**。要求先环刮宫颈管，再探宫腔，最后行宫腔搔刮，标本分瓶装好，注明部位，送病理检查。病理检查结果是确诊子宫内膜癌的依据，既能鉴别子宫内膜癌和宫颈管腺癌，还可以明确宫颈管是否受累。

（3）宫腔镜检查：可直视宫腔及宫颈管内有无癌灶、其大小及部位，并在直视下取可疑病灶送病理检查，阳性率高，对局灶型子宫内膜癌的诊断有帮助。

（4）细胞学检查：用特制的宫腔吸管或宫腔刷放入宫腔，吸取内容物作细胞学检查，准确率高，但是国内尚未普遍开展。

（5）血清 CA_{125} 测定：明显升高提示癌肿有子宫外播散，也可作为疗效观察的指标。

（6）其他检查：MRI、CT/PET、淋巴造影等协助诊断。

5．治疗要点　应根据子宫体大小、分期、癌细胞分化程度及患者全身情况而定。主要的治疗为手术、放疗及药物治疗，可单用或综合应用。其中**手术是治疗内膜癌的主要方法**，通过手术可以进行手术-病理分期，确定病变范围及与预后相关因素，也可以切除癌变的子宫及转移病灶。术中切除的病灶既做病理学检查，还需做雌、孕激素受体检测，为下一步选用辅助治疗提供依据。

【常见护理诊断/问题】

1．焦虑　与住院、需要接受的诊治方案及担心癌瘤会影响生命安全有关。

2．知识缺乏　缺乏内膜癌治疗和预后的相关知识。

3．睡眠形态紊乱　与环境改变有关。

【护理目标】

1．患者焦虑减轻，并能理解和配合拟行检查和治疗。

2．患者能描述内膜癌诊治及预后等相关知识。

3．患者能叙述妨碍睡眠的因素，并列举应对措施。

【护理措施】

1．一般护理　合理饮食，加强营养，鼓励患者进食高蛋白、高维生素和高热量食物，增强机体的抵抗力。为患者提供安静舒适的睡眠环境,教会患者应用放松等技巧促进睡眠,保证患者夜间连续睡眠7~8小时。保持外阴清洁,预防感染。

2.心理护理　了解患者对疾病及有关诊治过程的认知程度,鼓励患者及其家属讨论有关疾病及诊治的疑虑,耐心解答。向患者介绍诊断性检查、治疗过程、可能出现的不适、副反应及应对措施,使患者主动积极配合。针对病情分析其预后,告知子宫内膜癌生长缓慢、转移较晚,是女性生殖器官恶性肿瘤中预后较好的一种,既树立患者疾病治疗的信心,又有效缓解患者恐惧和焦虑的心理。

3.治疗配合　治疗方案应根据患者年龄、全身状况、癌灶累及范围及组织学类型选择。

(1)手术治疗:主要适用于不需要保留生育能力患者,手术是治疗子宫内膜癌的主要方法,尤其对早期患者。Ⅰ期应行全子宫+双侧附件切除术,必要时还应行盆腔淋巴结清扫术。Ⅱ期行广泛子宫切除+盆腔淋巴结清扫术+腹主动脉旁淋巴结取样术。Ⅲ期和Ⅳ期的手术应根据患者的具体情况,尽可能切除肉眼可见病灶,手术范围同卵巢癌,行肿瘤细胞减灭术。术前除了按腹部手术常规护理外,护士应按照涉及肠道的手术进行术前准备。术中密切观察患者情况,注意术中切除的病灶既做病理学检查,还需做雌、孕激素受体检测。术后除了按腹部手术常规护理外,还应注意术后6~7日阴道残端肠线吸收或感染可致残端出血,需严密观察并记录出血情况。此期间患者应减少活动。

(2)放疗:是治疗内膜癌的有效方法之一,包括腔内照射和体外照射两种。单纯放疗适用于有手术禁忌证或不能接受手术治疗的晚期患者。术后放疗是手术后的主要辅助治疗,适用于有肌层深部浸润、淋巴结转移、盆腔及阴道残留病灶的患者,能有效降低复发率,提高生存率。具体措施参考宫颈癌放疗护理内容。

(3)化疗:是晚期或复发子宫内膜癌的综合治疗措施之一,也可用于术后有复发高危因素患者的治疗,减少盆腔外的远处转移。

(4)孕激素治疗:适用于晚期癌或复发癌者、不能手术切除或早期要求保留生育功能者。常用药物醋酸甲羟孕酮、己酸孕酮,其可能的治疗机制为孕激素作用于癌细胞并与孕激素受体结合形成复合物进入细胞核,延缓 DNA 和 RNA 的复制,抑制癌细胞的生长。因为用量大,应注意副作用可引起水钠潴留、水肿或药物性肝炎等,停药后逐渐好转。治疗时应告知患者部分病例可能出现病情进展甚至死亡,并且药物治疗一般要10~12周方能初见疗效。

(5)其他药物治疗:对于雌激素依赖型内膜癌可以应用非甾体抗雌激素类抗癌药他莫昔芬或三苯氧胺进行治疗,但应注意观察病情的变化和药物副作用,如围绝经期综合征,恶心呕吐等胃肠道反应,血小板、白细胞减少及贫血等血液系统不良反应及肝损伤等。

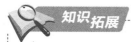

子宫内膜癌保留生育功能指征和方法

1.分段诊刮标本病理类型为子宫内膜样腺癌,高分化(G1级)。

2.MRI 检查(首选)或经阴道超声检查发现病灶局限于子宫内膜。

3.影像学检查未发现可疑的转移病灶。

4.无药物治疗或妊娠的禁忌证。

5.经充分咨询了解保留生育功能并非子宫内膜癌的标准治疗方式,患者在治疗前需咨询生育专家。

6.对合适的患者进行遗传咨询或基因检测。

7.可选择甲地孕酮、醋酸甲羟孕酮或左炔诺孕酮宫内缓释系统。

8.治疗期间每3~6个月分段诊刮或取子宫内膜活检,若6个月后病变完全缓解,鼓励患者受孕,受孕前持续3~6个月进行内膜活检,若患者暂无生育计划则予孕激素维持治疗及定期监测;若内膜癌持续6~9月持续存在,则需要改行手术治疗。

9.完成生育后或内膜活检发现疾病发展,即行手术治疗。

10.特殊类型的子宫内膜癌和肉瘤不能保留生育功能。

4．健康指导　　了解患者掌握内膜癌的知识量，使患者明确术前常规准备、术后锻炼活动的方法、复诊的时间和内容等。

（1）普及防癌知识：①正确使用雌激素，并加强用药期间的监护；②围绝经妇女月经紊乱、绝经后不规则阴道流血者，应排除癌变；③对于肥胖、不育、绝经延迟、长期服用雌激素或他莫昔芬等高危人群应密切随访检测；④定期体检，已婚妇女每 1～2 年做妇科防癌普查 1 次。

（2）出院指导：子宫内膜癌患者术后 2～3 年内复发率高，应定期随访。①随访时间：术后 2～3 年内，每 3 个月 1 次；3～5 年每 6 个月 1 次；以后每年 1 次。②随访内容包括：病史、可能的复发症状、盆腔检查、阴道细胞学涂片、胸部 X 线摄片、血清 CA_{125} 等。并注意生活方式、运动、阴道润滑剂使用等的指导。

【护理评价】

1．患者是否能列举缓解心理压力的方法，能否理解和配合拟行检查和治疗。

2．患者能否陈述子宫内膜癌的相关知识。

3．患者睡眠质量有无提高。

第三节　子宫肉瘤

子宫肉瘤（uterine sarcoma）罕见，恶性程度高，来源于子宫肌层、肌层内结缔组织和子宫内膜间质，也可继发于子宫平滑肌瘤。发生率占子宫恶性肿瘤的 2%～4%，占生殖道恶性肿瘤的 1%。好发于 40～60 岁妇女。

【概述】

1．病因　　子宫肉瘤的病因迄今尚不明确，有研究认为与癌基因和抑癌基因有关。

2．组织发生及病理　　根据不同的组织来源，主要有 3 种类型：

（1）子宫平滑肌肉瘤（leiomyosarcoma）：最多见，占 45%，常发生盆腔血管、淋巴结及肺转移，分为原发性和继发性两种。原发性平滑肌肉瘤来自子宫肌层或肌壁间血管壁平滑肌组织，与子宫壁无明显界限，无包膜，呈弥漫性生长。继发性平滑肌肉瘤为原有平滑肌瘤恶变，其预后较原发性好。大体切面见鱼肉状或豆渣样均匀一致的黄色或红色结构，镜下见瘤细胞呈梭形，大小不一，排列紊乱，核异型，核仁明显，染色质深，偶有巨细胞出现，核分裂象 >5/10HP。

（2）子宫内膜间质肉瘤（endometrial stromal sarcoma）：来自子宫内膜间质细胞。分为 3 类。

1）子宫内膜间质结节：病灶局限于子宫，边界清，质硬，无浸润。核分裂象 <5/10HP。

2）子宫内膜间质肉瘤：又称低度恶性子宫内膜间质肉瘤。有宫旁组织转移倾向，较少发生淋巴及肺转移，平均在初始治疗后 5 年复发。大体见子宫球状增大，有多发的颗粒样或小团状突起，质如橡皮富弹性。切面见癌组织似鱼肉状，黄色均匀一致，有长蒂的息肉可达宫颈口外。镜下见子宫内膜间质细胞大小一致，侵入肌层肌束间，细胞质少，核分裂象 <10/10HP。

3）高度或未分化子宫内膜肉瘤：恶性程度较高，预后差。大体见肿瘤多发生于子宫底部，向腔内突起呈息肉状，质软且脆，常有出血坏死。切面灰黄色，鱼肉状，有肌层浸润时肌壁呈局限性或弥漫性增厚。镜下见瘤细胞大小不一，分化差，核深染，异型性明显，核分裂象 >10/10HP。

（3）上皮和间叶混合性肉瘤：由上皮和间叶两种成分组成的恶性肿瘤。根据上皮成分的良恶性，又分为腺肉瘤和癌肉瘤。

3．转移途径　　有以下三种：

（1）血行播散：是平滑肌肉瘤的主要转移途径。低度恶性子宫内膜间质肉瘤的宫旁血管内瘤栓较为多见。

（2）直接蔓延：可直接蔓延到子宫肌层甚至浆膜层。

（3）淋巴转移：子宫上皮和间叶混合性肉瘤及恶性子宫内膜间质肉瘤较易发生淋巴结转移。

4．分期　　子宫肉瘤分期，采用国际妇产科联盟（FIGO，2009 年）制定的子宫肉瘤分期见表 9-2。

5．鉴别诊断　　子宫肉瘤应与子宫肌瘤、子宫内膜息肉、子宫内膜癌等疾病鉴别，最终鉴别依靠病理检查。

表 9-2 子宫肉瘤手术病理分期（FIGO，2009 年）

（1）子宫平滑肌肉瘤	
Ⅰ期	肿瘤局限于子宫体
ⅠA	肿瘤<5cm
ⅠB	肿瘤>5cm
Ⅱ期	肿瘤侵及盆腔
ⅡA	附件受累
ⅡB	子宫外盆腔内组织受累
Ⅲ期	肿瘤侵及腹腔组织（不包括子宫肿瘤突入腹腔）
ⅢA	一个病灶
ⅢB	一个以上病灶
ⅢC	盆腔淋巴结和（或）腹主动脉旁淋巴结转移
Ⅳ期	膀胱和（或）直肠或有远处转移
ⅣA	肿瘤侵及膀胱和（或）直肠
ⅣB	远处转移，包括腹腔内和（或）腹股沟淋巴结转移
（2）子宫内膜间质肉瘤和腺肉瘤	
Ⅰ期	肿瘤局限于子宫体
ⅠA	肿瘤局限于子宫内膜或宫颈内膜、无肌层浸润
ⅠB	肌层浸润≤1/2
ⅠC	肌层浸润>1/2
Ⅱ期	肿瘤侵及盆腔
ⅡA	附件受累
ⅡB	子宫外盆腔内组织受累
Ⅲ期	肿瘤侵及腹腔组织（不包括子宫肿瘤突入腹腔）
ⅢA	一个病灶
ⅢB	一个以上病灶
ⅢC	盆腔淋巴结和（或）腹主动脉旁淋巴结转移
Ⅳ期	膀胱和（或）直肠或有远处转移
ⅣA	肿瘤侵及膀胱和（或）直肠
ⅣB	远处转移
（3）癌肉瘤	癌肉瘤分期同子宫内膜癌分期（FIGO，2009）

【护理评估】

1．健康史 详细询问患者近两年身体有无消瘦、疲乏，阴道有无异常出血，阴道分泌物有无异味，做过什么检查和治疗等。

2．身体状况

（1）症状：子宫肉瘤早期症状不明显，病情发展后可出现类似子宫肌瘤和子宫内膜息肉的症状。

1）阴道不规则流血：为最常见的症状。量多少不等，出血来自向宫腔生长的肿瘤表面溃破。若合并感染坏死，可有大量脓性分泌物。

2）腹痛：肉瘤增长迅速，子宫短期内增大明显可引起腹痛，也可因为瘤体内坏死、出血、子宫肌壁破裂引发急性腹痛。

3）腹部包块：患者自述下腹部增大明显，多见于子宫肌瘤肉瘤变者。

4）压迫症状及其他：肉瘤增大可压迫膀胱和直肠，出现尿频、尿急、尿潴留、便秘等症状。如压迫盆腔则影响下肢静脉和淋巴回流，出现下肢水肿等症状。

5）其他症状：晚期患者出现恶病质及肺、脑转移等相应症状。肉瘤脱垂至阴道，常有大量恶臭分泌物。

（2）体征：子宫增大，外形不规则，宫颈口有肿瘤样物脱出，易出血，合并感染后有坏死及脓性分泌物。晚期肿瘤盆腔扩散，可累及肠管及腹腔，但是积液不常见。

3．心理-社会支持状况　同恶性肿瘤患者的反应。

4．辅助检查

（1）B型超声：彩色多普勒测定子宫及肿物的血流信号及血流阻力，有助于诊断。

（2）分段诊刮：是术前诊断的重要检查方法，尤其对于子宫内膜间质肉瘤及上皮和间叶混合性肉瘤的诊断价值大。

（3）其他：可以做肿瘤标志物、CT、MRI等检查，但是诊断不明确。所以，术前诊断较困难，最终诊断应依据术后的组织病理学检查。

5．治疗要点　治疗以手术为主，晚期配合手术、放疗和化疗等综合治疗。

【常见护理诊断／问题】

1．恐惧　与害怕手术、死亡有关。

2．疼痛　与癌灶浸润有关。

【护理措施】

1．心理护理　与患者多交流，了解患者的内心感受；向患者介绍可能出现的不适和应对措施；缓解患者的恐惧，增强其治疗的信心，主动配合诊治方案。

2．疼痛护理　向患者和家属介绍疼痛的原因，介绍并指导减轻疼痛的方法，必要时遵医嘱使用镇痛药。

3．治疗配合　Ⅰ期、Ⅱ期患者行全子宫及双侧附件切除术。Ⅲ期、Ⅳ期患者术后加用化疗或放疗可提高疗效。手术治疗者应按妇科手术常规进行护理。

4．健康指导　告知患者及家属子宫肉瘤的复发率高，预后差，5年生存率仅20%～30%，所以术后应随诊。

知识拓展

子宫肉瘤预后相关因素

1．组织类型　低度恶性子宫平滑肌肉瘤预后最好，其次是子宫内膜间质肉瘤，高度恶性子宫平滑肌肉瘤和上皮和间叶混合性肉瘤的预后最差。

2．临床分期　分期越晚，预后越差。Ⅰ、Ⅱ、Ⅲ、Ⅳ期的5年生存率分别为58%、33%、13%和0。

3．宫旁血管淋巴管受侵　宫旁淋巴管受侵会导致患者复发率明显上升，预后变差。

4．核分裂象　一般认为，核分裂象≥10/10HP预后差，<5/10HP预后好。

5．子宫肌层受侵　子宫肌层是否受侵及受侵程度与预后有关。

6．月经状态　绝经后发生的患者比绝经前发生的患者预后差。

7．ER、PR状态　ER、PR受体阴性者比阳性者预后差。

（刘立新）

思考题

1．患者，女，45岁，G_2P_1，发现腹部肿块3小时。今晨上厕所时在腹部摸到一腹部包块，无压痛。自述近一年尿频、尿急。妇科检查发现子宫明显增大，形态不规则，其子宫前壁可触及有一手拳大小包块，子宫活动度好，无压痛。宫颈及双附件无异常，阴道分泌物少量白色。请问：

（1）考虑该患者可能患有何种疾病？

（2）首选的辅助检查是什么？

（3）如果需要手术，护士应采取哪些护理措施？

2．患者，女，60岁，G_1P_0，绝经7年，阴道不规则流血2日就诊。糖尿病病史8年，高血压病

思路解析

笔记

思路解析

史 5 年。自述除流产 1 次外,终身未育,7 年前绝经,2 日前开始出现阴道流血,量少、色鲜红。妇科检查:外阴阴道萎缩,黏膜皱襞减少,宫颈光滑,可见少量鲜红色血液自宫颈口流出,宫体常大,质较软,活动度好,无压痛,双侧附件无异常。请问:

(1)初步判断患者流血的原因是什么?

(2)为了确诊,还应做哪些检查?

(3)提出现阶段可能存在的护理问题?

扫一扫,测一测

学习目标

1. 掌握卵巢肿瘤的护理评估、护理诊断和护理措施。
2. 熟悉卵巢肿瘤的辅助检查方法和治疗原则。
3. 了解输卵管肿瘤的护理评估、护理诊断和护理措施。
4. 具有良好的职业素质，能对卵巢肿瘤患者进行心理-社会评估，并有效施行护理措施。

第一节　卵巢肿瘤

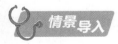 **情景导入**

情景描述：

小林是妇产科病房的护士，周一早上8点来了一位60岁的王女士，被初步诊断为"卵巢癌"，患者办理住院手续时情绪非常低落，家属也总是默默掉眼泪。

请思考：

1. 对该患者，小林应该怎样采集病史，对患者及其家属怎样进行心理疏导？
2. 经过治疗患者准备出院，小林要为患者制订的出院计划主要包括哪些内容？

卵巢肿瘤（ovarian tumor）是常见的妇科肿瘤，可在任何年龄发病。卵巢肿瘤有良性、交界性和恶性之分。约20%～25%的卵巢恶性肿瘤有家族史，其发病可能与高胆固醇饮食、内分泌因素有关。卵巢位于盆腔深部，早期无症状，也缺乏完善的早期诊断和鉴别方法，一经发现往往已属晚期，故**死亡率居妇科恶性肿瘤之首**。上皮肿瘤好发于50～60岁妇女，生殖细胞肿瘤多见于30岁以下年轻女性，除原发性肿瘤外，还有由其他器官转移来的恶性肿瘤。近40年来，卵巢恶性肿瘤发病率增加2～3倍，并有逐渐上升的趋势。

【概述】

（一）常见的卵巢肿瘤和病理学特点

卵巢组织成分非常复杂，是全身各脏器原发肿瘤类型最多的器官。根据世界卫生组织（WHO）的卵巢肿瘤组织学分类（2003年制定），将卵巢肿瘤分为：

1. **卵巢上皮性肿瘤**（epithelial ovarian tumor） 是卵巢肿瘤中**最常见**的一种，卵巢上皮性肿瘤有良性、交界性和恶性之分。临床观察发现多见于中老年妇女；不孕、未产、月经初潮早、绝经迟等是卵巢癌的高危因素；多次妊娠、哺乳和口服避孕药是其保护因素。

（1）浆液性囊腺瘤（serous cystadenoma）：较为常见。多为单侧，亦可为双侧，圆球形，表面光滑，大小不等。分单纯性及乳头状两型。

（2）交界性浆液性囊腺瘤（borderline serous cystadenoma）：多为双侧，中等大小，较少在囊内乳头状生长，多向囊外生长。预后好。

（3）**浆液性囊腺癌**（serous cystadenocarcinoma）：是**最常见的卵巢恶性肿瘤**。多为双侧，体积较大，半实性。肿瘤生长速度快，预后差。

（4）黏液性囊腺瘤（mucinous cystadenoma）：是人体中生长最大的一种良性肿瘤，恶变率为5%～10%。多为单侧、多房性。

（5）交界性黏液性囊腺瘤（borderline mucinous cystadenoma）：一般大小，多为单侧，表面光滑，常为多房。

（6）黏液性囊腺癌（mucinous cystadenocarcinoma）：是卵巢恶性肿瘤，多为单侧，瘤体较大。

2. **卵巢生殖细胞肿瘤**（ovarian germ cell tumor） 好发于青少年及儿童。

（1）畸胎瘤（teratoma）：由多胚层组织构成，偶见只含一个胚层成分。肿瘤组织多数成熟，少数不成熟。无论肿瘤质地呈囊性或实性，其恶性程度均取决于组织分化程度。

1）成熟畸胎瘤（mature teratoma）：又称皮样囊肿（dermoid cyst），属于卵巢良性肿瘤，可发生于任何年龄，以20～40岁居多。多为单侧、单房，中等大小，表面光滑，壁厚，腔内充满油脂和毛发，有时可见牙齿或骨质。恶变率为2%～4%，多见于绝经后妇女。

2）未成熟畸胎瘤（immature teratoma）：是恶性肿瘤，多发生于青少年，平均11～19岁，多为单侧实性瘤，体积较大，其转移及复发率均高。

（2）无性细胞瘤（dysgerminoma）：属中等恶性的实性肿瘤，主要发生于青春期及生育期妇女。单侧居多，右侧多于左侧，中等大小，包膜光滑。对放疗特别敏感。

（3）**卵黄囊瘤**（yolk sac tumor）：又名内胚窦瘤（endodermal sinus tumor），属高度恶性肿瘤，多见于儿童及青少年。多数为单侧、体积大，易破裂。测定患者血清中AFP浓度可作为诊断和治疗监护时的重要指标。该肿瘤生长迅速，早期即转移，预后差，但**对化疗十分敏感**。

3. **卵巢性索间质肿瘤**（ovarian sex cord stromal tumor） 该类肿瘤常有内分泌功能，故又称为卵巢功能性肿瘤。

（1）颗粒细胞瘤（granulosa cell tumor）：是最常见的功能性肿瘤，属于低度恶性肿瘤。可发生于任何年龄，45～55岁为发病高峰。肿瘤能分泌雌激素，故有女性化作用。青春期前患者出现性早熟；育龄期患者出现月经紊乱；绝经后患者出现不规则阴道流血，常合并子宫内膜增生过长甚至发生癌变。肿瘤多为单侧，表面光滑，圆形或椭圆形，大小不一。一般预后较好，但仍存在远期复发倾向。

（2）**卵泡膜细胞瘤**（theca cell tumor）：属良性肿瘤，多为单侧，质硬，表面光滑，大小不一。**可分泌雌激素**，故有女性化作用，常与颗粒细胞瘤合并存在。常合并子宫内膜增生，甚至子宫内膜癌。恶性卵泡膜细胞瘤较少见，可发生远处转移，但预后较卵巢上皮性癌好。

（3）纤维瘤（fibroma）：为较常见的卵巢良性肿瘤，多见于中年妇女。肿瘤多为单侧，表面光滑或结节状，中等大小，实性，坚硬。偶见纤维瘤患者伴有腹水或胸腔积液，称为梅格斯综合征（Meigs syndrome），手术切除肿瘤后腹水、胸腔积液可自行消失。

（4）支持细胞-间质细胞瘤（sertoli leydig cell tumor）：也称睾丸母细胞瘤（androblastoma），多发生于40岁以下妇女，罕见。高分化者为良性，中低分化为恶性。

4. **卵巢转移性肿瘤** 体内任何部位的原发性癌均可能转移至卵巢，乳腺、胃肠道、生殖道、泌尿道等是常见的原发肿瘤器官。库肯勃瘤（Krukenberg tumor）是一种特殊的卵巢转移性腺癌，其原发部位是胃肠道。大部分卵巢转移性肿瘤的治疗效果不佳，恶性程度高，预后极差。

（二）卵巢瘤样病变

属卵巢非赘生性肿瘤，是卵巢增大的常见原因，常见有以下几种：

1．卵泡囊肿 在卵泡发育过程中，因卵泡液潴留而形成。囊壁薄，滤泡液清，囊肿直径常小于 5cm。

2．黄体囊肿 因黄体持续存在所致，一般少见。直经 5cm 左右，可使月经后延。

3．卵巢黄素化囊肿 在滋养细胞疾病中出现。由于滋养细胞异常增生，产生大量 HCG，刺激卵巢颗粒细胞及卵泡膜细胞，使之过度黄素化所致，直径 10cm 左右。黄素化囊肿本身无手术指征，无需特殊治疗，滋养细胞疾病治愈后随 HCG 水平下降而最终消失。

4．多囊卵巢 与内分泌功能紊乱、下丘脑 - 垂体平衡失调有关。表现为双侧卵巢均匀增大，为正常卵巢的 2～3 倍，表面光滑，包膜厚，呈白色，切面有多个囊性卵泡。患者常有闭经、多毛、不孕等多囊卵巢综合征的表现。

5．卵巢子宫内膜异位囊肿 又称卵巢巧克力囊肿。卵巢组织内因有异位的子宫内膜存在而导致反复出血，形成单个或多个囊肿，平均直径 5～6cm，囊内液为巧克力色糊状陈旧性血液。

（三）卵巢恶性肿瘤的转移途径

主要通过直接蔓延及腹腔种植方式转移，淋巴转移为重要的转移途径，血行转移较少见。即使外观为局限的肿瘤，也可在大网膜、腹膜、腹膜后淋巴结、横膈等部位有亚临床转移。可通过直接蔓延及腹腔种植广泛种植于腹膜、大网膜、横膈，晚期可转移至肺、胸膜及肝脏。

视频：卵巢恶性肿瘤转移途径

（四）卵巢恶性肿瘤的临床分期

目前多采用国际妇产科联盟（FIGO）的手术病理分期（表 10-1）。

表 10-1 卵巢恶性肿瘤的手术病理分期（FIGO，2006 年）

Ⅰ期	肿瘤局限于卵巢
ⅠA	肿瘤局限于一侧卵巢，包膜完整，卵巢表面无肿瘤；腹腔积液中未找到恶性细胞
ⅠB	肿瘤局限于双侧卵巢，包膜完整，卵巢表面无肿瘤；腹腔积液中未找到恶性细胞
ⅠC	肿瘤局限于单侧或双侧卵巢并伴有如下任何一项：包膜破裂；卵巢表面有肿瘤；腹腔积液或腹水冲洗液有恶性细胞
Ⅱ期	肿瘤累及一侧或双侧卵巢，伴有盆腔扩散
ⅡA	扩散和（或）转移至子宫和（或）输卵管
ⅡB	扩散至其他盆腔器官
ⅡC	ⅡA 或ⅡB，伴有卵巢表面有肿瘤，或包膜破裂，或腹腔积液或腹水冲洗液有恶性细胞
Ⅲ期	肿瘤侵犯一侧或双侧卵巢，并有组织学证实的盆腔外腹膜种植和（或）局部淋巴结转移；肝表面转移；肿瘤局限于真骨盆，但组织学证实肿瘤细胞已扩散至小肠或大网膜
ⅢA	肉眼见肿瘤局限于真骨盆，淋巴结阴性，但组织学证实腹腔腹膜表面存在镜下转移，或组织学证实肿瘤细胞已扩散至小肠或大网膜
ⅢB	一侧或双侧卵巢肿瘤，并有组织学证实的腹腔腹膜表面肿瘤种植，但直径≤2cm，淋巴结阴性
ⅢC	盆腔外腹膜转移灶径线＞2cm，和（或）区域淋巴结转移
Ⅳ期	肿瘤侵犯一侧或双侧卵巢，伴有远处转移。有胸腔积液且胸腔肿瘤细胞阳性为Ⅳ期；肝实质转移为Ⅳ期

【护理评估】

1．健康史 常于妇科普查中发现盆腔肿块而就医，早期患者多无特殊症状，应注意收集与发病有关的高危因素，如肥胖、高胆固醇饮食、月经史、生育史、家族史等，根据患者表现及局部体征初步判断是否为卵巢肿瘤、有无并发症，并对肿瘤的良恶性作出初步判断。

2．身体状况

（1）症状

1）卵巢良性肿瘤：初期肿瘤较小，患者常无症状，腹部无法扪及，常于妇科检查时偶然发现。当肿瘤增大明显时，患者可感腹胀或扪及肿块；肿瘤占据盆腔时，可出现压迫症状，如尿频、便秘、气急、心悸等。

2）卵巢恶性肿瘤：早期多无自觉症状，出现症状时往往病情已属晚期。晚期主要症状为腹胀、腹部肿块及胃肠道症状。症状轻重取决于肿瘤的大小、位置、侵犯邻近器官程度、有无并发症及组织学类型。肿瘤向周围组织浸润或压迫神经，则可引起腹痛、腰骶痛或下肢疼痛；压迫盆腔静脉可出现下肢水肿；功能性肿瘤患者可出现不规则阴道流血或绝经后阴道流血的症状。晚期患者呈明显消瘦、贫血等恶病质表现。

（2）体征：早期肿瘤小，不易被发现。当肿瘤增大明显时，盆腔检查发现宫旁一侧或双侧囊性或实性包块；活动或固定不动；表面光滑或高低不平。

（3）卵巢良性肿瘤与恶性肿瘤的鉴别（表 10-2）。

表 10-2 卵巢良性肿瘤与恶性肿瘤的鉴别

鉴别内容	卵巢良性肿瘤	卵巢恶性肿瘤
病史	生育期多见、生长缓慢、病程长	病程短、肿瘤生长迅速
一般情况	良好	晚期出现恶病质
体征	多单侧、囊性、活动、表面光滑、无腹水	多双侧、实性或囊性、固定、表面结节状不规则，常伴腹水且多血性，可查到癌细胞
B 型超声	液性暗区、边缘清晰、可有间隔光带	液性暗区内有杂乱光团、光点、界限不清

（4）并发症

1）蒂扭转：蒂扭转是卵巢肿瘤最常见的并发症，为妇科常见的急腹症。蒂扭转好发于瘤蒂长、中等大小、活动度大、重心偏于一侧的肿瘤，例如畸胎瘤。常在患者体位突然改变，妊娠期或产褥期子宫大小、位置发生改变时出现（图 10-1）。发生急性蒂扭转后静脉回流受阻，瘤内充血或瘤内血管破裂出血，致瘤体迅速增大；动脉血流受阻瘤体可发生坏死、破裂和继发感染。典型症状为体位改变后突然发生一侧下腹剧痛，常伴恶心、呕吐甚至休克。盆腔检查可扪及张力较大的肿块，压痛以瘤蒂处最明显，并伴有肌紧张。若为不全扭转，有时可自然复位，腹痛随之缓解。蒂扭转一经确诊应尽快手术。

2）破裂：约有 3% 的卵巢肿瘤会发生破裂，有外伤性破裂和自发性破裂两种。外伤性破裂可因腹部受重击、性交、分娩、盆腔检查、穿刺等所致；自发性破裂则往往是肿瘤生长过速所致，多数为恶性肿瘤快速、浸润性生长穿破囊壁引起。症状轻重取决于破裂口的大小、囊液的性质及流入腹腔的囊液量，轻者仅感轻度腹痛，重者表现为剧烈腹痛，伴恶心、呕吐，可出现腹腔内出血、腹膜炎及休克。体征为腹部压痛、腹肌紧张，可有腹水征，原有的肿块扪不到或缩小。怀疑肿瘤破裂时应立即手术。

图 10-1 卵巢肿瘤蒂扭转

3）感染：较少见，多由肿瘤扭转或破裂后引起，也可来源于邻近器官感染灶的扩散，如阑尾脓肿扩散。患者表现为发热、腹痛，腹部压痛、反跳痛、肌紧张，腹部肿块及白细胞计数增加等腹膜炎征象。发生感染者应先用抗生素控制感染，然后手术切除肿瘤，若感染严重则宜即刻手术去除感染灶。

4）恶变：肿瘤生长迅速尤其双侧者，应考虑有恶变的可能，确诊后应尽早手术。

3．心理 - 社会支持状况 在卵巢肿瘤性质确定之前，患者及其家属多表现为焦虑和紧张不安，渴望早日知道诊断结果。若为恶性肿瘤，患者可能出现悲观、抑郁甚至绝望的情绪；又因其手术和反复化疗影响正常的生活、疾病可能最终导致死亡等原因而出现消极、甚至厌世等负面心理。

4．辅助检查

（1）影像学检查

1）B 型超声检查：最常用，临床诊断符合率 > 90%，有助于了解肿瘤的大小、部位、形态和囊实性。

2）放射学诊断：腹部 X 线摄片，卵巢畸胎瘤可显示牙齿、骨质和钙化囊壁。淋巴造影可判断有无淋巴道转移，CT、MRI、PET 检查：可显示肿块及肿块与周围组织的关系。良性肿瘤囊壁光滑、囊内均匀；恶性肿瘤轮廓不规则、向周围组织浸润生长。

（2）腹腔镜检查：可直视肿物情况，并在可疑部位进行多点活检，抽取腹水进行细胞学检查。

（3）细胞学检查：腹水或腹腔冲洗液和胸腔积液找癌细胞，行细胞学检查。

（4）肿瘤标志物

1）血清 CA_{125}：敏感性较高，80% 卵巢上皮癌患者血清 CA_{125} 升高；90% 以上患者 CA_{125} 水平与病情缓解或恶化有关。

2）血清 AFP：对卵黄囊瘤有特异性诊断价值。

3）性激素：颗粒细胞瘤、卵泡膜细胞瘤可产生较高水平的雌激素。

4）HCG：对原发性绒毛膜癌有特异性。

视频：卵巢
肿瘤辅助
检查

5. 治疗原则及主要措施　卵巢肿瘤首选手术治疗。较小的卵巢良性肿瘤常采用腹腔镜手术，恶性肿瘤多采用剖腹手术。

（1）良性肿瘤：生育期、单侧良性卵巢肿瘤患者应行患侧卵巢肿瘤剥出术或卵巢切除术，如无异常应保留患侧正常卵巢组织和对侧正常卵巢；双侧良性卵巢肿瘤患者应行肿瘤剥出术，保留正常的卵巢组织；绝经后期妇女宜行子宫及双侧卵巢切除术，术中做冷冻切片组织学检查，明确肿瘤的性质以确定手术范围。

（2）恶性肿瘤：以手术为主，辅以化疗、放疗等综合治疗方案。晚期卵巢癌患者行肿瘤细胞减灭术，其目的是切除所有原发灶，尽可能切除所有转移灶，使残余病灶越小越好。

（3）交界性肿瘤：主要采用手术治疗。年轻希望保留生育功能的 I 期患者，可以保留正常的子宫和对侧卵巢。

（4）卵巢肿瘤并发症：一旦确诊须立即手术。

（5）卵巢非赘生性肿瘤，直径 >5cm 者应及时手术切除。盆腔肿块诊断不清或治疗无效者宜及早行腹腔镜检查或剖腹探查。

【常见护理诊断/问题】

1. 营养失调　低于机体需要量，与癌症、化疗药物的治疗反应等有关。

2. 体象紊乱　与切除子宫、卵巢有关。

3. 焦虑　与发现盆腔包块有关。

4. 恐惧　与确诊卵巢恶性肿瘤有关。

【护理目标】

1. 患者能说出影响营养摄取的原因，并列举应对措施。

2. 患者能接受丧失子宫及附件的现实，并积极接受治疗过程。

3. 患者能描述自己的焦虑与恐惧，并列举缓解焦虑的若干方法。

【护理措施】

1. 一般护理

（1）促进患者舒适，保持床单位清洁，注意室内空气流通，协助患者勤擦身、更衣。

（2）饮食护理：①合理补充营养，讲解营养对疾病治疗和康复的重要性，给予高蛋白、高维生素、易消化的饮食。对进食不足或全身状况极差者采取支持治疗，遵医嘱静脉补充营养，提高机体对手术及化疗的耐受力。②手术患者排气前忌饮牛奶、豆浆等易引起腹胀的食物。

2. 配合治疗

（1）协助患者接受各种检查：向患者及家属介绍选择的手术方式、将经历的手术经过及可能施行的各种检查，取得主动配合。

（2）手术前后的护理：按腹部手术患者的护理内容认真做好术前准备和术后护理：①术前准备同腹部手术常规，卵巢肿瘤蒂扭转或破裂的患者，遵医嘱做好急症手术的准备。②术中应与病理科联系快速切片组织学检查事项，以初步诊断肿瘤的性质，确定手术范围。③术后加强腹腔引流管和尿管的护理；指导患者包扎腹带、翻身和有效咳嗽的方法；切口疼痛严重的患者，遵医嘱给予镇痛药物。

（3）化疗患者的护理：化疗是治疗卵巢恶性肿瘤的主要辅助手段。早期患者常采用静脉化疗 3～6 个疗程，疗程间隔 4 周。晚期患者可采用静脉腹腔联合化疗或静脉化疗 6～8 个疗程，疗程间隔 3 周。根据化疗方法及用药进行护理。严格按照要求进行化疗药物的配制，化疗过程中密切观察患者的情况，监测生命体征；正确处理化疗过程中出现的不良反应，促进患者舒适。

3．心理护理

（1）为患者提供表达情感的机会和环境；评估患者焦虑的程度以及应对压力的能力；耐心解答患者的疑问。

（2）安排访问已康复的病友，分享感受，增强治愈信心；鼓励患者尽可能参与护理活动，接受患者无破坏性的应对压力行为，以维持其独立性和生活自控能力。

（3）鼓励家属参与照顾患者，指导家属正确的护理方法，并为他们提供单独相处的时间及场所，增进家庭成员间互动。

4．健康指导

（1）加强预防保健意识。大力宣传卵巢癌的高危因素，提倡高蛋白、富含维生素、低胆固醇饮食，高危妇女宜预防性口服避孕药。

（2）积极开展普查工作，30 岁以上妇女每 1～2 年应进行一次妇科检查，高危人群无论年龄大小最好每半年检查一次，必要时进行 B 超。凡乳腺癌、子宫内膜癌、胃肠道癌的患者，术后随访中应定期接受妇科检查，以确定有无卵巢转移癌。卵巢非赘生性肿瘤直径＜5cm 者，每 3～6 个月接受复查并详细记录检查情况。

（3）手术后患者根据病理报告结果制订治疗及随访计划。良性肿瘤患者术后 1 个月常规复查；恶性肿瘤患者常需辅以化疗，多按组织类型制订不同化疗方案，疗程长短因个体而异。护士应配合家属督促、协助患者克服困难，努力完成治疗计划以提高疗效。

（4）卵巢恶性肿瘤易于复发，患者需长期接受随访和监测。随访时间：术后 1 年内，每月 1 次；术后第 2 年，每 3 个月 1 次；术后 3～5 年视病情每 4～6 个月 1 次；5 年以上，每年 1 次。随访内容包括临床症状与体征、全身及盆腔检查、B 超等，必要时做 CT 或 MRI 检查；根据病情需要测定血清 CA_{125}、AFP、HCG 等肿瘤标志物。

【护理评价】

1．患者能否摄入足够热量，维持体重。

2．患者能否接受失去子宫及卵巢的现实，适应术后生活。

3．患者能否描述造成压力、引起焦虑的原因，并愿意用积极方式面对目前健康问题。

第二节　输卵管肿瘤

输卵管肿瘤有良性和恶性两类。良性肿瘤极少见，以腺瘤样瘤居多。恶性肿瘤有原发和继发两种，绝大多数为继发性癌，占输卵管恶性肿瘤的 80%～90%，多数来自卵巢癌、子宫内膜癌，少数来自子宫颈癌、胃肠道癌及乳腺癌。

【概述】

原发性输卵管癌（primary carcinoma of fallopian tube）是少见的女性生殖道恶性肿瘤，其病因不明。以 40～65 岁发病居多，多发生于绝经后妇女。

（一）病理

单侧居多，好发于输卵管壶腹部，病灶始于黏膜层。早期呈结节样增大，随病程进展，输卵管增粗形状似腊肠。切面见输卵管腔扩大、管壁薄，有乳头状或菜花状赘生物。伞端有时封闭，内有血性液体，外观类似输卵管积水。镜下为腺癌，根据癌细胞分化程度及组织结构分为三级：Ⅰ级为乳头状癌，恶性程度低；Ⅱ级为乳头状腺泡癌，恶性程度高；Ⅲ级为腺泡髓样癌，恶性程度最高。

（二）转移途径

1．局部扩散　脱落的癌细胞可经开放的输卵管伞端转移至腹腔，种植在腹膜、大网膜、肠系膜，也可直接侵入输卵管壁的基层，然后蔓延至邻近器官。

2．淋巴转移　女性盆腔有丰富的淋巴管沟通，故常被累及，可经淋巴管转移至腹主动脉旁淋巴结或盆腔淋巴结。

3．血行转移　经血液循环转移至阴道、肺、肝等器官。

（三）临床分期

采用 FIGO（2006 年）制定的手术病理分期（表 10-3）。

表 10-3　输卵管癌手术病理分期（FIGO，2006 年）

0 期	原位癌（局限于输卵管黏膜）
Ⅰ期	癌局限于输卵管
ⅠA	癌局限于一侧输卵管，已扩展至黏膜下和（或）肌层，未穿破浆膜；无腹腔积液
ⅠB	癌局限于双侧输卵管，已扩展至黏膜下和（或）肌层，未穿破浆膜；无腹腔积液
ⅠC	ⅠA 或ⅠB 伴癌达到或穿破浆膜面；腹腔积液或腹腔冲洗液含癌细胞
Ⅱ期	一侧或双侧输卵管癌伴盆腔内扩散
ⅡA	癌扩散和（或）转移至子宫和（或）卵巢
ⅡB	癌扩散至盆腔其他组织
ⅡC	ⅡA 或ⅡB 伴腹腔积液或腹腔冲洗液含癌细胞
Ⅲ期	一侧或双侧输卵管癌伴盆腔外转移和（或）区域淋巴结转移；肝表面转移为Ⅲ期；癌局限于真骨盆内，但组织学证实癌扩展至小肠或大网膜
ⅢA	肉眼见肿瘤局限于真骨盆，淋巴结阴性，但组织学证实腹腔腹膜表面存在镜下转移
ⅢB	一侧或双侧输卵管癌，并有组织学证实的腹腔腹膜表面肿瘤种植，但直径≤2cm，淋巴结阴性
ⅢC	腹腔癌灶直径＞2cm 和（或）区域淋巴结转移
Ⅳ期	肿瘤侵犯一侧或双侧输卵管，伴有远处转移。有胸腔积液且胸腔细胞学阳性为Ⅳ期；肝实质转移为Ⅳ期

【护理评估】

1. 健康史　在询问病史中应注意患者是否有慢性输卵管炎症病史、不孕史、妇科恶性肿瘤史。

2. 身体评估　输卵管肿瘤早期无症状，体征多不明显，易被忽略或延误诊断。临床上常表现为阴道排液、腹痛和盆腔肿块，称为输卵管癌"三联症"。

（1）症状

1）阴道排液：最常见，排液性质为浆液性黄水，量可多可少，呈间歇性，有时为血性，无异味。当癌灶坏死或浸润周围血管时，可出现阴道流血。

2）腹痛：多发生于患侧，早期为钝痛，以后逐渐加剧呈痉挛性绞痛。疼痛与肿瘤体积、渗出液积聚使输卵管承受压力加大有关，当液体从阴道排出后，疼痛常随之减轻。

3）盆腔肿块：部分患者扪及下腹部包块。

4）腹水：较少见，呈淡黄色，有时呈血性。

（2）体征：妇科检查可在子宫一侧或后方扪及肿块，活动受限或固定不动。肿块的大小可因液体的积聚与流出而发生变化，即液体自阴道流出后肿块缩小，液体积聚后肿块再增大。

3. 心理 - 社会支持状况　患者及其家属多表现为焦虑和紧张不安，患者可能出现悲观、抑郁甚至绝望的情绪。

4. 辅助检查

（1）B 超：能确定肿瘤的大小、部位、性状及有无腹水。

（2）分段刮宫：细胞学检查为腺癌细胞，排除宫颈癌和子宫内膜癌后，应高度怀疑输卵管癌。

（3）腹腔镜检查：见输卵管增粗，外观类似输卵管积水，呈茄子状，有时可见赘生物。

（4）其他检查：CT、MRI 比超声检查更清晰。

5. 治疗原则及主要措施　以手术为主，辅以化疗、放疗的综合治疗。手术范围应包括全子宫、双侧附件及大网膜切除术，方法与卵巢癌相似。

【常见护理诊断 / 问题】

1. 营养失调　低于机体需要量，与癌症、化疗药物的治疗反应等有关。

2. 焦虑　与发现盆腔包块有关。

【护理措施】

1. 指导患者配合检查和治疗　遵医嘱向患者及其家属介绍诊疗计划，使其了解所做检查的必要性，取得主动配合。协助完成各种检查，如抽血、腹腔穿刺放腹水、应用化疗药物等，备好用物，观察患者的生命体征，发现异常及时报告医生处理。

2. 手术配合和护理　手术是输卵管肿瘤的最主要治疗手段，按腹部手术护理常规做好术前准备，包括胃肠道、腹部、阴道准备；大量腹水或巨大肿瘤的患者常规备好沙袋；术后注意监测生命体征，腹部伤口止疼，注意有无感染征象，注意腹腔引流管及导尿管的护理。

3. 化疗护理　注意饮食指导，合理调配营养，对术后需化疗的患者，应注意相应的护理，加强监护消化道反应、感染及血象变化，注意电解质紊乱及肝肾功能。详见第十一章第三节"化疗患者的护理"。

4. 心理护理　增强患者及家属的信心，鼓励患者及亲友尽可能参与护理活动，使患者得到亲友的鼓励和帮助。

5. 随访指导　治疗后的第 1 年，每 3 个月复查一次；随访间隔可逐渐延长，到 5 年后每 4～6 个月复查 1 次。

【护理评价】

1. 患者能否积极配合诊疗。

2. 患者是否愿意用积极方式面对目前健康问题。

（刘　莉）

思考题

思路解析

思路解析

1. 陈女士，33 岁，G$_2$P$_1$，因活动后突发右下腹剧烈疼痛 2 小时入院。既往月经规律，末次月经为 2017 年 5 月 10 日，经期、经量正常。体格检查：T 36℃、BP 110/75mmHg、P 80 次 / 分、R 21 次 / 分，心肺未见异常，右下腹压痛明显，伴肌紧张。妇科检查：子宫正常大小，右侧附件区扪及包块如拳头大、表面光滑、囊实性、触痛明显。请问：

（1）该患者腹痛的原因可能是什么？

（2）如需进一步诊断还需进行哪些辅助检查？

（3）该患者初步诊断为"卵巢肿瘤蒂扭转"，首选的治疗措施是什么？应如何护理？

2. 李女士，65 岁，未生育，52 岁绝经，因下腹、腰骶疼痛，伴腹胀、腹部增大来院就诊。妇科检查：盆腔扪及肿块，质硬固定，边界模糊。腹部触诊：腹部膨隆。叩诊：移动性浊音。请问：

（1）为明确诊断首选的辅助检查方法有哪些？

（2）李女士初步诊断为"卵巢癌"，医生决定实施手术治疗，手术前消化道应做哪些准备？

扫一扫，测一测

笔记

第十一章　妊娠滋养细胞疾病患者的护理

学习目标

　　1. 掌握葡萄胎、妊娠滋养细胞肿瘤患者和化疗患者的护理措施。
　　2. 熟悉葡萄胎、妊娠滋养细胞肿瘤的定义、护理评估及常见的护理问题；化疗药物的作用机制及副作用。
　　3. 了解葡萄胎、妊娠滋养细胞肿瘤的病理和治疗原则。
　　4. 能够对葡萄胎、妊娠滋养细胞肿瘤患者进行较全面的护理评估，制定完整的护理计划，帮助患者积极参与治疗护理活动，按期随访。

　　妊娠滋养细胞疾病（gestational trophoblastic disease，GTD）是一组来源于胎盘绒毛滋养细胞的疾病，根据组织学特征分为葡萄胎、侵蚀性葡萄胎、绒毛膜癌（简称绒癌）和胎盘部位滋养细胞肿瘤。其中侵蚀性葡萄胎和绒癌在临床表现、诊断和处理等方面基本相同，多经化疗后治愈，因此国际妇产科联盟（FIGO）妇科肿瘤委员会 2000 年建议将侵蚀性葡萄胎和绒癌合称为妊娠滋养细胞肿瘤（gestational trophoblastic neoplasia，GTN）。
　　绝大部分滋养细胞疾病继发于妊娠，极少数来源于卵巢或睾丸生殖细胞，为非妊娠性绒癌，本章主要讨论妊娠性滋养细胞疾病。

第一节　葡　萄　胎

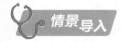**情景导入**

情景描述：
　　杨女士，37 岁。因停经 56 日，阴道不规则流血 12 日，来院就诊。妇科检查：子宫增大如妊娠 3 个月大小，尿妊娠试验阳性，B 型超声显示宫腔内充满不均质密集状回声，呈"落雪状"。
　　请思考：
　　1. 该患者可能的疾病诊断是什么？
　　2. 常见护理诊断／问题有哪些？
　　3. 如何制定护理措施？

【概述】

妊娠后胎盘绒毛滋养细胞增生、间质水肿变性，形成大小不一的水泡，相互间借蒂相连成串，形如葡萄，称为葡萄胎，也称水泡状胎块（hydatidiform mole，HM）。葡萄胎可分为完全性葡萄胎和部分性葡萄胎两类，多数为完全性葡萄胎。葡萄胎发生的确切原因尚未完全清楚。年龄 <20 岁和 >35 岁妊娠妇女，葡萄胎发生率显著增高，饮食中缺乏维生素 A、前体胡萝卜素及动物脂肪者，葡萄胎的发生概率显著增高。此外，感染因素、孕卵异常、细胞遗传异常及社会经济因素等可能与疾病发生有关，既往葡萄胎史、流产和不孕史也可能是发病高危因素。部分性葡萄胎发生率远低于完全性葡萄胎，可能与口服避孕药和不规则月经等有关，但与母亲年龄、饮食因素等无关。

葡萄胎病变局限于子宫腔内，不侵入肌层。完全性葡萄胎大体检查水泡状物形如串串葡萄，直径大小从数毫米至数厘米不等，其间有纤细的纤维素相连。水泡壁薄、透亮，内含黏性液体，常混有血块及蜕膜碎片。水泡状物占满整个宫腔，无胎儿及其附属物或胎儿痕迹。镜下见绒毛体积增大，轮廓规则，滋养细胞弥漫性增生，间质水肿呈水泡样，间质内胎源性血管消失。部分性葡萄胎仅部分绒毛变为水泡，常合并胚胎或胎儿组织，胎儿多数已死亡，且常伴发育迟缓或多发性畸形。镜下见胚胎或胎儿组织存在，部分绒毛大小及水肿程度不等，轮廓不规则，滋养细胞增生程度较轻，间质内可见胎源性血管。

组图：
葡萄胎

【护理评估】

1. 健康史　询问患者的月经史、生育史；本次妊娠早孕反应发生的时间、程度；阴道流血的量、性质、时间，是否有水泡状物质排出；有无自觉胎动；患者及其家族的既往疾病史，包括滋养细胞疾病史。了解患者的年龄、营养等与疾病发生相关因素。

2. 身体状况

（1）完全性葡萄胎：由于诊断技术的发展，越来越多的患者在未出现症状或仅有少量阴道流血时已做出诊断并进行治疗，所以症状典型的葡萄胎患者已少见，典型症状有：

1）停经后阴道流血：80% 以上患者会出现阴道流血，为最常见的症状。多在停经后 8~12 周左右开始不规则阴道流血，呈咖啡色黏液或暗红色，量多少不定，时断时续，有时在血中可发现水泡状物。若母体大血管破裂可引发大出血，导致休克甚至死亡；反复大量出血可造成贫血和继发感染。

2）子宫异常增大、变软：由于滋养细胞增生及间质水肿或因宫腔内积血，约半数以上患者的子宫大于停经月份，质地变软，并伴有血清绒毛膜促性腺激素（HCG）水平异常升高。约 1/3 患者的子宫与停经月份相符，仅有少数患者子宫小于停经月份，可能与水泡退行性变或病情停止发展、葡萄胎组织及血块排出有关。

3）妊娠呕吐：出现呕吐较正常妊娠早，症状严重且持续时间长。发生严重呕吐未能及时纠正者可导致水电解质紊乱。

4）妊娠期高血压疾病征象：多见于子宫异常增大和血清 HCG 水平异常升高者，可在妊娠 24 周前出现高血压、蛋白尿和水肿，而且症状严重，容易发展为子痫前期，但子痫罕见。

5）卵巢黄素化囊肿：滋养细胞过度增生，产生大量 HCG，刺激卵巢卵泡内膜细胞发生黄素化而形成囊肿，称为卵巢黄素化囊肿（theca lutein ovarian cyst）。囊肿多为双侧性，也可有单侧，大小不等，囊壁薄，表面光滑，活动度好。一般无症状，偶可发生扭转。由于子宫异常增大，在葡萄胎排空前一般较难通过妇科检查发现，多由 B 超检查做出诊断。在葡萄胎清宫后 2~4 个月自行消退。

6）腹痛：为阵发性下腹痛，由于葡萄胎增长迅速和子宫过度快速扩张所致，常发生在阴道流血前，一般不剧烈，能忍受。当发生卵巢黄素化囊肿蒂扭转或破裂时，则可出现急性腹痛。

7）甲状腺功能亢进征象：少部分患者可出现轻度甲状腺功能亢进征象，表现为心动过速、潮热、震颤，突眼少见。

（2）部分性葡萄胎：除阴道流血外，症状没有完全性葡萄胎典型，子宫大小与停经月份多相符或小于停经月份，妊娠呕吐少见且症状较轻，多无妊娠期高血压疾病征象，常无腹痛及卵巢黄素化囊肿。易误诊为不全流产或过期流产，需对阴道排出组织进行病理学检查方能确诊。

3. 心理 - 社会支持状况　一旦确诊，患者及家属可能会担心孕妇的安全、是否需要进一步治疗、此次妊娠对今后生育的影响，并表现出对清宫手术的恐惧。对妊娠滋养细胞疾病知识的缺乏及对预后的不确定性会增加患者的焦虑情绪,同时需关注家庭成员对患者情绪的影响。

4.辅助检查

(1)产科检查:子宫多大于停经月份,较软,腹部检查扪不到胎体。

(2)多普勒胎心测定:只能听到子宫血流杂音,未闻及胎心音。

(3)绒毛膜促性腺激素(HCG)测定:血、尿 HCG 滴度明显高于孕周相应值,在停经 8~10 周后仍持续上升或持续高值范围不降。

(4)B 超检查:是诊断葡萄胎的重要辅助检查方法,采用经阴道彩色多普勒超声敏感性更高,检查结果更加可靠。完全性葡萄胎的典型 B 超影像表现为子宫大于相应孕周,无妊娠囊或胎心搏动,宫腔内充满不均质密集状或短条状回声,呈"落雪状",若水泡较大则呈"蜂窝状",常可测到双侧或一侧卵巢黄素化囊肿。部分性葡萄胎宫腔内可见水泡状胎块引起的超声图像改变及胎儿或羊膜腔,胎儿通常合并畸形。

5.治疗要点　一经确诊应及时清除宫腔内容物。如卵巢黄素化囊肿蒂扭转且发生坏死,应手术切除患侧附件。

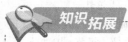

清宫手术的并发症及其处理

1.感染　清宫手术前准备充分,严格无菌操作,术后预防性使用抗生素,可减少感染的发生。不规范操作和重复使用的器械很容易导致女性在二次清宫过程中造成感染。

2.宫颈撕裂　常见于未育的女性,一般发生在宫颈两侧。对于此类患者,操作时动作要轻柔。小的撕裂创口可行碘仿纱布堵塞止血;对于较大的裂口,应在直视下行缝合止血。

3.子宫穿孔　妊娠和肿瘤(如葡萄胎)均可使子宫壁变得脆弱,清宫术时易造成子宫穿孔。对出血较少的子宫穿孔,可行抗炎、止血等保守治疗;若穿孔较大,并发大出血,则需剖腹探查止血,行穿孔创面的修补或行子宫切除。

4.子宫腔粘连　如清宫时搔刮过度,会出现宫腔粘连,其后果为不孕、流产、闭经、痛经等。可在宫腔镜下分离粘连。

【常见护理诊断/问题】

1.焦虑　与担心葡萄胎预后及对今后生育的影响有关。

2.恐惧　与害怕清宫手术有关。

3.自尊紊乱　与分娩的期望得不到满足有关。

4.有感染的危险　与阴道长期、大量流血,造成贫血导致免疫力下降有关。

5.知识缺乏　缺乏葡萄胎相关知识。

【护理目标】

1.患者焦虑、恐惧情绪减轻,积极配合治疗。

2.患者能接受葡萄胎及流产的结局。

3.无感染发生。

4.患者了解葡萄胎相关知识,能陈述随访的重要性和具体方法。

【护理措施】

1.心理护理　详细评估患者对疾病的心理承受能力,护理人员应主动建立良好的护患关系,给予患者极大的同情与安慰。鼓励患者表达不能得到良好妊娠结局的悲伤,对疾病、治疗手段的认识,确定其主要心理问题。向患者及家属解释葡萄胎相关知识及各种检查治疗的过程,说明尽快进行清宫手术的必要性。告知患者治愈两年后可正常生育,让其以平静的心态面对疾病。

2.病情观察　严密观察腹痛及阴道流血情况,流血过多时密切监测血压、脉搏、呼吸等生命体征。检查阴道排出物内有无水泡状组织,一旦发现要送病理检查,同时保留会阴垫,便于评估阴道出血量。

3.做好术前准备及术中护理　葡萄胎一旦确诊应及时清宫,术前做好必要的化验检查如血常规、肝肾功能、乙型肝炎表面抗原等;建立静脉通道,配血备用,备好缩宫素和抢救物品。吸宫时尽量选用大号吸管以免葡萄胎组织堵塞吸管；为防止宫缩时将水泡挤入血管造成肺栓塞或转移，缩宫素应在充分扩张宫口、开始吸宫后使用；术中需细致观察患者面色及生命体征变化。术后仔细检查宫内清出物的数量、出血量、水泡的大小，做好记录，并将刮出物送病理学检查。子宫小于妊娠 12 周可以一次吸刮干净，子宫大于妊娠 12 周或术中感到一次刮净有困难时，一般于 1 周后再行第二次刮宫。对合并妊娠期高血压疾病者做好相应的护理，遵医嘱使用抗生素，预防感染。

4. 随访指导　葡萄胎恶变率 10%～25%，正常情况下，葡萄胎排空后血清 HCG 稳步下降，首次降至阴性的平均时间约为 9 周，最长不超过 14 周。如果葡萄胎排空后 HCG 持续异常，应考虑为滋养细胞肿瘤。通过定期随访可早期发现妊娠滋养细胞肿瘤并进行及时处理。随访应包括以下内容：① HCG 定量测定，葡萄胎清宫后每周 1 次，直至连续 3 次正常，随后每个月 1 次持续至少半年。此后每半年 1 次，共随访 2 年。②在随访血、尿 HCG 的同时应注意观察月经是否规则，有无异常阴道流血，有无咳嗽、咯血及其他转移灶症状。③定期做妇科检查、B 超及 X 线胸片检查，必要时可选择 CT 等其他检查。

5. 避孕指导　葡萄胎患者应严格避孕 1 年。避孕方法推荐使用避孕套，**不宜口服避孕药或放置宫内节育器，因口服避孕药可延缓葡萄胎残余滋养细胞的退化**，宫内节育器可刺激子宫内膜，这些都有间接促使恶变发生的可能，且避免放置宫内节育器混淆子宫出血原因或导致子宫穿孔。

6. 健康指导　让患者和家属了解坚持正规的治疗和随访是根治葡萄胎的基础，懂得监测 HCG 的意义。指导患者多喝水，多进食高蛋白、高铁、富含维生素饮食，如蛋类、肝脏、牛奶、菠菜、胡萝卜等。适当活动，保证睡眠充足，养成良好的生活习惯，提高机体抵抗力。保持外阴清洁，刮宫手术后禁止性生活及盆浴 1 个月，预防感染发生。

对于年龄大于 40 岁、刮宫前 HCG 值异常升高、刮宫后 HCG 值不能进行性下降、子宫明显大于相应的妊娠月份或短期内迅速增大、黄素化囊肿直径＞6cm、滋养细胞高度增生或伴有不典型增生、出现可疑的转移灶或无随访条件的患者可采用预防性化疗，但不能代替随访，不作为常规推荐。

【护理评价】

1. 患者是否情绪稳定、焦虑减轻，是否理解清宫手术的重要性，积极配合治疗。
2. 患者及家属是否能坦然接受葡萄胎及流产的结局。
3. 患者是否保持会阴清洁干燥，体温正常，没有继发感染。
4. 患者和家属是否了解随访的重要性，并能正确的参与随访全过程。

第二节　妊娠滋养细胞肿瘤

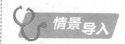

情景描述：

陈女士，39 岁，葡萄胎清宫术后 5 个月。出现不规则阴道流血 10 日，伴咳嗽、咯血 3 日。检查子宫稍大，质软，尿 HCG 阳性，X 线示右肺结节状阴影。

请思考：

1. 该患者可能的疾病诊断是什么？
2. 常见的护理诊断 / 问题有哪些？

【概述】

妊娠滋养细胞肿瘤是滋养细胞的恶性病变，包括侵蚀性葡萄胎（invasive mole）、绒毛膜癌（chorio-carcinoma）和胎盘部位滋养细胞肿瘤，胎盘部位滋养细胞肿瘤临床罕见。妊娠滋养细胞肿瘤 60% 继发于葡萄胎妊娠，30% 继发于流产，10% 继发于足月妊娠或异位妊娠。其中侵蚀性葡萄胎全部继发于葡萄胎妊娠，绒毛膜癌可继发于葡萄胎妊娠，也可继发于非葡萄胎妊娠。继发于葡萄胎排空后 6 个月内的妊娠滋养细胞肿瘤在组织学诊断中多数为侵蚀性葡萄胎，1 年以上多数为绒毛膜癌，半年至 1 年者绒毛膜癌和侵蚀性葡萄胎均有可能，但一般来说时间间隔越长，绒毛膜癌的可能性越大。侵蚀性葡萄胎恶性程度一般不高，多数仅造成局部侵犯，大多数预后较好。绒毛膜癌恶性度极高，早期就可通过血行转移至全身，在化疗药物问世前，死亡率高达 90% 以上。随着诊疗技术的不断发展，绒毛膜癌患者的预后已得到极大改善。

侵蚀性葡萄胎大体检查可见子宫肌壁内有大小不等、深浅不一的水泡状物组织，当病变组织侵蚀接近子宫浆膜层时，子宫表面有单个或多个紫蓝色结节，侵蚀较深时可穿透子宫浆膜层或韧带。镜下可见水泡状组织形态与葡萄胎相似，可见绒毛结构及滋养细胞增生和异型性。

绒毛膜癌多数原发在子宫，癌肿主要经血行转移，转移早而广泛。肿瘤常位于子宫肌层内，也可突入宫腔或穿破浆膜。大体检查见子宫不规则增大，表面可见单个或多个结节，大小不等，无固定形态，与周围组织分界清；质地脆而软，易出血；癌组织呈暗红色，常伴出血、坏死及感染。镜下表现为滋养细胞无绒毛结构，极度不规则增生，分化不良并广泛侵入子宫肌层及血管。肿瘤不含间质和自身血管，瘤细胞依靠侵蚀母体血管获取营养。

文档：侵蚀性葡萄胎和绒毛膜癌的鉴别

【护理评估】

1. 健康史 询问患者的既往病史，包括月经史、婚育史、滋养细胞疾病史、用药史及过敏史；若既往曾患葡萄胎，应详细了解葡萄胎清宫的时间、次数、水泡大小、量，清宫后阴道流血的量、质、时间及子宫复旧情况；了解血、尿 HCG 随访的情况和肺部 X 射线检查结果。询问原发病灶及生殖道、肺部、脑等转移灶症状的主诉，如咳嗽、反复咯血、胸痛等肺部转移症状或失明、头痛、呕吐、偏瘫及昏迷等脑转移症状；是否进行过化疗及化疗的时间、药物、剂量、疗效及用药后机体反应情况等。

2. 身体状况

（1）原发灶表现：多继发于葡萄胎清宫后，少数发生于流产或足月产后。

1）不规则阴道流血：在葡萄胎排空、流产或足月产后，或月经恢复正常数月后再停经，出现不规则阴道流血，量多少不定。长期阴道流血者可继发贫血。

2）子宫复旧不全或不均匀增大：葡萄胎排空后 4～6 周子宫未恢复到正常大小，质地偏软。也可受肌层内病灶部位和大小的影响，表现出子宫不均匀增大。

3）卵巢黄素化囊肿：由于 HCG 的持续作用，在葡萄胎排空、流产或足月产后，两侧或一侧卵巢黄素化囊肿可持续存在。

4）腹痛：一般无腹痛。若病灶侵蚀子宫壁穿透浆膜层时，可引起大出血，导致急性腹痛和其他腹腔出血的症状。黄素化囊肿发生扭转或破裂时也可出现急性腹痛。

5）假孕症状：由于肿瘤分泌 HCG 及雌、孕激素的作用，患者闭经，乳房增大，乳头及乳晕着色，甚至有初乳样分泌，外阴、阴道、宫颈色素沉着，生殖道变软。

（2）转移灶表现：多见于绒毛膜癌，症状和体征视转移部位而异。**最常见的转移部位为肺**（80%），其次是阴道（30%）、盆腔（20%）、肝（10%）、脑（10%）等。各转移部位症状的共同特点是滋养细胞异常增生破坏血管导致局部出血。妊娠滋养细胞肿瘤患者可同时出现原发灶和转移灶的症状，但临床也有不少患者原发灶消失而转移灶发展，仅表现为转移灶症状。

文档：滋养细胞肿瘤解剖学分期

肺转移的典型表现为咳嗽、血痰或反复咯血、胸痛及呼吸困难等；阴道转移局部表现为紫蓝色结节，破溃后可引发不规则阴道出血；肝转移者大多伴有肺转移，可有上腹部或肝区疼痛，穿破肝包膜可出现腹腔内出血，预后多不良；脑转移为主要的致死原因，可先出现跌倒、失语或失明等瘤栓期症状，继而出现头痛、喷射性呕吐、抽搐、偏瘫、昏迷等脑瘤期症状，最后可因脑瘤增大，周围组织出血、水肿，而致颅内压增高、形成脑疝，压迫生命中枢，导致死亡。

3. 心理 - 社会支持状况 患者由于不规则阴道流血而出现不适、恐惧感，若出现转移灶症状，会担心疾病的预后而感到悲哀、不能接受现实。有些患者因多次化疗可能导致经济困难，表现出焦虑不安，对治疗和生活失去信心，甚至绝望；或因手术治疗而担心失去生育功能、改变女性特征、遭遇家庭和社会歧视等。

4. 辅助检查

（1）妇科检查：子宫增大、变软，发生阴道、宫颈转移时局部可见紫蓝色结节。

（2）血清 HCG 测定：**血清 HCG 水平是葡萄胎后妊娠滋养细胞肿瘤的主要诊断依据**。患者往往于葡萄胎清除后 9 周以上，或流产、足月产、异位妊娠终止后 4 周以上，HCG 水平持续阳性或阴性后

笔记

又持续阳性,除外妊娠物残留或再次妊娠、结合临床表现可诊断为滋养细胞肿瘤。

(3)胸部X线片:是诊断肺转移的重要检查方法。肺部转移者最初X线征象为肺纹理增粗,继而发展为片状或小结节阴影,后期典型X线表现为棉球状或团块状阴影。

(4)超声检查:是诊断子宫原发病灶最常用的方法,可见子宫正常大小或不同程度增大,有回声增高或回声不均区域,无包膜,也可表现为整个子宫呈弥漫性增高回声。彩色多普勒超声主要显示丰富的血流信号和低阻力型血流频谱。

(5)CT和磁共振成像:CT对发现肺部较小转移病灶和肝、脑等部位转移灶有较高诊断价值。磁共振成像主要用于脑、肝和盆腔病灶的诊断。

(6)组织学诊断:在子宫肌层或宫外转移灶中见到绒毛结构或退化的绒毛阴影,诊断为侵蚀性葡萄胎;若组织学检查仅见成片滋养细胞出血、坏死,绒毛结构消失,则诊断为绒毛膜癌。若原发灶和转移灶诊断不一致,只要在任一组织切片中见有绒毛结构,均诊断为侵蚀性葡萄胎。

5.治疗要点 以化疗为主,手术和放疗为辅。年轻希望保留生育功能者尽可能不切除子宫,若需切除子宫者仍可保留卵巢。需手术治疗者一般先行化疗,待病情控制后再手术,对肝、脑有转移的重症患者或肺部耐药病灶患者,可考虑用放射治疗。

【常见护理诊断/问题】

1.预感性悲哀 与病程长、预后不良有关。

2.潜在并发症 肺转移、阴道转移、脑转移。

【护理目标】

1.患者能积极主动参与治疗和护理活动。

2.患者并发症得到及时发现和处理。

【护理措施】

1.心理护理 评估患者及家属对疾病的心理反应,帮助患者尽快适应住院环境;耐心倾听患者的诉说,帮助分析可利用的社会支持系统,纠正消极的应对方式,减轻其悲伤感;为患者和家属提供化学药物治疗及其护理的信息,帮助树立战胜疾病的信心,以减轻患者及家属的心理压力。

2.严密观察病情 严密观察阴道流血情况,记录出血的量和颜色;监测记录患者的生命体征,配合医生做好抢救工作,及时做好手术准备;动态观察并记录血清HCG的变化情况,识别转移灶症状,发现异常及时报告医生并配合处理。

3.做好治疗配合 接受化疗者按化疗患者常规护理(见本章第三节"化疗患者的护理"),手术治疗者按妇科手术前后护理常规实施护理。

4.有转移灶者,提供对症护理

(1)阴道转移患者的护理

1)尽量卧床休息,减少走动;禁止做不必要的阴道检查和阴道窥器检查,严禁行阴道冲洗,密切观察病灶有无破溃出血。

2)配血备用,准备好各种抢救器械和物品(输血、输液用物,长纱条,止血药物及氧气等)。

3)如发生溃破大出血,应立即通知医生并配合抢救。用长纱条填塞阴道压迫止血。保持外阴清洁,严密观察阴道出血情况及生命体征,同时观察有无感染及休克。填塞的纱条必须于24~48小时内取出,若出血未止可使用无菌纱条重新填塞,记录取出和再次填入纱条数量,同时给予输血、输液,遵医嘱使用抗生素预防感染。

(2)肺转移患者的护理

1)卧床休息,呼吸困难时给予半卧位、吸氧。

2)遵医嘱给予镇静剂及化疗药物。

3)大量咯血时有窒息、休克甚至死亡的危险,应立即取头低侧卧位以保持呼吸道通畅,并轻击背部,帮助排出积血。同时迅速通知医生,配合医生进行止血、抗休克治疗。

(3)脑转移患者的护理

1)观察患者生命体征和神志变化情况;有无头痛、呕吐、抽搐等颅内压增高症状;有无电解质紊乱的症状,记录24小时出入量。

114

2）遵医嘱给予静脉补液，配合医生给予止血、脱水、镇静等抢救治疗和化疗，严格控制液体摄入量，避免补液速度过快，防止颅内压升高。

3）指导患者尽量卧床休息，起床时应有人陪伴，防止瘤栓期的一过性症状发生时造成意外损伤。预防跌倒、咬伤、吸入性肺炎、角膜炎、压疮等并发症的发生。偏瘫、昏迷患者按相应的护理常规实施护理。

4）及时做好血和尿的 HCG、CT、腰穿等相关项目的检查配合。

5. 健康指导　鼓励患者进高蛋白、高维生素、易消化饮食，以增强机体免疫力。保持外阴清洁，防止感染，节制性生活，做好避孕指导。注意休息，避免过度劳累。出院后注意严密随访，两年内的随访内容同葡萄胎患者；两年后仍需每年 1 次，持续 3～5 年，随访内容同葡萄胎。随访期间严格避孕，推荐使用避孕套，化疗停止≥12 个月方可妊娠。

【护理评价】

1. 患者能否与医护人员讨论疾病及治疗方案，是否积极参与治疗护理活动，恐惧感和悲伤感有无减轻，是否有战胜疾病的信心。

2. 患者在护士指导下能否配合治疗，原发症状和转移灶症状及化疗副作用有否减轻或消失，是否发生感染、严重营养不良等并发症。

第三节　化疗患者的护理

化学药物治疗（简称化疗）和手术治疗、放射治疗是目前治疗恶性肿瘤的主要手段。滋养细胞疾病是所有肿瘤中对化疗最为敏感的一种，随着化疗的方法学和药物学的快速进展，滋养细胞肿瘤的治愈率不断提高，总治愈率超过 90%。

【化疗药物的作用机制】

化疗药物种类繁多，作用机制各不相同。根据药物的作用点不同而归纳为以下几种作用机制：①影响去氧核糖核酸（DNA）的合成；②直接干扰核糖核酸（RNA）的复制等功能；③干扰转录、抑制信使核糖核酸（mRNA）的合成；④阻止纺锤丝形成，抑制有丝分裂；⑤抑制蛋白质合成。

【常用化疗药物种类】

1. 烷化剂　属细胞周期非特异性药物，直接作用于 DNA，防止癌细胞再生。临床上常用的有邻脂苯芥（抗瘤新芥）和硝卡芥（消瘤芥），一般以静脉给药为主，副作用有骨髓抑制、白细胞下降。

2. 抗代谢药　属细胞周期特异性药物，能干扰 DNA 和 RNA 的合成代谢，导致癌细胞死亡。常用的有甲氨蝶呤及氟尿嘧啶。甲氨蝶呤为抗叶酸类药，可口服、肌注和静脉给药；氟尿嘧啶口服不吸收，需静脉给药。

3. 抗肿瘤抗生素　属细胞周期非特异性药物，通过抑制酶的作用和有丝分裂或改变细胞膜来干扰 DNA。常用的有放线菌素 D（更生霉素）。

4. 植物类抗肿瘤药　属细胞周期特异性药物，是植物碱和天然产品，它们可以抑制有丝分裂或酶的作用，从而防止细胞再生必需的蛋白质合成。常用的有长春碱及长春新碱，一般静脉给药。

【常用化疗方案及给药方法】

化疗方案的选择目前国内外基本一致，低危患者选择单一药物化疗，高危患者选择联合化疗。单一化疗常用药物有：甲氨蝶呤、氟尿嘧啶、放线菌素 D 等；联合化疗国内应用比较普遍的是以氟尿嘧啶为主的方案和 EMA-CO 方案（依托泊苷、放线菌素 D、甲氨蝶呤、四氢叶酸、长春新碱）。较常用的给药方法有静脉滴注、肌内注射、口服给药，目前还有腹腔内给药，动脉插管局部灌注化疗、靶向治疗等方法。

【化疗药物的毒副反应】

目前临床使用的抗肿瘤化学治疗药物在杀伤肿瘤细胞的同时也杀伤正常组织的细胞，导致严重的毒副反应。

1. 近期毒性反应　又分为局部反应（如局部组织坏死、栓塞性静脉炎等）和全身性反应（包括造血系统、消化系统、免疫系统、皮肤和黏膜反应、神经系统反应、肝功能损害、心脏反应、肺毒性反应、肾功能障碍、脱发及其他反应等)。造血系统反应主要为骨髓抑制,表现为外周血白细胞和血小板计数减少,停药后多可自动恢复。消化系统损害常表现为恶心、呕吐,停药后逐步好转,一般不影响继续治疗。皮肤反应最常见于应用甲氨蝶呤后,严重者可引起剥脱性皮炎。脱发最常见于应用放线菌素D(更生霉素),严重者一个疗程可全脱,但停药后均可生长。

2.远期毒性反应 主要是生殖功能障碍及致癌作用、致畸作用等。

3.其他 有时还可出现并发症,常见的有感染、出血、穿孔、尿酸结晶等。

了解化疗药物的作用机制和毒副作用,观察用药反应,减轻化疗患者不适是化疗护理的主要内容。

【护理评估】

1.健康史 采集患者既往的用药史,尤其是化疗药物使用史和药物过敏史。询问有关造血系统、消化系统和泌尿系统疾病病史,是否存在转移灶的症状和体征;询问患者的肿瘤疾病史,发病时间、治疗方法及效果;了解总体和本次治疗的化疗方案,目前的病情状况。

2.身体状况 测量患者生命体征,评估营养状态,检查皮肤、黏膜、淋巴结有无异常;准确测量体重为准确用药提供依据;采集患者的饮食形态、睡眠状态、排泄情况、生活习惯与嗜好及自理程度,为护理照顾提供依据;指导患者进行血常规、尿常规和大便常规检查及肝、肾功能、心电图检查,以了解化疗药物对个体的毒性作用,用药前如有异常宜暂缓进行治疗。

3.心理-社会支持状况 询问患者对疾病和化疗的认识,是否对疾病的预后和化疗效果担心、焦虑;了解对接受化疗的反应,尤其是已有化疗经历的患者是否对再次化疗感到恐惧、缺乏信心,是否因长期治疗产生经济困难而悲观抑郁、丧失了与疾病斗争的决心。

【常见护理诊断/问题】

1.营养失调 低于机体需要量,与化疗所致的消化道反应有关。

2.体象紊乱 与化疗所致的脱发有关。

3.有感染的危险 与化疗引起骨髓抑制、白细胞减少有关。

4.潜在并发症 出血。

5.有口腔黏膜损伤的危险 与化疗所致的口腔溃疡有关。

【护理目标】

1.能满足患者机体的营养需要。

2.患者能接受脱发的外表变化。

3.患者未发生严重感染。

4.患者无出血等并发症的发生。

5.患者了解口腔卫生知识,能配合口腔护理。

【护理措施】

1.心理护理 化疗前向患者和家属讲解药物的作用、疗效和可能的毒副反应,鼓励患者树立治疗信心。化疗期间鼓励病友交流,倾听患者诉说恐惧、疼痛等不适感,提供可利用的支持系统,关心患者并取得患者的信任,促进克服化疗不良反应,帮助患者度过脱发等造成的心理危险期。

2.严密观察病情变化 化疗期间定时测量患者的生命体征,评估有无感染的发生。严密观察患者出血的症状,如皮下出血、呕血、便血、鼻出血、牙龈出血、病变部位(如子宫、阴道)出血等。患者是否有倦怠、乏力、表情淡漠、食欲缺乏、反应迟钝等症状。观察有无腹痛、腹泻,早期发现假膜性肠炎和肝功能损害;有无尿道刺激征和血尿,早期发现膀胱炎及肾功能损害;有无肢体麻木、肌肉软弱、偏瘫,早期发现神经功能损害。

3.化疗用药护理

(1)准确测量并记录体重:化疗时应根据体重来正确计算和调整药物剂量,一般在每个疗程的用药前及用药中各测一次体重,应在早晨空腹、排空大小便后进行测量,酌情减去衣服重量。如体重测量不准确,药物剂量过大可发生中毒反应,过小则影响疗效。

(2)正确使用药物:给药前收集患者的病情、化疗方案、药物种类和剂量、使用方法、配伍禁忌、药物贮存要求和有效期等信息。根据医嘱严格做到三查七对,正确溶解和稀释药物,并做到现配现用,一般常温下不超过1小时。如果联合用药应根据药物的性质排出先后顺序。要求避光的化疗药物如放线菌素 D（更生霉素）、顺铂等，取出后应使用避光罩或用黑布包好。根据补液量和时间设定滴速、匀速滴入，以确保疗效并减少毒副反应。环磷酰胺等药物需快速进入，应选择静脉推注；氟尿嘧啶、阿霉素等药物需慢速进入，应使用静脉注射泵或输液泵给药。

（3）注意保护患者静脉，预防局部静脉炎和坏死：遵循长期补液保护血管的原则，从远端开始，有计划地穿刺，用药前先注入少量生理盐水，确认穿刺成功后再更换化疗药物。静脉滴注期间密切巡视，发现药物外渗应立即停止滴入、拔出针头，根据药物性质给予局部冷疗，用生理盐水或普鲁卡因局部封闭，最后用硫酸镁湿敷或多磺酸黏多糖乳膏涂抹，以减轻疼痛和肿胀，预防局部组织坏死。化疗结束前用生理盐水冲管，以降低穿刺部位拔针后的药物残留浓度，起到保护血管的目的。补液完毕拔出针头后用棉球按压进针处 3 分钟。

4. 化疗常见毒副反应的护理

（1）血液系统不良反应的护理：骨髓抑制主要表现为白细胞和血小板减少，易引起感染，增加出血风险，需定期测定白细胞和血小板计数。

1）白细胞降低的护理：加强个人卫生宣教，保持良好生活习惯，预防感染；病室每日定时通风 2 次，每次 15～30 分钟，定期进行空气培养。WBC＜1×10^9/L 时应将患者置于单人房间进行保护性隔离；对病室进行空气消毒，每日紫外线照射 2 次，每次 30 分钟；对体弱的患者定期协助翻身，以防压疮的发生；患者高热时应立即行物理降温。

2）血小板降低的护理：了解患者在停药 10～14 日时血象的变化，预防出血；指导患者避免磕、碰、划伤，对有颅内出血和阴道出血倾向的患者要绝对卧床休息；在进行护理操作时动作轻柔，在进行肌内注射或皮下注射、静脉给药后按压时间适当延长；嘱患者用软毛牙刷刷牙，不使用牙签剔牙；恶心、呕吐剧烈时可遵医嘱给予肌内注射止吐镇静剂，防止消化道黏膜出血；室内湿度保持在 50%～60%；患者感鼻腔干燥时，可给予液状石蜡或薄荷油滴鼻，嘱多喝开水，多吃新鲜蔬菜水果，勿用手指挖鼻孔；忌食辛辣、刺激性、尖硬粗糙的食物，保持大便通畅；防止转移瘤破溃，注意观察病变部位及全身症状，并准备好止血、抢救物品和药品，必要时可输新鲜血或血小板，刺激骨髓再生。

（2）消化系统不良反应的护理：对恶心、呕吐、食欲缺乏的患者提供患者喜欢的食物和良好的进餐环境；合理安排用药时间；化疗前后给予镇吐剂；呕吐严重者及时补充水电解质；对不能自行进餐的患者给予喂食。腹泻患者应做大便细菌培养和涂片检查；病情较重、腹泻次数多的患者遵医嘱给予禁食，静脉补充液体，按医嘱给予抗生素，必要时输血或血浆蛋白；严格记录出入量，及时发现和处理水、电解质紊乱。

（3）口腔护理：应保持口腔清洁，预防口腔炎症。如出现口腔黏膜充血疼痛可局部喷射西瓜霜等粉剂；如有黏膜溃疡，则做溃疡面分泌物培养，根据药敏试验结果选用抗生素和维生素 B_{12} 液混合涂于溃疡面促进愈合；使用清洁水漱口，进食前后用消毒液漱口；给予温凉的流食或软食，避免刺激性食物；对于口腔溃疡疼痛不能进食者，可于进食前 15 分钟用丁卡因（地卡因）溶液敷溃疡面以减少疼痛；进食后漱口并用甲紫（龙胆紫）、锡类散或冰硼散等局部涂抹。鼓励患者进食促进咽部活动，减少咽部溃疡引起的充血、水肿和结痂。

（4）动脉化疗并发症的护理：动脉灌注化疗后有些患者可出现穿刺局部血肿甚至大出血，主要是穿刺损伤动脉壁或患者凝血机制异常所造成。术后应密切观察穿刺点有无渗血及皮下淤血或大出血。用沙袋压迫穿刺部位 6 小时，穿刺肢体制动 8 小时，卧床休息 24 小时。如有渗出应及时更换敷料，出现血肿或大出血者立即对症处理。

【护理评价】

1. 患者能否坚持进食，摄入量能否满足机体需要。

2. 患者能否以平和的心态接受自己形象的改变。

3. 患者是否发生血管损伤、出血等并发症。

4. 患者住院期间是否发生严重感染，病情有无好转。

5. 患者是否因化疗发生口腔溃疡。

（李　琴）

笔记

思考题

思路解析

思路解析

1. 丁女士，37 岁。因停经 12 周阴道流血就诊。查体：T 36.8℃，P 90 次 / 分，BP 140/90mmHg。妇检：耻骨联合上 2～3 横指可触及子宫，质软。阴道通畅，有少量血液，呈暗红色。血 β-HCG 测定为 890 000U/L。B 超：子宫大于相应孕周，无妊娠囊与胎心搏动，腔内充满弥漫光点，呈"落雪状"。请问：

（1）该患者的疾病诊断可能是什么？

（2）为明确诊断还应采取哪些措施？

（3）现在该患者可能存在哪些护理诊断？如何对该患者进行护理？

2. 李女士，34 岁，因阴道不规则流血 30 余日就诊。自诉偶有咳嗽，无胸痛、咯血，14 个月前因患葡萄胎行清宫术 2 次。实验室检查示血 β-HCG 水平持续增高，病灶组织学检查仅见大量滋养细胞出血、坏死，绒毛结构消失，胸片示肺纹理增粗，右侧肺叶有单个小结节阴影。请问：

（1）该患者的疾病诊断可能是什么？

（2）如何为其制订护理计划？

（3）该患者化疗期间如何护理？

扫一扫，测一测

学习目标

1. 掌握功能失调性子宫出血、痛经、绝经综合征的概念、护理诊断、护理评估和护理措施。
2. 熟悉闭经的护理评估及护理措施；熟悉经前期综合征的临床表现和护理要点。
3. 了解功能失调性子宫出血、痛经、绝经综合征的病因与分类。
4. 具有良好的职业素养和必备的人文关怀精神。

第一节　功能失调性子宫出血

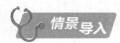

情景描述：

小张，女，17岁，学生。该患者16岁月经初潮，月经期7～10日，月经周期22日～3个月不等。本次月经来潮15日尚未结束，出现头晕、乏力症状来医院就诊。

请思考：

1. 小张的表现可能是什么原因导致的？

2. 目前存在哪些主要的护理问题？

3. 针对患者我们应给予哪些指导？

功能失调性子宫出血（dysfunctional uterine bleeding，DUB）简称功血，是由于生殖内分泌轴功能紊乱引起的异常子宫出血。分为无排卵性和排卵性两类。85%为无排卵性，好发于青春期和绝经过渡期妇女，也可发生于育龄期；排卵性月经失调好发于育龄期妇女。

【概述】

（一）病因

1. 无排卵性功血　当机体受到内外各种因素，如精神过度紧张、情绪变化、环境气候改变、营养不良、代谢紊乱及酗酒等，均可通过大脑皮质和中枢神经系统而引起下丘脑-垂体-卵巢轴功能调节或靶细胞效应异常而导致月经失调。

青春期患者，因下丘脑-垂体-卵巢轴的反馈调节功能尚未成熟，大脑中枢对雌激素的正反馈作用存在缺陷，FSH 在低水平持续，无 LH 高峰形成导致无排卵。绝经过渡期患者，因卵巢功能衰退，卵巢对垂体促性腺激素的敏感性降低，影响卵泡正常发育而不能排卵。育龄期妇女可因精神创伤、手术应激等引起无排卵。

2. 排卵性月经失调　分为月经过多和月经周期间出血两类。

（1）月经过多：可能因前列腺素血管舒缩因子分泌比例失调或子宫内膜纤溶酶活性过高有关，或与分泌晚期内膜中雌激素受体（ER）、孕激素受体（PR）过高有关。

（2）月经周期间出血：分为黄体功能异常和围排卵期出血两类。

1）黄体功能异常：又分为黄体功能不全和子宫内膜不规则脱落两类。①黄体功能不全（luteal phase defect，LPD）：患者月经周期中有卵泡发育及排卵，但黄体过早衰退或孕激素分泌不足，导致黄体期缩短和子宫内膜分泌反应不良。②子宫内膜不规则脱落（irregular shedding of endometrium）：患者月经周期中有排卵，黄体萎缩过程延长，子宫内膜不规则脱落，又称黄体萎缩不全。该病是由于下丘脑 - 垂体 - 卵巢轴调节功能异常或溶黄体机制失常引起，孕激素持续作用于子宫内膜，不能如期完整脱落。

2）围排卵期出血：在排卵期，由于雌激素水平短暂下降，子宫内膜失去激素的支持而出现部分子宫内膜脱落的有规律性阴道出血。

（二）子宫内膜的病理变化

1. 无排卵性异常子宫出血　子宫内膜受单一雌激素持续作用而呈不同程度的增生性改变。包括：

（1）子宫内膜增生症：国际妇科病理协会（ISGP，1998 年）将其分为：①单纯型增生，最常见的类型，发展为子宫内膜腺癌的概率仅约 1%；②复杂型增生，为局灶性涉及腺体的增生，发展为子宫内膜腺癌的概率约 3%；③不典型增生，腺体增生并有细胞不典型，约 23% 发展为子宫内膜癌。

（2）增生期子宫内膜：子宫内膜同正常月经周期中的增生期内膜一致，只是在月经周期后半期甚至月经期仍为增生期形态。

（3）萎缩型子宫内膜：表现为子宫内膜萎缩菲薄。

2. 排卵性异常子宫出血

（1）黄体功能不足：分泌期内膜腺体呈分泌不良、间质水肿不明显或腺体与间质呈不同步发育，子宫内膜病理活检显示分泌反应较实际周期日至少落后 2 日。

（2）子宫内膜不规则脱落：正常月经第 3～4 日时分泌期内膜全部脱落，子宫内膜不规则脱落时，于月经期第 5～6 日，仍可见呈分泌反应的子宫内膜。子宫内膜病理活检表现为混合型，即新增生期内膜、残留的分泌期内膜、出血坏死的内膜同时存在。

【护理评估】

1. 健康史　详细询问发病时间、目前流血情况、有无停经史、诊治经过，所用何种药物、其剂量及效果如何等。询问患者年龄、月经史、婚育史、避孕措施；有无慢性病（如肝病、血液病、高血压、代谢性疾病等）；有无诱发月经紊乱的因素存在（如精神紧张、过度劳累、环境改变等）。

2. 身体状况　观察患者的精神和营养状况，有无肥胖、贫血貌、出血点、黄疸等。体格检查了解淋巴结、甲状腺、乳房发育情况。盆腔腹部检查有无明显器质性病变。

（1）症状

1）无排卵性异常子宫出血：患者可出现各种不同的临床表现。最常见的症状为子宫不规则出血，特点是月经周期紊乱，经期长短不一，经量多少不等，多则引起大量出血，少则淋漓不尽。出血期患者一般无下腹痛或其他不适。出血多或持续时间长者可继发贫血，大量出血易导致休克。

2）黄体功能异常：①黄体功能不足：表现为月经周期缩短，月经频发（周期＜21 日），生育期妇女可因黄体期缩短（＜10 日）不易受孕或发生妊娠早期流产。②子宫内膜不规则脱落：表现为月经周期正常，经期延长，可长达 9～10 日，出血量多。

（2）体征：妇科检查无器质性病变；出血量多或时间长者呈贫血貌。

3. 心理 - 社会支持状况　青春期患者因害羞，不能及时就诊，且因病程长、治疗效果欠佳产生焦虑和烦恼；绝经过渡期患者担心患有肿瘤或病情严重而焦虑。大量出血的患者表现为紧张、恐惧；长时间的少量出血影响身心健康，从而影响工作学习。

图片：子宫内膜单纯型增生病理

图片：子宫内膜复杂型增生病理

图片：子宫内膜不典型增生病理

笔记

4. 辅助检查

（1）诊断性刮宫（diagnostic curettage，DC）：简称诊刮。可达到止血和明确子宫内膜病理诊断的目的。适合年龄＞35 岁、已婚、药物治疗无效或存在子宫内膜癌高危因素的异常子宫出血患者，以排除子宫内膜病变。无排卵性异常子宫出血和黄体功能不足患者，应在月经来潮前或月经来潮 6 小时内刮宫。无排卵性异常子宫出血内膜病理表现为增生期内膜或增生过长，无分泌期表现。黄体功能不足内膜病理表现为分泌期内膜，但分泌反应不良。子宫内膜不规则脱落患者应在月经来潮第 5～6 日进行刮宫，内膜病理表现为增生期和分泌期内膜同时存在。

（2）基础体温测定（BBT）：是测定排卵简易可行的方法。无排卵性功血基础体温呈单相型（图 12-1）。排卵性功血基础体温呈双相型，黄体功能不足者高温相≤11 日（图 12-2），子宫内膜不规则脱落者高温期体温下降缓慢伴经前出血（图 12-3）。

（3）宫颈黏液结晶检查：月经前出现羊齿植物叶状结晶提示无排卵。

文档：各型异常子宫出血诊刮时间及子宫内膜病理表现对比

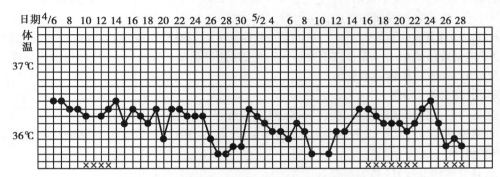

图 12-1　基础体温单相型（无排卵性异常子宫出血）

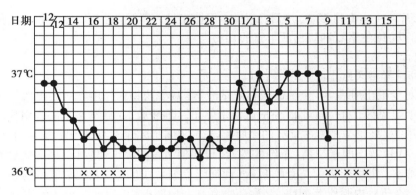

图 12-2　基础体温双相型（黄体期短）

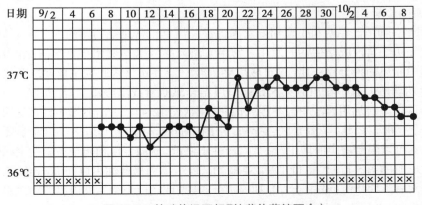

图 12-3　基础体温双相型（黄体萎缩不全）

（4）血清激素测定：测血孕酮，了解有无排卵和黄体功能。还可测睾酮、催乳素和促甲状腺激素，以排除高催乳素血症和甲亢等内分泌疾病。

（5）B超检查：了解子宫内膜厚度及回声，明确有无宫腔占位性病变及其他生殖道器质性病变等。

（6）宫腔镜检查：直接观察子宫内膜情况，表面是否光滑，有无组织突起及充血。在宫腔镜直视下选择病变区进行活检，诊断各种宫腔内病变。

（7）其他：血红细胞计数、血细胞比容、凝血功能检查，了解患者是否贫血、血小板减少及排除凝血和出血功能障碍性疾病；有性生活史者应进行血或尿妊娠试验，排除妊娠及妊娠相关疾病。

5．治疗要点　首选治疗为药物治疗。

（1）无排卵性异常子宫出血：药物治疗为一线治疗。青春期和生育期功血患者以止血、调整周期、促进排卵为原则；绝经过渡期功血患者以止血、调整周期、减少经量、防止子宫内膜病变为原则。对于绝经过渡期及病程长的生育期患者可首先考虑使用刮宫术，止血同时能了解内膜病理表现，排除肿瘤。药物治疗效果欠佳或不宜用药、无生育要求者，可采取手术治疗，如子宫内膜切除术。以上各种治疗效果不佳，在患者和家属知情选择下可行子宫切除。

（2）黄体功能异常：①黄体功能不足：针对患者发生病因调整性腺轴的功能，促进卵泡发育及排卵，以利于正常黄体的形成。②子宫内膜不规则脱落：通过调节下丘脑-垂体-卵巢轴的反馈功能，促使黄体及时萎缩、内膜按期完整脱落。

【常见护理诊断／问题】

1．疲乏　与子宫不规则出血、月经过多、继发贫血有关。

2．有感染的危险　与子宫不规则出血、出血量多、贫血导致机体抵抗力下降有关。

【护理目标】

1．患者身体状况转好，体力恢复。

2．患者感染征象能被及时发现和控制。

【护理措施】

1．休息及营养　出血量多者，应卧床休息，保持充足的睡眠，避免过度疲劳。加强营养，改善全身状况，补充含铁、维生素C和蛋白质丰富的食物。

2．诊疗配合

（1）无排卵性异常子宫出血

1）止血：对少量出血患者，使用最低有效量激素，减少药物副作用。对大出血的患者，要求性激素治疗8小时明显见效，24～48小时内出血基本停止。①性激素：雌孕激素联合用药，其止血效果优于单一性激素用药，采用孕激素占优势的口服避孕药，用来治疗青春期及生育期无排卵性异常子宫出血，目前采用三代短效口服避孕药；单纯雌激素，可促使子宫内膜迅速生长，创面修复而止血，适用于急性大量出血患者，常用药物为结合雌激素（针剂或片剂）、戊酸雌二醇等；单纯孕激素，使子宫内膜转化为分泌期，停药后内膜脱落彻底，又称药物刮宫，适用于体内有一定雌激素水平的患者，常用药物为地屈孕酮、甲羟孕酮或炔诺酮。②刮宫术：适用于急性大出血、存在子宫内膜癌高危因素、病程长的生育期患者和绝经过渡期患者。对无性生活史的青少年不轻易做刮宫术，仅用于大量出血用药治疗无效，需明确诊断者。

2）调整月经周期：青春期和生育期妇女须促进其恢复正常月经周期的内分泌调节，绝经过渡期需控制出血及预防子宫内膜增生症的发生。常用方法为：①雌、孕激素序贯疗法：即人工周期。模拟自然月经周期中卵巢的内分泌变化，序贯应用雌、孕激素，使子宫内膜发生周期性变化。适用于青春期功血或生育期功血患者。自出血第5日起口服结合雌激素或戊酸雌二醇，每晚1次，连服21日。在服药第11日起，每日加用醋酸甲羟孕酮或地屈孕酮（图12-4）。于出血第5日重复用药。连续应用3个周期为一个疗程。②雌、孕激素联合疗法：常用口服避孕药，尤其适用于有避孕要求的生育期女性。其中孕激素可以限制内膜的增生，减少撤药性出血量；雌激素可预防孕激素的突破性出血。一般于周期撤药性出血的第5日起，每日1片，连服21日，一周为撤药性出血间隔，连续三个周期为一个疗程。③孕激素后半期疗法：适用于青春期、绝经过渡期或活检为增生期内膜的功血患者。在撤药性出血后半期（第16～25日）口服孕激素，如地屈孕酮、微粒化孕酮、醋酸甲羟孕酮等，每日一次；或黄

笔记

体酮肌内注射,每日一次,酌情应用 3～6 个周期。

3)促进排卵:功血患者经上述调整周期治疗后,部分可恢复自发排卵。青春期无排卵性异常子宫出血患者一般不提倡使用促排卵药物,有生育要求的无排卵不孕患者,可针对病因采用氯米芬、绒促性素等药物促排卵(详见本章第二节"闭经")。

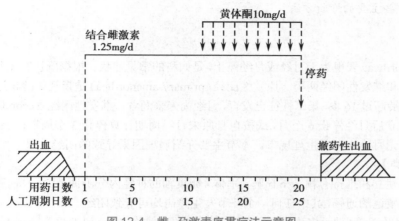

图 12-4 雌、孕激素序贯疗法示意图

(2)黄体功能不足:①口服氯米芬或采用人绝经后尿促性素联合人绒毛膜促性腺激素疗法,促进卵泡发育,诱发排卵,促进黄体形成。②肌内注射 HCG,促进黄体形成,提高孕酮的分泌,延长黄体期。③选用天然黄体酮制剂,补充黄体分泌孕酮的不足。

(3)子宫内膜不规则脱落:口服甲羟孕酮、天然微粒化孕酮,或肌内注射黄体酮等孕激素,使黄体及时萎缩、内膜按时完整脱落。也可注射绒毛膜促性腺激素,促进黄体功能。对于无生育要求的者,可口服避孕药调整周期。

治疗期间严格按时按量规范用药,不可随意停服和漏服,以保持激素在血中的有效浓度。性激素类药物减量必须在血止后才能开始,每 3 日减一次,每次减量不得超过原剂量的 1/3,直至维持量。用药期间如出现不规则阴道流血,应及时就诊。

3.预防感染 严密观察体温、脉搏、子宫体压痛等与感染有关的征象,监测白细胞计数和分类。保持会阴部清洁,如有感染征象及时报告医生并遵医嘱使用抗生素治疗。

4.心理护理 鼓励患者表达内心感受及疑虑,耐心倾听患者的诉说。向患者解释病情及提供相关信息,解答疑问,解除顾虑和焦虑、不安。指导患者使用放松技术,如听音乐、看书等分散注意力。

5.健康指导

(1)指导患者养成良好的生活习惯,避免劳累,保证充足睡眠,并进行体育锻炼提高身体素质。

(2)注意经期卫生,及时更换会阴垫,月经期内禁止性生活、游泳、盆浴及坐浴,防止继发感染。

(3)青春期少女如出现阴道出血应及时就诊,不可因害羞或其他顾虑延误诊治。

【护理评价】

1.患者阴道出血是否停止,疲乏的感觉是否减弱或消失。

2.患者是否发生感染。

第二节 闭 经

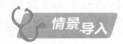

情景描述:

张女士,28 岁,已婚,未孕,公司职员。主诉因停经 4 个月前来就诊。患者既往月经规则,近 4 个月经常加班到深夜。期间无腹痛等不适。月经生育史:既往月经规律,量中等,无痛经。妇科检查:外阴正常,阴道通畅,宫颈轻度"糜烂"样改变。子宫正常大小,双侧附件正常。实验室检查:尿妊娠试验(−)，B超检查未见明显异常。初步诊断为继发性闭经。患者给予肌内注射黄体酮5日，停药4日后出现撤退性出血。

请思考：

1. 张女士出现闭经最可能的原因是什么？

2. 目前有哪些主要的诊断方法？

【概述】

闭经(amenorrhea)表现为无月经或月经停止，是妇科的常见症状。根据既往有无月经来潮将闭经分为原发性闭经和继发性闭经两类。原发性闭经(primary amenorrhea)是指凡年龄超过14岁，第二性征尚未发育或年龄超过16岁、第二性征已发育，月经尚未来潮者。继发性闭经(secondary amenorrhea)是指正常月经建立后月经停止6个月，或按自身原来月经周期计算停止3个周期以上者。青春期前、妊娠期及哺乳期无月经来潮属生理现象。本节主要介绍病理因素导致的闭经。

【病因及分类】

正常月经的建立和维持有赖于下丘脑-垂体-卵巢轴的神经内分泌调节、子宫内膜对性激素的周期性反应和下生殖道的通畅，其中任何一个环节发生障碍均可导致闭经。

1. 原发性闭经　较少见，多由遗传因素或先天性发育缺陷引起，如米勒管发育不全综合征、雄激素不敏感综合征、对抗性卵巢综合征、低促性腺激素性腺功能减退和高促性腺激素性腺功能减退。

2. 继发性闭经　发病率高于原发性闭经。根据月经调节机制的5个主要环节，按病变部位分为：

(1)下丘脑性闭经：最常见，指中枢神经系统及下丘脑功能失调或器质性病变引起的闭经，多以功能性原因为主。

1)精神应激：常见于精神压抑、环境改变、情感变化、忧虑、寒冷、盼子心切或畏惧妊娠等应激状态下，下丘脑分泌的促肾上腺皮质激素释放激素和皮质激素量增加，刺激内源性阿片肽和多巴胺分泌，抑制下丘脑分泌GnRH和垂体分泌促性腺激素。

2)体重下降及神经性厌食：因过度节食导致体重急剧下降，最终导致影响下丘脑功能，其分泌的GnRH、促性腺激素、雌激素水平下降导致闭经。

3)运动性闭经：多见于长期剧烈运动和舞蹈演员。月经的正常调节和维持需要人体内有17%～22%的机体脂肪，这些脂肪对月经的初潮和月经的维持具有重要意义。若总体脂肪减少或肌肉脂肪比率增加，都可影响甾体激素的合成，引起闭经；剧烈运动后可抑制GnRH释放从而抑制LH的释放，也可引起闭经。

4)药物性闭经：长期应用某些药物，如吩噻嗪衍生物(奋乃静、氯丙嗪)、利血平、甾体类避孕药、甲丙氨酯、西咪替丁等，可引起继发性闭经和异常乳汁分泌，导致药物抑制引起的闭经泌乳综合征，此种情况多在停药3～6个月后月经自然恢复。

5)颅咽管瘤：较罕见。肿瘤增大压迫下丘脑和垂体柄时，引起闭经、生殖器萎缩、肥胖、颅内高压、视物障碍等，并引起肥胖生殖无能营养不良症。

(2)垂体性闭经：垂体的器质性病变或功能失调可影响促性腺激素分泌，从而影响卵巢功能引起闭经。常见有垂体梗死(如希恩综合征)、垂体肿瘤及空蝶鞍综合征。

(3)卵巢性闭经：闭经的原因在卵巢。因卵巢的性激素水平低不能影响子宫内膜发生周期性变化，导致闭经。常见于卵巢功能早衰、多囊卵巢综合征、卵巢功能性肿瘤等。

(4)子宫性闭经：闭经的原因在子宫。常见有Asherman综合征，最常见；因人工流产刮宫、产后出血刮宫损伤子宫内膜，导致宫腔粘连而闭经；或因流产、产褥感染、子宫内膜结核、宫腔手术感染等导致闭经；或宫颈锥切手术引起宫颈管粘连，影响月经排出；手术切除子宫、放疗等破坏了子宫内膜导致闭经。

(5)其他：内分泌功能异常，如甲状腺功能减退或亢进、肾上腺皮质功能亢进、肾上腺皮质肿瘤、糖尿病等疾病。

【护理评估】

1. 健康史　原发性闭经患者应了解其生长发育过程，有无先天性缺陷或其他疾病，了解有无家族遗传史。详细询问月经史,包括初潮年龄、第二性征发育情况、月经周期、经期、经量和闭经期限及是否有痛经。有无引起闭经的各类诱因,如精神因素、环境改变、体重增减等。已婚妇女需详细询问其生育史及产后并发症史。

2. 身体状况　观察患者精神状态、营养状况、五官生长特征、智力发育、有无多毛。检查全身发育情况、第二性征发育情况,测量身高、体重。妇科检查注意内、外生殖器的发育,有无先天性缺陷、畸形和肿瘤。

3. 心理 - 社会支持状况　患者常因担心闭经对健康、性生活及生育能力的影响,或反复治疗效果不明显心理压力大,表现为情绪低落、沮丧,对治疗和护理失去信心。

4. 辅助检查

(1) 功能试验

1) 药物撤退性试验:用于了解体内雌激素水平,确定闭经程度。①孕激素试验:服用孕激素(如微粒化黄体酮、地屈孕酮、醋酸甲羟孕酮等)5 日,停药 3～7 日后,子宫有撤退性出血(+),提示子宫内膜已受一定水平的雌激素影响,可排除子宫性闭经;若无撤退性出血(-),说明患者体内雌激素水平低,应进一步做雌、孕激素序贯试验。②雌孕激素序贯试验:服用雌激素(如戊酸雌二醇、结合雌激素等)连续 20 日,最后 5 日加用孕激素(醋酸甲羟孕酮),停药后 3～7 日出现撤退性出血(+),提示闭经是由于体内雌激素水平低下引起,需进一步寻找原因。如无撤退性出血(-),再重复一次试验,若仍为阴性反应,提示子宫内膜有缺陷或被破坏,可确诊为子宫性闭经。

2) 垂体兴奋试验:又称 GnRH 刺激试验,了解垂体对 GnRH 的反应性。注射 LHRH 后 LH 升高,说明垂体功能正常,病变部位在下丘脑;如经多次重复试验,LH 值仍无升高或升高不明显,提示病变部位在垂体。

(2) 血清激素测定:应停用雌、孕激素药物至少 2 周后作 E_2、P、T、FSH、LH、PRL、TSH、胰岛素等激素测定,可协助诊断。

(3) 影像学检查

1) 盆腔超声检查:观察盆腔有无子宫,子宫形态、大小及内膜厚度,卵巢大小、形态、卵泡数目等。

2) 子宫输卵管造影:了解子宫及输卵管是否发育不良、畸形及宫腔粘连。

3) CT 或 MRI 检查:用于盆腔及头部蝶鞍区检查,了解盆腔肿块和中枢神经系统病变性质,诊断卵巢肿瘤、下丘脑病变、垂体微腺瘤、空蝶鞍等。

(4) 宫腔镜检查:精确诊断宫腔粘连。

(5) 腹腔镜检查:可直视观察卵巢形态、子宫大小。

(6) 染色体检查:对鉴别性腺发育不全的病因及指导临床处理有重要意义。

(7) 其他检查:如靶器官反应检查,包括基础体温测定、子宫内膜取样等。怀疑结核或血吸虫病,应行内膜培养。

图片:诊断继发性闭经的步骤

5. 治疗要点　针对病因给予治疗,改善全身健康情况,进行心理治疗,给予相应的激素达到治疗目的。

因器质性病变引起的闭经应针对病因治疗,如:宫腔镜直视下分离宫腔粘连并放置宫内节育器;伴有高泌乳素血症的垂体瘤可服用溴隐亭治疗;卵巢肿瘤等应积极采取手术治疗;口服避孕药引起的闭经需停用避孕药。

【常见护理诊断 / 问题】

1. 低自尊　与长期闭经及治疗效果不明显,月经不能正常来潮而出现自我否定有关。

2. 焦虑　与担心疾病对自身健康、生育能力、性生活的影响有关。

【护理目标】

1. 患者能够主动倾诉病情、客观评价自己。

2. 患者能够主动诉说担心,并能积极配合诊疗。

【护理措施】

1. 改善全身状况　由于应激和精神紧张引起的闭经,给予心理治疗,消除精神紧张和焦虑。由于疾病或营养不良引起的闭经,应积极治疗全身疾病,增强体质、补充营养,维持标准体重。

2. 诊疗配合　说明性激素的作用、具体用药方法、副作用等。

(1)性激素补充疗法:可维持女性心血管系统、骨骼及代谢、神经系统等的健康,也可以维持第二性征及月经。主要治疗方法有:①雌激素补充治疗:适用于无子宫者。②雌、孕激素人工周期疗法:适用于有子宫者。③孕激素治疗:适用于体内有一定内源性雌激素水平者。

(2)促进排卵:适用于有生育要求的患者。①氯米芬:最常用。适用于有一定内源性雌激素水平的无排卵者。②促性腺激素:适用于对氯米芬促排卵无效或低 GnRH 闭经患者,在雌激素治疗促进生殖器发育,子宫内膜已获得对雌、孕激素的反应后采用。

(3)溴隐亭:为多巴胺受体激动剂。通过与垂体多巴胺受体结合,直接抑制 PRL 分泌,恢复排卵;并能抑制垂体肿瘤的生长。

(4)其他激素治疗:先天性肾上腺皮质增生导致的闭经,可用肾上腺皮质激素(如泼尼松或地塞米松)。甲状腺功能减退导致的闭经,可给予甲状腺素(如甲状腺片)。

3. 心理护理　建立良好的护患关系,鼓励患者表达自己的情感。向患者提供关于健康、治疗和预后相关的诊疗信息;帮助其澄清一些错误观念,解除患者担心疾病及其影响的心理压力;鼓励患者与亲人、朋友交往;参与力所能及的社会活动,保持心情舒畅,正确对待疾病。

4. 健康指导　树立正确的健康观念和生活方式,保持标准体重;适当运动,增强体质,劳逸结合,不可过度减肥。保持心情舒畅,消除精神紧张因素对月经的影响。

【护理评价】

1. 治疗期间,患者是否能与亲人、朋友等交流病情和治疗感受。

2. 患者是否能积极配合治疗和护理。

第三节　痛　经

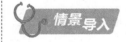

情景描述:

小丽,女,学生,14 岁,12 岁月经初潮。半年前出现月经期痉挛性下腹疼痛,以月经来潮后第 1 日最剧烈,而后逐渐缓解。伴有恶心、呕吐、头痛、乏力等表现。妇科检查:内外生殖器官未发现器质性病变。

请思考:

1. 小丽的以上表现是什么原因引起的?

2. 目前存在哪些主要的护理问题?

【概述】

痛经(dysmenorrhea)指在月经前后或月经期出现下腹疼痛、坠胀,伴腰酸或其他不适,症状严重影响生活质量者。为妇科常见的症状。痛经分为原发性和继发性两类。原发性痛经是指生殖器官无器质性病变的痛经,又称功能性痛经,约占 90%;继发性痛经是指因盆腔器质性疾病而致的痛经,如慢性盆腔炎、子宫内膜异位症。本节仅介绍原发性痛经。

原发性痛经的病因主要与月经时子宫内膜前列腺素(prostaglandin,PG)合成增多有关。月经来潮时子宫内膜合成、释放前列腺素量($PGF_{2\alpha}$ 和 PGE_2)增多,引起子宫平滑肌收缩、血管痉挛,子宫缺血、缺氧而导致痛经。内膜中 PG 浓度越高痛经越严重。过多的 PG 进入血液循环还可引起消化道和心血管等症状,出现恶心、呕吐、面色苍白、出冷汗等症状。因无排卵性月经中子宫内膜无孕酮刺激,PG 浓度低,一般不发生痛经。此外,还与患者精神紧张、忧虑、寒冷刺激、月经期剧烈运动、疼痛的主观感受和疼痛阈值有关。

【护理评估】

1. 健康史　询问患者的年龄、月经史与婚育史;了解有无精神过度紧张或过于疲劳等诱发因素;

询问疼痛与月经的关系,疼痛发生的时间、部位、性质、程度及伴随症状,是否服用止痛药能缓解疼痛。

2. 身体状况　痛经多发生于青春期女性,初潮后 1~2 年发病。主要症状为月经期阵发性、痉挛性下腹疼痛。疼痛最早出现在经前 12 小时,以月经来潮后第 1 日最剧烈,持续 2~3 日后即可缓解。疼痛多位于耻骨联合上,可放射到外阴、肛门、腰骶部和大腿内侧。可伴有恶心、呕吐、腹泻、头痛、乏力等,同时还可出现四肢厥冷、面色苍白、出冷汗等症状。妇科检查无明显器质性病变。

3. 心理 - 社会支持状况　痛经患者常常认为月经是"痛苦""倒霉"的,使患者有意识或无意识对自己是女性而怨恨。害怕、担心月经来潮,影响生活质量。

4. 辅助检查　可做 B 超和腹腔镜检查,排除继发性痛经。

5. 治疗要点　主要进行心理疏导,消除顾虑,避免精神过度紧张和疲劳。疼痛不能忍受时可使用镇痛、镇静、解痉药,口服避孕药有治疗痛经的作用,还可配合中医药治疗。

【常见护理诊断/问题】

1. 疼痛　与经期子宫痉挛性收缩,子宫肌组织缺血缺氧,刺激疼痛神经元有关。

2. 焦虑　与反复痛经造成的精神过度紧张有关。

【护理目标】

1. 患者的疼痛症状缓解。

2. 患者月经来潮前及月经期无焦虑。

【护理措施】

1. 缓解症状　保正足够的休息和睡眠,适度进行体育锻炼。喝热饮、腹部局部热敷或按摩,以促进血液循环可减轻疼痛。

2. 诊疗配合　前列腺素合成酶抑制剂通过抑制前列腺素合成酶的活性,减少 PG 的产生,防止痉挛性子宫收缩过强。口服避孕药通过抑制排卵,减少月经血中前列腺素的含量。中医治疗以通调气血为主。

痛经的药物治疗

前列腺素合成酶抑制剂的常用药物包括布洛芬、酮洛芬,用法:50mg,3 次 / 日,月经来潮即开始服药,连用 2~3 日,有效率可达 80%。

口服避孕药治疗痛经适用于有避孕要求的痛经患者,一般选择周期性口服短效避孕药,用法:自月经第 5 日开始,每日晚上临睡前口服 1 片,连用 22 日,停药后月经来潮,在此次月经第 5 日口服下一个周期,有效率可达 90% 以上。

中医药治疗痛经以伴随月经来潮而周期性小腹痛为中医辨证要点,根据疼痛部位、性质、喜按或拒按等不同情况,明辨其虚实寒热,在气在血,以通调气血为主,根据不同症候可选用八珍益母丸、乌鸡白凤丸、益母草膏、当归芍药散等。

3. 心理护理　鼓励患者倾诉,关心并理解患者的不适和恐惧心理,向患者讲解月经期小腹轻度不适和腰酸属于生理现象。避免过度紧张和情绪波动,保持心情舒畅,合理休息,保证睡眠。

4. 健康指导

(1) 注意月经期卫生:经期保持外阴清洁,每日清洗外阴,勤换卫生垫及内裤;注意保暖,避免淋雨、冷水浴,禁止盆浴、游泳、性生活、阴道冲洗或上药。

(2) 月经期养成良好生活习惯:劳逸结合,合理安排休息,不宜参加剧烈运动和重体力劳动;体力劳动者或运动员应减轻劳动量和运动量。

(3) 加强营养:经期应多饮水,多吃新鲜蔬菜和水果,保持大小便通畅,减轻盆腔充血;避免进食辛辣等刺激性的食物;增加铁剂、维生素、蛋白质和钙质的摄入。

【护理评价】

1. 患者是否能诉说疼痛减轻,是否能列出减轻疼痛的措施。

2. 患者焦虑的行为或表现是否减少,舒适感是否增加。

第四节 经前期综合征

【概述】

经前期综合征（premenstrual syndrome，PMS）是指月经前周期性发生的影响妇女日常生活和工作，涉及躯体、精神以及行为的综合征，严重者影响学习、工作和生活质量，月经来潮后症状可自然消退。

目前病因尚未明确，可能与雌孕激素比例失调、神经递质异常、缺乏维生素 B_6、精神心理与社会环境影响有关。

【护理评估】

1. 健康史　了解患者生理、心理方面的疾病史，既往妇科、产科病史；排除精神病及心、肝、肾等疾病引起的水肿。

2. 身体状况　多见于 25～45 岁的妇女。症状常在月经前 1～2 周开始，于月经前 2～3 日最为严重，月经来潮后症状可减轻或消失。其临床特点为周期性反复出现，主要症状：①精神症状可出现易怒、焦虑、情绪波动、无精打采、生活习惯的改变等，易怒是其主要症状；②躯体症状可表现为头痛、背痛、乳房胀痛、腹部胀满、便秘、肢体水肿、体重增加等；③行为症状常出现注意力不集中，易激动，记忆力减退，工作效率低等。妇科检查正常。

3. 心理 - 社会支持状况　心理方面的症状包括紧张、焦虑、易怒等，严重者出现性格改变、叛逆行为和自残倾向。

4. 辅助检查　必要时进行相关检查以排除心、肝、肾等其他疾病引起的水肿。

5. 治疗要点　对症治疗。采用抗抑郁药、抗焦虑药、抑制排卵等。

【常见护理诊断 / 问题】

1. 焦虑　与周期性经前出现躯体和心理不适症状有关。

2. 体液过多　与雌、孕激素比例失调有关。

【护理目标】

1. 患者在月经来潮前及月经期焦虑减轻或消失。

2. 患者能列举预防水肿的方法。

【护理措施】

1. 养成良好的生活习惯　饮食均衡，有水肿者减少盐、咖啡因、糖、酒精的摄入，多进食富含维生素 B_6 食物，如牛奶、蛋黄和豆类。进行适当的体育锻炼，鼓励患者经期进行有氧运动如舞蹈、慢跑等。多参与社会交往，以缓解精神压力。

2. 诊疗配合　遵医嘱指导患者正确服药。

（1）抗抑郁剂：适合有明显抑郁的患者。黄体期口服氟西汀（fluoxetine）20mg，1 次 / 日，可选择性抑制中枢神经系统对 5- 羟色胺的再摄入，有效缓解精神症状及行为改变，但不适用于躯体症状明显的患者。

（2）抗焦虑药：适合于有明显焦虑的患者。经前口服阿普唑仑（alprazolam）0.25mg，2～3 次 / 日，每日最大剂量 4mg，直至月经来潮后第 2～3 日。

（3）抑制排卵：采用口服避孕药能减轻水钠潴留及内源性激素波动，缓解症状；或使用促性腺激素释放激素激动剂（GnRH-a）4～6 个周期，抑制排卵。

（4）醛固酮受体的竞争性抑制剂：口服螺内酯（spironolactone），可对抗醛固酮作用，利尿减轻水潴留，改善精神症状。

（5）维生素 B_6：每日 3 次口服维生素 B_6 10～20mg，可调节自主神经系统与月经调节轴（下丘脑 - 垂体 - 卵巢轴）的关系，抑制 PRL 的合成。

3. 心理护理　向患者和家属介绍有关疾病保健的知识，帮助患者调整心理状态，消除患者的顾虑和不必要的精神负担，得到家人的理解和支持。

4. 健康指导　指导患者在经前调整饮食，减轻相关症状。指导患者了解该病的相关知识，记录月经周期，学会自我调控。

【护理评价】

1. 患者焦虑感是否减轻或消失,月经来潮前是否有明显的不适。

2. 患者是否有水肿的体征,水肿是否缓解。

第五节 绝经综合征

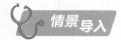

情景描述:

张女士,47 岁,近半年出现月经紊乱,两个月一次月经来潮。伴心慌、烦闷、焦虑、记忆力减退。经常感到阵发性潮热汗出,膝盖偶有酸痛。检查发现血脂升高、血钙含量低。

请思考:

1. 张女士最可能的疾病是什么?

2. 目前存在哪些主要的护理问题?

【概述】

绝经综合征(menopause syndrome, MPS)是指妇女在绝经前后由于性激素水平波动或减少,出现的一组躯体、精神心理症状。绝经(menopause)是指连续 12 个月无月经,是卵巢功能停止所致的永久性无月经状态,分为自然绝经和人工绝经两类。自然绝经是指卵巢内卵泡生理性耗竭,妇女一生中必然发生的生理过程,提示卵巢功能衰退,生殖能力终止。自然绝经多发生在 45～55 岁。绝经综合征一般持续至绝经后 2～3 年,少数人可持续至绝经后 5～10 年。人工绝经是因手术切除双侧卵巢或放射治疗破坏卵巢,使卵巢功能丧失导致绝经。人工绝经比自然绝经妇女更易发生绝经综合征。

【护理评估】

1. 健康史 了解绝经综合征症状持续时间、严重程度及治疗效果;了解其月经史、生育史、慢性疾病(如肝病、高血压等)、内分泌疾病及精神疾病;了解既往有无子宫、卵巢切除手术,有无盆腔放疗等。

2. 身体状况

(1)近期症状

1)月经改变:月经紊乱是绝经过渡期最早出现的症状,表现为:①月经周期缩短、经量减少、最后绝经。②月经周期不规则、周期和经期延长、经量增加,甚至大出血或出血淋漓不尽,然后逐渐减少停止。③月经突然停止,较少见。

2)血管舒缩症状:是雌激素下降的特征性症状,主要表现为阵发性潮热。其特点是患者反复出现短暂的面部、颈部和胸部皮肤阵发性发红,继之出汗,汗后畏冷。持续时间为 1～3 分钟,根据病情轻重程度,每日发作数次到十余次,夜间或应激状态下易促发。症状可历时 1～2 年,甚至 5 年或更长。该症状严重影响妇女的日常生活和睡眠,是需要性激素治疗的主要症状。

3)自主神经失调症状:常出现心悸、眩晕、头痛、耳鸣、失眠等症状。

4)精神神经症状:出现情绪波动较大,注意力不集中。多言多语、失眠、烦躁不安等,或出现情绪低落、忧郁、焦虑、多疑、记忆力减退。

(2)远期症状

1)泌尿生殖道症状:阴道干燥、黏膜变薄,性交痛及反复发生阴道炎,子宫脱垂、膀胱或直肠膨出,常有张力性尿失禁。尿急、尿频,易反复发生尿路感染。

2)骨质疏松:与雌激素水平下降,骨质吸收速度快于骨质生成有关。50 岁以上的妇女半数以上会发生绝经后骨质疏松,一般发生在绝经后 5～10 年内,最常发生在椎体。

3)阿尔茨海默病(Alzheimer's disease, AD):研究发现雌激素缺乏可能对阿尔茨海默痴呆症有潜在危险,表现为老年痴呆、记忆丧失、失语失认、定向计算判断障碍、性格行为及情绪改变。

4)心血管症状:绝经后妇女糖、脂代谢异常增加,动脉硬化、冠心病发病风险较绝经前明显增加,这可能与雌激素水平降低有关。

3．心理 - 社会支持状况 妇女进入绝经期以后，由于家庭和社会环境的变化可加重精神与身体负担引起忧虑、多疑、孤独等心情不愉快。还可因个性特点与精神因素引起不同症状，如精神状态不稳定、失眠、抑郁、易发生情绪改变等。

4．辅助检查

（1）血清激素测定：①血清 FSH 值及 E2 值测定：了解卵巢功能，FSH > 10U/L，表示储备功能下降。闭经、FSH > 40U/L 且 E_2 < 10～20pg/ml，提示卵巢功能衰退。②抑制素 B：≤45ng/L，是卵巢功能减退的最早标志。

（2）超声检查：基础状态卵巢的窦状卵泡数减少、卵巢容积缩小、子宫内膜变薄。

5．治疗要点 缓解近期症状，早期发现并有效预防骨质疏松症、动脉硬化等老年性疾病。

（1）激素补充治疗（hormone replacement therapy，HRT）：可有效缓解绝经相关症状，对骨骼、心血管和神经系统产生长期的保护作用。HRT 应在有适应证而无禁忌证的情况下，在治疗窗口期使用。

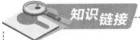

知识链接

激素补充治疗（HRT）

激素补充治疗是绝经综合征最有效的治疗方法，然而因其长期使用可增加子宫内膜癌和乳腺癌的发生，应合理使用。

HRT 适应证：具有雌激素缺乏所致绝经症状，如：潮热出汗、睡眠障碍、精神神经系统症状；泌尿生殖道萎缩相关疾病问题；低骨量及骨质疏松症。

HRT 禁忌证：已知或可疑妊娠、不明原因的阴道流血、乳腺癌、性激素依赖性恶性肿瘤、近 6 个月内活动性静脉或动脉血栓栓塞病、重症肝肾功能障碍、血卟啉症、耳硬化症、脑膜瘤（孕激素禁用）。

适合进行 HRT 的时间段称为"窗口期"，在此阶段开始 HRT 疗效最高，各种雌孕激素治疗相关风险极低，一般为绝经 10 年以内或 60 岁之前。

（2）非激素类药物治疗：①阿仑膦酸钠（晨起口服）、降钙素、雷洛昔芬等药物，可以防治骨质疏松症。同时口服维生素 D 利于钙的吸收。②选择性 5- 羟色胺再摄取抑制剂：盐酸帕罗西汀，可改善血管舒缩和精神神经症状。③谷维素有助于调节自主神经功能。④适量镇静药如艾可唑仑，有助于睡眠。

【常见护理诊断 / 问题】

1．焦虑 与绝经过渡期内分泌改变、精神神经症状有关。

2．知识缺乏 缺乏绝经期生理、心理变化知识及应对技巧。

【护理目标】

1．患者能够描述自己的焦虑心态和应对方法。

2．患者能正确描述绝经期生理、心理知识及应对技巧。

【护理措施】

1．一般护理 帮助患者调整生活形态，鼓励患者进行适当的户外活动和体育锻炼以增强体质，如游泳、散步、打太极拳等。合理饮食，增加蛋白质和钙的摄入。鼓励患者参加社交及脑力活动，以促进正性心态。

2．HRT 诊疗配合 告知患者必须在医生指导下用药。指导其了解用药目的、适应证、禁忌证、剂量、用药时间及可能出现的反应。督促长期使用性激素治疗者定期随访。

（1）制剂：主要药物为雌激素，可辅以孕激素。①雌激素：原则上应选择天然制剂，常用戊酸雌二醇、结合雌激素、17β- 雌二醇经皮贴膜、尼尔雌醇。②组织选择性雌激素活性调节剂：替勃龙，根据靶组织不同，其在体内的 3 种代谢物分别表现出雌激素、孕激素、弱雄激素活性。③孕激素：近年来倾向选用天然孕激素制剂，如微粒化黄体酮和黄体胶丸，或接近天然孕激素，如地屈孕酮。

（2）用药途径：①口服：是 HRT 最常规的给药途径，优点是血药浓度稳定，但对肝脏有一定的损害，还能刺激产生肾素底物和凝血因子。常用方法：单一雌激素和雌孕激素联合法。前者适合子宫已经切除的妇女。后者又分为序贯用药和联合用药。②胃肠道外途径：可消除对肝脏的影响，对人体血脂影响小。可将结合雌激素软膏、普罗雌烯阴道胶囊、雌三醇软膏等进行阴道上药,适用于下泌尿、生殖道局部低雌激素症状。可将 17β- 雌二醇皮贴及凝胶经皮肤给药,适用于尚未控制的糖尿病及严重高血压、血栓形成倾向、胆囊病、癫痫、偏头疼、哮喘、高催乳素血症者。

(3)用药时间:HRT 需个体化用药,在综合考虑的前提下,选择能达到治疗目的的最低有效剂量。从卵巢功能开始减退出现相关症状就可开始服用,应定期评估其风险。停药时,为防止复发应缓慢减量或间歇用药,逐步停药。

(4)副作用及危险性:性激素补充治疗可引起异常子宫出血,多为突破性出血,必要时须排除子宫内膜病变。雌激素剂量过大可引起乳房胀、白带多、头痛、水肿、色素沉着等;孕激素过多可出现抑郁、易怒、乳房痛和水肿。长期治疗可增加子宫内膜癌、卵巢癌、乳腺癌、心血管疾病及血栓性疾病、糖尿病的发病风险。应督促患者定期随访。

3.心理护理　加强与绝经过渡期妇女的沟通,应注意用通俗的语言、和蔼的态度,让患者充分表达内心的困扰和忧虑,以倾诉和宣泄不良情绪,缓解症状。向患者及家属讲解绝经综合征的相关知识,争取家人理解,共同努力缓解患者症状。

4.健康指导　介绍绝经前后减轻症状的方法,以及预防绝经综合征的措施,例如:规律的运动(散步、骑自行车等)可以促进血液循环,维持肌肉张力,延缓老化,还可以刺激骨细胞活性,延缓骨质疏松的发生;合理安排工作和休息,注意劳逸结合;适当摄取钙质和维生素 D;正确对待性生活。

【护理评价】

1.患者是否能正确认识和面对绝经,是否能以乐观、积极的态度对待自己,参与社会活动。

2.患者是否了解激素补充治疗的利弊。

(左欣鹭)

文档:多囊卵巢综合征

图片:多囊卵巢打孔术

文档:高催乳激素血症

思考题

1.张女士,38 岁,已婚,公司职员。主诉因月经紊乱 1 年来院就诊。患者 2016 年 8 月意外妊娠行人工流产术,术后开始出现月经不规则,30～60 日一次,多少不一,量多时一日湿透 10 余片卫生巾,并感头晕。经期无腹痛,经期最长时可达 20 日,曾 1 次因月经量多行诊断性刮宫止血,刮出内膜病理显示"增生期内膜"。末次月经已有 12 日未净,量中等。期间用过中西药治疗均未见效。25 岁结婚,1-0-1-1,顺产,现采用 IUD 避孕。妇科检查:外阴正常,阴道有中等量血液,未见肿瘤结节,宫颈大小正常,表面光滑,子宫前位,稍大,质软,活动可,附件(-)。化验:Hb 60g/L,RBC 1.46×10^{12}/L,WBC 8.65×10^{9}/L。请思考:

(1)该患者最可能的疾病诊断是什么?

(2)该患者还需做哪些辅助检查明确诊断?

(3)该患者的护理措施有哪些?

思路解析

2.刘女士,48 岁,1 年前出现无明显诱因的月经周期延长(约 50～80 日),伴面部和颈部发热,随后出汗的症状,每日 5 次左右,未就医诊治。近半年来症状加重,每日达 10 余次,今来就诊。既往无高血压、糖尿病病史。妇科检查:子宫前位,大小如常,质地软,活动度好,无压痛,双侧附件无异常。实验室检查:FSH 32U/L,E_2 15pg/ml。请思考:

(1)该患者最可能的疾病诊断是什么?

(2)发生该病的主要原因是什么?

(3)该患者的护理措施有哪些?

思路解析

扫一扫,测一测

笔记

学习目标

1. 掌握子宫内膜异位症的定义、护理评估和护理措施。
2. 熟悉子宫腺肌病的定义、护理评估和护理措施。
3. 了解子宫内膜异位症和子宫腺肌病的发病机制和病理表现。
4. 能够较全面地对子宫内膜异位症患者进行护理评估并协助医生进行诊疗。

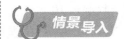
情景导入

情景描述：

郭女士，28岁，未婚，平素月经规律，近半年出现经期腹痛，并进行性加重，3个月前诊断为子宫内膜异位症，未做治疗。最近症状明显加重，月经量增多为过去的1.5倍。因为痛经已经影响到了她的生活和工作，为了寻求治疗，郭女士到医院进行咨询。

请思考：

1. 该患者目前主要的护理问题是什么？
2. 经检查医生建议她进行药物治疗，作为门诊护士应该对她进行哪些宣教？

子宫内膜异位症（endometriosis，EM）和子宫腺肌病（adenomyosis）同为异位子宫内膜引起的疾病，临床上可合并存在，但发病机制及组织学发生不尽相同，临床表现也有差异。

第一节　子宫内膜异位症

【概述】

子宫内膜异位症（简称内异症）是指具有生长功能的子宫内膜组织（腺体和间质）出现在子宫腔被覆黏膜以外的其他部位。好发于生育年龄妇女，发病率为10%～15%，以25～45岁居多，绝经或双侧卵巢切除后异位内膜组织可逐渐萎缩吸收。据统计，在妇科剖腹手术中发现有5%～15%的患者存在内异症；25%～35%的不孕患者与内异症有关。近年来，内异症发病率呈上升趋势，已成为妇科常见病。

子宫内膜异位症临床表现多样,组织学上虽然是良性病变,但具有类似恶性肿瘤远处转移和种植生长的能力,可出现在身体不同部位(图13-1)。最常见的种植部位为盆腔脏器和腹膜,其中以侵犯卵巢者最常见(约占内异症的80%),其次是宫骶韧带、直肠子宫陷凹,也可出现在脐、膀胱、肾、肺、乳腺等部位,但罕见。

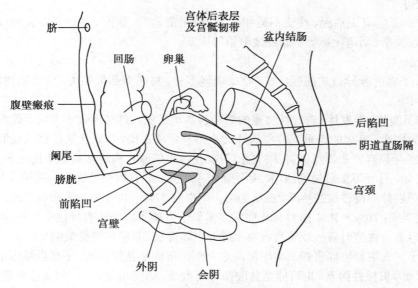

图 13-1 子宫内膜异位症的发生部位

1. 发病机制 本病的发病机制尚未完全清楚,目前主要有三种学说。

(1)子宫内膜种植学说

1)经血逆流:月经期脱落的子宫内膜碎片,随着经血逆流,通过输卵管进入腹腔种植于卵巢表面或盆腔其他部位,形成盆腔内异症。

2)淋巴及静脉播散:有的学者认为子宫内膜可通过淋巴或静脉播散至肺、手臂、大腿等处,导致远离盆腔部位的内异症。

(2)体腔上皮化生学说:卵巢表面生发上皮、盆腔腹膜是由高度化生潜能的体腔上皮分化而来,在反复受到慢性炎症、经血、持续卵巢激素刺激后,可衍化为子宫内膜样组织而形成内异症。

(3)诱导学说:在内源性生化因素诱导下,未分化的腹膜组织可发展成为子宫内膜组织。

目前仍无一种机制可以解释全部子宫内膜异位症的发病原因,不同部位的内异症可能有不同的发病机制。另有研究认为,子宫内膜异位症的形成还可能与免疫力低下、清除盆腔活性子宫内膜细胞的能力减低有关。因此,子宫内膜异位症的发病很可能是包括免疫、遗传、炎症等多种因素共同作用的结果。

2. 病理类型 异位子宫内膜受卵巢激素影响而发生周期性出血,刺激周围纤维组织增生、粘连,在病变区内形成紫褐色斑点或小泡,进一步发展为大小不等的蓝紫色实质性结节或包块。根据异位内膜发生部位临床病理类型可分为腹膜型、卵巢型、阴道直肠隔型和其他类型四种。

(1)腹膜型或腹膜子宫内膜异位症:指盆腔腹膜的各种子宫内膜异位种植,主要包括红色病变(早期病变)、棕色病变(典型病变)以及白色病变(陈旧病变)。

(2)卵巢型或卵巢子宫内膜异位症:子宫内膜异位症最易发生的部位是在卵巢,约80%病变累及一侧卵巢,50%累及双侧卵巢。生长于卵巢内的异位内膜可因反复出血而形成单个或多个囊肿,称为卵巢子宫内膜异位囊肿。囊肿的直径一般为5～6cm,大者直径可达25cm左右。囊肿内含暗褐色糊状陈旧血液,状似巧克力液体,故又称卵巢巧克力样囊肿。

(3)阴道直肠隔型或者阴道直肠隔子宫内膜异位症:病灶位于宫骶韧带、直肠子宫陷凹和子宫后壁下段,处于盆腔后部较低位与经血中内膜碎屑接触多,是内异症的好发部位。

(4)其他部位的子宫内膜异位症:包括肠道、泌尿道、肺、瘢痕子宫内膜异位症(腹壁切口及会阴切口）以及其他少见的子宫内膜异位症。

在显微镜下，病灶中见到子宫内膜上皮、内膜腺体或腺样结构、内膜间质及出血；但异位内膜反复出血后，上述典型的组织结构可能被破坏，异位内膜的组织病理特征极少，出现临床表现和病理不一致的现象。

【护理评估】

1．健康史　了解有无痛经、性交不适和不孕，有无剖宫产、流产、多次妊娠分娩或过度刮宫史；评估是否有宫颈狭窄、阴道闭锁等引起经血潴留等因素。

2．身体状况

（1）症状：子宫内膜异位症病变广泛，临床表现多样，与病变部位相关，呈周期性发作。约 25% 的患者无自觉症状。

1）痛经和下腹痛：**继发性、进行性加重的痛经**为典型症状。疼痛多位于下腹及腰骶部，可放射至肛门、会阴及或大腿。疼痛的严重程度与病灶大小不一定成正比，与病灶的部位及浸润深度有关，如较大的子宫内膜异位囊肿患者可能并无疼痛，而盆腔内小的散在病灶却可以引起剧烈疼痛。常于月经前 1～2 日开始，月经第 1 日最剧烈，持续至整个月经期。偶有周期性腹痛出现稍晚与月经不同步。少数患者有月经以外的慢性盆腔疼痛，经期加剧。但也有 27%～40% 患者无痛经表现。

2）深部性交痛：20%～30% 患者有此症状。多见于直肠子宫陷凹有异位病灶或因局部粘连使子宫后倾固定的患者。性交时碰撞或子宫收缩上提而引起疼痛，月经来潮前最明显。

3）不孕：子宫内膜异位症患者不孕率可高达 40%。可能是盆腔粘连、子宫后倾固定、输卵管粘连闭锁或蠕动减弱等机械性因素，也可能是盆腔微环境改变、免疫功能异常、卵巢排卵功能障碍和黄体形成不良所致。

4）月经失调：约有 15%～30% 的患者有月经量增多或经期延长，月经淋漓不尽或经前点滴出血。可能与病灶破坏卵巢组织、影响卵巢排卵、导致黄体功能不足或同时合并有子宫腺肌病等因素有关。

5）其他特殊症状：①当内膜异位种植和生长在盆腔以外的其他组织时，可在病变部位出现周期性疼痛、出血或块状物增大。肠道内异症患者可出现腹痛、腹泻或便秘，甚至有周期性少量便血。当异位内膜侵犯肺部、膀胱时，可发生周期性咯血、尿血等症状。脐部、腹部切口瘢痕等处的内异症，可在月经期明显增大，并有周期性局部疼痛。②较大的卵巢子宫内膜异位囊肿破裂囊内液流入腹腔可引起急腹症，患者可出现剧烈腹痛，伴恶心、呕吐、肛门坠胀。

（2）体征：子宫多后倾固定，直肠子宫陷凹、宫骶韧带或子宫后壁下段等部位扪及触痛性结节，在子宫一侧或双侧附件处扪到与子宫相连的囊性偏实不活动包块，多有轻压痛。病变累及直肠阴道间隙者，可于阴道后穹隆见到蓝紫色斑点，扪及隆起的小结节或包块。

3．心理 - 社会支持状况　由于病程长、治疗效果不显著，或因长期疼痛、不孕等原因给患者造成很大的心理压力，因性交痛可影响夫妻感情，婚姻质量下降。患者感到紧张、焦虑、烦躁、抑郁，对治疗缺乏信心。

4．辅助检查

（1）超声检查：可确定卵巢子宫内膜异位囊肿的位置、大小和形状。

（2）CA_{125} 值测定：内异症患者血清 CA_{125} 值升高。因为血清 CA_{125} 升高还可见于其他盆腔疾病，如卵巢肿瘤等，故诊断的特异性不高。血清 CA_{125} 测定可用于监测内异症的治疗效果和复发情况。

（3）腹腔镜检查：是内异症诊断的**最佳方法**。腹腔镜下对可疑病变进行活检可确定诊断，特别是有不孕或腹痛而盆腔检查和 B 超检查无阳性发现者可明确诊断。

5．治疗要点　以"去除病灶、减轻疼痛、促进生育、减少复发"为治疗目的。治疗方法应根据年龄、症状、病变部位以及对生育要求等不同情况全面考虑。

（1）期待疗法：对轻度子宫内膜异位症患者，每 3～6 个月随诊一次，并对症处理病变引起的轻微经期腹痛，可给予前列腺合成酶抑制剂（吲哚美辛、奈普生、布洛芬）等非甾体类抗炎药物；对希望生育者，应鼓励尽早妊娠，一旦妊娠，异位内膜病灶坏死萎缩，分娩后症状缓解并有望治愈。

（2）药物治疗：适用于慢性盆腔疼痛、经期痛经症状明显、有生育要求及无卵巢囊肿形成患者。临床常采用假孕或假绝经性激素疗法，疗程一般为 6～9 个月。作为手术前后的辅助治疗，疗程可缩短为 3～6 个月。

（3）手术治疗：对于不孕症患者或者药物治疗后症状不缓解，或局部病变加剧、卵巢子宫内膜异位囊肿直径 > 5cm 者，应选择手术治疗。可采用腹腔镜或剖腹手术。腹腔镜是目前手术治疗内异症的主要手段。

【常见护理诊断 / 问题】

1. 疼痛　与经血潴留、痛经、下腹部疼痛有关。

2. 焦虑　与长期不孕、周期性痛经、担心治疗效果有关。

3. 性生活形态的改变　与性交痛和不孕有关。

4. 营养失调　低于机体需要量，与长期痛经影响食物摄入、月经过多失血等有关。

【护理目标】

1. 痛经症状缓解，心理、生理舒适感增加。

2. 消除焦虑情绪，树立治愈疾病的信心。

3. 患者性生活质量改善。

4. 患者营养得到补充，一般情况良好。

【护理措施】

1. 用药护理　药物治疗包括激素抑制疗法和对症治疗。激素抑制疗法目的是抑制卵巢功能，阻止异位内膜的生长，减少内异症病灶的活性以及减少粘连的形成。对症治疗是使用非甾体类抗炎药物缓解疼痛。

（1）临床上常用的激素类药物

1）口服避孕药：是最早用于治疗内异症的激素类药物，适用于轻度内异症患者。目前临床常用的是低剂量高效孕激素和炔雌醇复合制剂，每日 1 片，连用 6～12 个月。其作用机制是降低垂体促性腺激素水平，并直接作用于子宫内膜和异位内膜，导致内膜萎缩和经量减少的作用。药物副作用较少，主要有恶心、呕吐，并警惕血栓的形成。

2）孕激素：单用人工合成高效孕激素，通过抑制垂体促性腺激素分泌，并直接作用于异位内膜和子宫内膜，从引起子宫内膜的蜕膜化继而导致子宫内膜萎缩和闭经。临床上常用醋酸甲羟孕酮、甲地孕酮或炔诺酮等，一般连用 6 个月。由于孕激素诱导的卵巢功能抑制通常是不稳定的，雌激素水平波动和突破性出血经常发生，为控制突破性出血，常需配合应用少量雌激素。其他的副作用有恶心、轻度抑郁、水钠潴留、体重增加等。患者在停药数月后痛经缓解，月经恢复。

以上两种药物治疗是由雌、孕激素联合或大剂量孕激素连续使用诱导的一种高激素状态的闭经以及其他一些类似正常妊娠的状况，故又称为假孕疗法。

3）达那唑（danazol）：是合成的 17α- 乙炔睾酮衍生物，为雄激素类衍生物。用法为每日 400～600mg，分 2～3 次口服，共 6 个月。主要作用机制是抑制月经中期黄体生成素（LH）峰值从而抑制排卵，还可抑制参与卵巢甾体激素合成的多种酶并增加血液中游离睾酮水平，形成高雄激素和低雌激素环境。达那唑治疗又称为假绝经疗法，适用于轻度及中度内异症以及痛经明显或不孕者。常见副作用包括：闭经、男性化、痤疮、多毛、萎缩性阴道炎、潮热和声音变粗。已有肝功能损害、高血压、心力衰竭、肾功能不全及妊娠者不宜服用。

4）孕三烯酮（gestrinone）：是合成的 19- 去甲睾酮衍生物。用法为 2.5mg，2～3 次 / 周，于月经第 1 日开始服药，连续 6 个月。作用机制是抗孕激素、抗雌激素作用，升高血液中游离睾酮水平。孕三烯酮与达那唑疗效相近，但副作用较轻，对肝功能影响小且可逆，很少因转氨酶过高而中途停药，且用药量少、方便。

5）促性腺激素释放激素类似物（gonadotropin-releasing hormone，GnRH-a）：长期应用可抑制垂体功能，导致卵巢分泌的激素显著下降，可出现暂时性闭经，即"药物性卵巢切除"或"假绝经"，达到治疗子宫内膜异位症的作用。目前可用的药物为醋酸亮丙瑞林缓释剂，肌注 3.75mg，每月 1 次，共 6 个月；奈法瑞林鼻喷剂，每日 2 次，每次 200μg，持续 6 个月；戈舍瑞林缓释剂，皮下埋置 3.6mg，每 28 日 1 次，共 6 个月。不良反应主要表现为与低雌激素水平相关的潮热、阴道干涩、性欲减退、骨质丢失等绝经期症状。

在应用 GnRH-a 3～6 个月时可以酌情给予反向添加方案,如妊马雌酮加甲羟孕酮或替勃龙,提高雌激素水平,预防低雌激素状态相关的血管症状和骨质丢失的发生,增加患者药物依从性。

6)孕激素拮抗剂:米非司酮(mifepristone)与子宫内膜孕酮受体的亲和力是孕酮的 5 倍,且有较强的抗孕激素作用,每日口服 25～100mg,造成闭经使病灶萎缩。副作用轻,无雌激素样影响,无骨质丢失危险,长期疗效有待证实。

(2)用药护理

1)激素治疗时间一般需要 6 个月以上,治疗过程中常出现一些不良反应,应嘱患者坚持用药,不良反应会在停药后消失。

2)由于药物大部分在肝脏代谢,部分患者会出现不同程度的肝细胞损害,嘱患者定期复查肝功能,如有异常应停药。

3)特别强调治疗中途不能停药,否则可能出现子宫出血、月经紊乱等问题。

2.手术治疗及护理

(1)常用手术方式:包括保守性手术、半根治手术、根治手术和辅助性手术。

1)保守性手术:手术尽量去除肉眼可见的病灶,剔除巧克力囊肿以及分离粘连。适用于年轻或需要保留生育功能者。术后复发率约 40%。

2)半根治手术:切除子宫和病灶,但保留至少一侧或部分卵巢。适用无生育要求、症状重或者复发经保守治疗手术或药物治疗无效,但希望保留卵巢内分泌功能 45 岁以下患者。术后复发率约 5%。

3)根治性手术:切除全子宫和双附件以及所有肉眼可见的病灶。适合年龄大、无生育要求、症状重或者复发经保守手术或药物治疗无效者。术后几乎不复发。

4)辅助性手术:如宫骶韧带切除以及骶前神经切除术。介入治疗指在超声引导下行卵巢巧克力囊肿穿刺,不仅诊断率可达 80% 左右,而且可在囊内注射无水酒精及高效孕酮,取得较好的治疗作用。

(2)手术患者的护理

1)手术前后护理详见本教材第五章内容。

2)子宫内膜异位症易复发,除行根治手术外,术后需要用药以减少复发。告知患者出院后坚持服药,定期门诊复查。术后 1 个月禁性生活,1 个月后门诊复查。

3.卵巢子宫内膜异位囊肿的护理 对有卵巢子宫内膜异位囊肿患者注意观察有无扭转和破裂迹象。临床常见的是破裂,表现为急腹症,腹膜刺激症显著伴不同程度的休克,需要立即手术。护士要及时通知医生并做好剖腹探查的术前准备工作。

4.疼痛的护理

(1)痛经剧烈者,月经期卧床休息,保持心情愉快,注意保暖,可用热水袋外敷下腹部;子宫后倾者俯卧位可以减轻疼痛;按摩、穴位疗法等物理治疗也有助于缓解疼痛;可遵医嘱给予前列腺素合成酶抑制剂(吲哚美辛、萘普生、布洛芬)或其他止痛剂缓解疼痛。

(2)对于尚未生育者,鼓励其尽早妊娠,使异位内膜组织萎缩,分娩后痛经症状可缓解。

5.心理护理 耐心倾听患者的述说,向患者介绍疾病的相关知识,要求坚持规范治疗,增强其治愈疾病的信心。向患者详细说明治疗经过,了解本病治疗时间较长,药物治疗的副作用较大等问题,使其有耐心并积极配合治疗与护理。

6.健康指导 根据子宫内膜异位症发病机制学说,可采取以下方面的预防措施。

(1)防止经血逆流:月经期避免剧烈运动、避免性交;先天性生殖道畸形如阴道横膈、残角子宫、无孔处女膜、宫颈闭锁或后天性炎性阴道狭窄、宫颈管粘连等所引起的经血潴留,应及时手术治疗,以避免经血逆流入腹腔。

(2)避免医源性异位内膜种植:月经期避免性交和盆腔检查,若有必要应避免重力挤压子宫内膜;月经来潮前禁做输卵管通畅检查和宫颈及阴道手术等;人工流产吸宫术时,宫腔内压力不宜过高,避免突然将吸管拔出使宫腔血液和内膜碎片随负压吸入腹腔;动作轻柔,避免造成宫颈损伤导致宫颈粘连;切开子宫的手术注意保护好腹壁切口。

(3)适龄婚育和药物避孕:妊娠可延缓子宫内膜异位症的发生发展;已有子女者可口服避孕药抑制排卵,促使内膜萎缩和经量减少,使子宫内膜异位症发生机会相应减少。

【护理评价】

1．患者疼痛是否减轻。

2．患者情绪是否稳定，焦虑、沮丧的不良心理状况是否得到改善。

3．治疗后性生活是否恢复正常。

4．患者营养状况是否得到改善。

第二节　子宫腺肌病

当子宫内膜腺体和间质侵入子宫肌层时，称为子宫腺肌病。子宫腺肌病多发生于 30～50 岁的经产妇，约有半数合并子宫肌瘤，约 15% 患者合并盆腔子宫内膜异位症。一般认为多次妊娠和分娩时子宫壁的创伤和慢性子宫内膜炎可能是导致此病的主要原因。病理上分为弥漫型和局限型两种。弥漫型常见，子宫多呈均匀性增大；局限型指异位子宫内膜在局部肌层中生长形成肿块，又称为子宫腺肌瘤。镜检见肌层内有呈岛状分布的子宫内膜腺体与间质。

【护理评估】

1．健康史　评估患者的年龄，特别注意 30～50 岁经产妇的月经周期与月经量有无改变，痛经存在的时间与程度变化，通过妇科检查了解子宫的大小等。

2．身体状况

（1）症状：约 35% 患者无任何临床症状。

1）月经失调：40%～50% 患者主诉月经过多。主要表现为经期延长，经量增多，一般超过 80ml。主要与子宫内膜面积增加、子宫肌层纤维增生使子宫收缩不良、子宫内膜增生因素有关。

2）痛经：痛经的发生率为 15%～30%。一般随病灶的增生、长大，痛经呈进行性加剧。痛经常在月经来潮的前一周开始，至月经结束。

（2）体征：子宫多呈均匀性增大，一般不超过 12 周妊娠子宫大小，质地较硬，可有压痛。少数子宫表面不规则，呈结节状突起，可能为局限性腺肌瘤或伴子宫肌瘤所致。月经期由于病灶充血、水肿及出血，子宫可增大，质地变软，有压痛或压痛较平时明显。

3．心理 - 社会支持状况　患者的心理问题表现在对痛经的恐惧和月经失调的担忧，以及由此带来生活质量下降的问题。由于病情严重和药物治疗效果差需进行手术治疗者，患者会出现抉择冲突。

4．辅助检查

（1）B 型超检查：子宫均匀增大，边界清楚，可见肌层不规则回声增强。

（2）腹腔镜或宫腔镜检查：可作为辅助诊断的方法。

（3）活组织病理检查：在腹腔镜下对可疑子宫肌层病变进行活检可以确诊。

【常见护理诊断 / 问题】

1．疼痛　与异位内膜经期出血和炎性刺激有关。

2．焦虑　与痛经、害怕手术和担心预后有关。

3．营养失调　低于机体需要量，与经期延长、经量增多、失血过多有关。

【护理措施】

1．心理护理　倾听并引导患者表达真实感受，通过介绍与疾病相关的治疗和护理措施，帮助患者缓解和消除焦虑和恐惧的情绪。

2．保守治疗的护理

（1）对年轻、有生育要求或近绝经期者可试用达那唑、孕三烯酮或促性腺激素释放激素类似物或激动剂（GnRH-a）等进行治疗。

（2）因为子宫腺肌病对孕激素反应不敏感，近年来局部用药研究越来越多。宫腔放置左炔诺孕酮宫内节育系统（曼月乐），可直接减少病灶中的雌二醇受体，导致子宫内膜萎缩，减少经血量；另外通过减少子宫内膜中前列腺素的产生，缓解痛经症状。对年轻不生育、需要保留子宫的患者值得推广。

3．手术治疗的护理

（1）若患者药物治疗无效且长期有剧烈痛经则应行全子宫切除术，卵巢是否保留取决于患者年龄和卵巢有无病变。

（2）对子宫腺肌瘤的年轻、要求保留生育功能的患者行病灶切除术，可明显改善症状但术后易复发。

（3）手术前后护理详见第五章"妇科手术配合及护理"。

（杨小玉）

思考题

　　邵女士，30 岁，生育史 1-0-2-1，人工流产后置宫内节育器 4 年，近 3 年来出现痛经且日益加重，伴经量多。妇科检查：外阴正常，阴道通畅，宫颈光滑。宫体后位，正常大小，质中，左侧附件区可及囊性肿块，约 5cm×5cm×6cm 大小，张力高，活动受限，右侧韧带处可扪及多个散在结节。血红蛋白 80g/L。

　　请思考：

　　1.该患者可能的疾病诊断是什么？为明确诊断，应选择何种辅助检查？

　　2.如确诊为子宫内膜异位症，应采取的治疗原则是什么？

　　3.说出该患者的护理诊断并制订护理措施。

思路解析

扫一扫，测一测

第十四章　女性生殖器官损伤性疾病患者的护理

 学习目标

1. 掌握子宫脱垂、生殖道瘘、压力性尿失禁的概念和护理措施。
2. 熟悉外阴、阴道创伤，子宫脱垂、生殖道瘘、压力性尿失禁患者的护理评估。
3. 了解外阴、阴道创伤，子宫脱垂，生殖道瘘，压力性尿失禁患者的病因。
4. 具有严谨的工作态度，培养关心爱护患者的职业素养。

第一节　外阴、阴道创伤

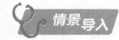 情景导入

情景描述：

患者，女，33 岁，骑自行车时不慎摔倒，外阴部恰巧骑跨在自行车龙头突出的车铃处，感外阴部疼痛明显，行走困难，休息后也无缓解，被家人急送入院。体格检查：T 37℃，P 96 次 / 分，R 18 次 / 分，BP 90/60mmHg，神志清醒，痛苦面容。

如果你是接诊人员，请问：

1. 你考虑该患者最可能出现了什么情况？
2. 对该患者首要的护理措施是什么？

【概述】

外阴、阴道创伤的主要原因是分娩损伤和外伤。 常见于急产、巨大儿分娩、产妇会阴体过长及过度肥厚、缺乏弹性，阴道狭窄或有陈旧性瘢痕，产力过强，阴道手术助产或手术助产操作不当等；也可因外伤所致，如碰伤或跌倒、外阴骑跨或直接触于尖锐的硬物上。其他如幼女遭到强暴可致外阴、阴道软组织受伤及初次性交粗暴处女膜造成严重破裂或阴道受伤。

【护理评估】

1. 健康史　了解患者导致创伤的原因，如外伤、分娩创伤、遭强暴、性交后阴道出血等。
2. 身体状况　评估疼痛的程度、性质，外阴阴道创伤的部位、深浅及范围。

（1）症状评估

1）**疼痛：为主要临床症状**，程度可轻可重，可从轻微疼痛至难以忍受，甚至疼痛性休克。

139

2）局部肿胀：较常见。为水肿及血肿，局部形成外阴或阴道血肿，可见紫蓝色块状物，压痛明显。

3）外阴、阴道流血：如外阴、阴道有破口则可有持续性出血，颜色鲜红。

4）其他：根据出血量的多少、急缓，患者可出现贫血或失血性休克症状。合并感染时可有体温升高，局部红、肿、热、痛等表现。

（2）体征：呈痛苦面容，面色苍白，脉搏加快，血压下降。

3．心理-社会支持状况　遭遇突发意外后患者及家属会表现出惊慌、焦虑、不安等情绪反应。

4．辅助检查　出血量多者红细胞计数及血红蛋白值减少；有感染者可见白细胞、中性粒细胞数量增加。

5．治疗要点　尽快止血、清除血肿、预防或纠正休克、抗感染。主要根据患者的创伤情况确定治疗方案，以**手术治疗**为主。

【常见护理诊断/问题】

1．疼痛　与阴道、外阴创伤有关。

2．恐惧　与突发创伤事件有关。

3．潜在并发症　失血性休克、感染。

【护理措施】

1．即刻护理　对出血急且量多者，应立即使患者平卧、吸氧，快速建立静脉通道，及时给予止血药物。

2．对症护理

（1）保守治疗患者的护理：对血肿小采取保守治疗者，嘱患者**取健侧卧位**，避免血肿受压；保持外阴部清洁、干燥，每日外阴冲洗3次，大便后及时清洁外阴。按医嘱及时给予镇静、止血、止痛的药物。**在24小时内冷敷，可降低局部血流速度及局部神经的敏感性，减少患者的疼痛及不适感；24小时后可热敷以促进血肿的吸收。**

（2）手术治疗患者的护理：向患者及家属解释手术的必要性、手术的过程及注意事项。术后阴道内常填塞纱条、外阴加压包扎，患者疼痛明显时应积极止痛；阴道纱条如数取出，检查外阴伤口有无出血，患者有无进行性疼痛加剧或阴道、肛门坠胀等再次血肿的表现；保持外阴清洁、干燥；遵医嘱给予抗生素。

3．病情观察　密切观察患者血压、脉搏、呼吸、尿量及神志的变化。

4．心理护理　突然的损伤导致患者及家属担忧及恐惧，在抢救休克的同时应用亲切、温和的语言安慰患者，解释各种症状和不适的原因，说明积极配合治疗的重要性。

5．健康指导　积极预防急产、巨大儿分娩，产力过强，阴道手术助产、手术助产操作不当等因素；防止外阴碰伤或跌倒、触于尖锐的硬物上等。

【护理评价】

1．患者住院期间疼痛是否明显减轻。

2．患者情绪是否稳定，能否积极配合治疗和护理。

3．患者在治疗24小时内生命体征是否平稳。

第二节　阴道膨出

【概述】

阴道膨出有阴道前壁与后壁膨出之分，可单发或合并发生，或更多与子宫脱垂伴发。阴道前壁膨出多因膀胱和尿道膨出所致，以膀胱膨出常见，常合并排尿功能的紊乱。阴道后壁膨出也称直肠膨出，阴道后壁膨出可以单独存在，也常合并阴道前壁膨出。

【护理评估】

1．健康史　了解患者的分娩史，分娩过程中有无产程延长、阴道助产，外阴、阴道撕裂伤等病史；了解患者有无慢性便秘及其他慢性腹压增加的疾病；询问患者有无绝经。

2．身体状况

（1）症状评估：轻者无症状。较重时患者可能有盆腔下坠感、胀感、腰酸，或感到有物自阴道脱出，长久站立或咳嗽、打喷嚏后因腹压增加而症状加重。阴道前壁膨出者难以排空小便，易发生尿潴留、膀胱炎。重度膀胱膨出多伴有尿道膨出,此时常伴压力性尿失禁症状。阴道后壁膨出重者出现排便困难,需用手向上向后推压膨出的阴道后壁方能排便。严重者需用手指经肛门挖出粪块。

(2)体征:阴道前/后壁膨出分为3度,以屏气下膨出最大程度来判定:①轻度膨出:阴道前/后壁膨出已达处女膜缘,尚未出阴道口外;②中度膨出:部分阴道前/后壁膨出已膨出阴道口外;③重度膨出:阴道前/后壁已全部膨出于阴道口外。

3.心理-社会支持状况 重度的阴道前壁膨出,膀胱膨出严重,常伴有尿潴留和反复膀胱感染,或因膀胱、尿道位置改变而导致压力性尿失禁。患者可表现出焦虑或情绪低落、忧伤甚至社交障碍。

4.辅助检查

(1)残余尿量测定:嘱患者排空小便后导尿确定残余尿量。

(2)尿常规检查:有感染者,可见白细胞数量增加。

(3)压力性尿失禁相关检查(详见本章第五节压力性尿失禁)。

(4)其他:必要时行膀胱镜和尿道镜检查有助于诊断。

5.治疗要点 无症状者不需治疗;重度膨出者,或有尿潴留、反复膀胱感染、直肠膨出导致大便排空困难等,需行阴道前/后壁修补术。加用医用合成网片或生物补片可加强局部修复,对重度膨出修复有减少复发的作用。

【常见护理诊断/问题】

1.焦虑 与膀胱、尿道、直肠膨出影响生活及压力性尿失禁漏尿有关。

2.潜在并发症 泌尿系感染。

【护理措施】

1.保守治疗患者的护理 嘱患者注意增加营养,避免久站及膀胱过度充盈。可嘱阴道前壁膨出患者进行**盆底肌锻炼**:训练可以在一日中的任何时间进行,站立、仰卧和坐位均可进行。训练前排空膀胱,做收紧肛门及阴道的动作,开始时每次收缩会阴不少于3秒,然后放松,再重复上述动作共2次,接着行快速收缩会阴肌肉5次,如此反复进行10~15分钟,每日2~3次;或者不刻意分组,自择时段每日做150~200次,一般应持续6~12个月。症状轻的患者通过此锻炼可使其压迫症状和排尿控制能力得到一定程度的改善。缓泻剂和直肠栓剂可在必要时使用。

2.手术治疗患者的护理 向患者及家属解释手术的必要性、手术的过程及注意事项。术后以**平卧位**为宜,降低外阴、阴道张力,促进伤口愈合。术后一般**留置尿管5~7日**,保持尿管通畅。拔除尿管前应训练膀胱功能,定时夹放尿管,拔管后观察患者自解小便情况。**术后应控制首次排便时间,一般术后5日解大便为宜**。术后3日可予促大便软化的药物促使大便软化,避免排便困难。术后保持外阴清洁、干燥,遵医嘱给予抗生素。

3.心理护理 应主动与患者交谈,鼓励患者说出内心的烦恼和痛苦,向患者介绍膀胱、尿道膨出的知识和预后,使患者配合诊治和护理。

4.健康指导 积极治疗和预防腹压增加的疾病如便秘、慢性咳嗽,避免重体力劳动。提高产科质量,避免困难阴道助娩。手术后1月到门诊随访,检查术后恢复情况,**术后3个月内禁止性生活和盆浴**,防止感染。

【护理评价】

1.患者情绪是否稳定,能否积极配合治疗和护理。

2.患者在治疗期间是否发生泌尿系感染。

第三节 子宫脱垂

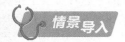

情景描述:

王女士,68岁,孕₃产₃,绝经已近20年,以往身体健康。3年前自己发现阴道口有肿块脱出,长时间站立或搬重物时明显,刚开始自己用手可以将肿块回纳到阴道内,以后反复发生,感肿块脱出越来越大,行走不便,影响生活伴腰背酸痛不适。妇科检查:可看见宫颈已完全脱出阴道口,宫体部分在阴道内,部分在阴道外。

如果你是接诊人员,请问:

1. 你考虑该患者最可能患了什么病?

2. 该患者的护理措施有哪些?

【概述】

子宫脱垂(uterine prolapse)是指子宫从正常位置沿阴道下降,子宫颈外口达坐骨棘水平以下,甚至子宫全部脱出阴道口以外,常伴有阴道前后壁膨出。**分娩损伤是子宫脱垂主要的病因**;其次是产后过早参加重体力劳动及长期腹压增加,如慢性咳嗽、排便困难、腹腔内大肿瘤等;另先天性盆底组织发育不良或营养不良;围绝经期或绝经期后生殖道的支撑结构萎缩,盆底组织萎缩退化也可导致子宫脱垂或加重子宫脱垂的程度。

以患者平卧向下屏气状态下子宫下降的最低点为分度标准,将子宫脱垂分为三度(图14-1、图14-2)。

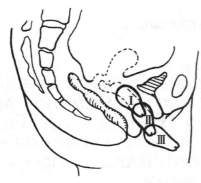 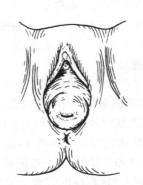

图14-1　子宫脱垂分度　　　　　　　　　　　　　图14-2　子宫脱垂Ⅱ度轻型

Ⅰ度:轻型为宫颈外口距离处女膜缘小于4cm,但未达处女膜缘;重型为宫颈已达处女膜缘,但未超出,检查时在阴道口见到宫颈。

Ⅱ度:轻型为宫颈已脱出阴道口,但宫体仍在阴道内;重型为宫颈及部分宫体已脱出阴道口。

Ⅲ度:子宫颈和子宫体全部脱出至阴道口外。

【护理评估】

1. 健康史　了解患者分娩过程中有无产程过长,阴道助产,外阴、阴道撕裂伤等病史;同时应评估患者其他身体健康状况或腹压增加的疾病,如便秘、慢性咳嗽、盆腹腔肿瘤等。

2. 身体状况　Ⅰ度脱垂患者多无自觉症状,Ⅱ、Ⅲ度脱垂患者主要有如下表现:

(1)下坠感及腰骶部酸痛:由于下垂子宫对韧带的牵拉,盆腔充血,常在久站、走路、蹲位、重体力劳动后加重,卧床休息后可缓解。

(2)阴道肿物脱出:常在行走、蹲、排便、体力劳动等腹压增加时有球形物自阴道内脱出。开始时肿物在卧床休息后可变小或自行回缩。脱垂严重者休息后不能回缩,甚至用手也不能还纳。子宫长期脱出在阴道口外,患者行走极为不便,暴露在外的宫颈和阴道黏膜长期与裤子摩擦可发生宫颈溃疡、感染、分泌物增多,甚至出血,若继发感染则有脓性分泌物。

(3)排尿及排便异常:重症子宫脱垂常伴有排便排尿困难、便秘,残余尿增加,部分患者可发生压力性尿失禁,但随着膨出的加重,其压力性尿失禁症状可缓解或消失,取而代之的是排尿困难,甚至需要用手压迫阴道前壁帮助排尿,易并发尿路感染。

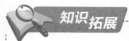

盆腔器官脱出定量分期

国外多用盆腔器官脱出定量分期法（pelvic organ prolapse quantitation，POP-Q）来描述盆腔器官的脱出程度。此分期系统是分别利用阴道前壁、阴道顶端、阴道后壁上的 2 个解剖指示点与处女膜的关系来界定盆腔器的脱垂程度。以处女膜为参照（0）点，以阴道前壁、后壁和顶部的 6 个点为指示点（前壁两点 Aa、Ba，后壁两点 Ap、Bp，顶部两点 C、D），以六点相对于处女膜的位置变化为尺度（指示点位于处女膜缘内侧记为负数，位于处女膜缘外侧记为正数）。同时记录阴道总长度（tvl），阴裂（gh）的长度、会阴体（pb）的长度。测量值均以厘米表示。阴裂的长度（gh）为尿道外口中线到处女膜后缘的中线距离；会阴体的长度（pb）为阴裂的后端边缘到肛门中点距离；阴道总长度（tvl）为总阴道长度。测量值均用厘米表示。

3. 心理 - 社会支持状况　患者因行动不便，同时伴大小便异常、性生活受影响等，而表现得情绪低落、忧伤、焦虑。

4. 辅助检查　可进行压力性尿失禁的相关检查（详见本章第五节压力性尿失禁），动态磁共振检查等。

5. 治疗要点　凡脱垂分度较轻，无明显症状，要求保留生育功能，年老体弱者宜先考虑非手术治疗，以子宫托治疗为主。对子宫脱垂Ⅱ度及以上患者，症状较明显，则考虑手术治疗，手术治疗以阴道前后壁修补术加主韧带缩短及宫颈部分切除术（Manchester 手术）、经阴道全子宫切除加阴道前后壁修补术、阴道封闭术及盆底重建手术为主。

【常见护理诊断 / 问题】

1. 慢性疼痛　与子宫脱垂牵拉韧带、宫颈，阴道壁溃疡有关。

2. 焦虑　与长期的子宫脱出影响生活及手术效果难以预料有关。

3. 组织完整性受损　与脱出于阴道口外的子宫颈、阴道壁长期摩擦发生溃烂、溃疡有关。

【护理措施】

1. 一般护理　改善患者一般情况，指导患者加强营养，避免重体力劳动，积极治疗慢性咳嗽、便秘等使腹压增高的疾病。教会其做盆底肌肉、肛门肌肉的运动锻炼，做缩紧肛门阴道的动作，每次收紧不少于 3 秒，连续做 10～15 分钟，每日进行 2～3 次，以促进盆底功能恢复。

2. 使用子宫托的护理　以喇叭形子宫脱为例，选择大小适宜的子宫托；放置前先将手洗净，患者半卧于床上或蹲在地上，两腿分开，一手握托柄，将托柄靠近会阴肛门处，使托盘呈倾斜位进入阴道，逐渐将托柄向上旋转，使托盘全部进入阴道内，直至托盘达子宫颈，然后屏气使子宫下降，同时用手指将托柄向上推，使托盘牢牢地吸附在宫颈上，放妥后再转动托柄使其弯度向前对正耻骨弓即可。取托时，用手指捏住托柄，上、下、左、右轻轻摇动，等负压消失后向后外方牵拉即可使子宫托滑出阴道。子宫托取出后用温水洗净、拭干，包好以便再用（图 14-3）。

需选择合适型号的子宫托，以放置后不脱出又无不适感为理想。**子宫托应每日晨起放入阴道，晚上睡前取出消毒后备用，避免放置过久造成生殖道瘘**。上托以后，分别于**第 1、3、6 个月**时到医院检查 1 次，以后**每 3～6 个月**到医院检查 1 次。

3. 手术前后的护理

（1）术前准备：术前 5 日开始进行阴道准备。应每日用 1∶5000 的高锰酸钾或 0.2‰ 的聚维酮碘坐浴 2 次，温度 41～43℃为宜；Ⅱ度、Ⅲ度子宫脱垂的患者，如有黏膜溃疡者，坐浴后局部涂 40% 紫草油或含抗生素的软膏，然后带上无菌手套将脱垂的子宫还纳于阴道内，患者平卧休息半小时，嘱患者勤换会阴垫和内裤。

（2）术后护理：除按一般外阴、阴道术后护理外，应取**平卧位卧床休息 7～10 日；尿管留置 10～14日**；避免增加腹压的动作，如下蹲、咳嗽等；术后口服缓泻剂预防便秘，服用无渣饮食；保持会阴清洁，每日擦洗外阴 2 次，注意观察阴道分泌物的情况，遵医嘱用抗生素预防感染。

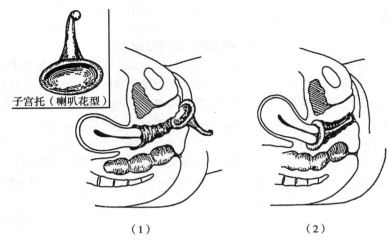

子宫托（喇叭花型）

（1）　　　　　　　　（2）

图 14-3　喇叭型子宫托及其放置

4.心理护理　主动与患者交谈，鼓励患者说出内心的烦恼和痛苦，向患者介绍子宫脱垂的知识和预后，做好家属的工作，理解患者，使患者配合诊治和护理。

5.健康指导　术后**禁止盆浴及性生活；休息 3 个月，半年内应避免体力劳动**。术后 1 个月到医院复查伤口愈合情况，3 个月后再复查，医生确认完全恢复后方可恢复性生活。

【护理评价】

1.患者疼痛是否减轻或消失，感觉舒适。

2.患者焦虑情绪是否减轻，能采取积极的应对机制。

3.患者及家属能否复述出院后的康复知识和自我护理技能。

第四节　生殖道瘘

由于各种原因导致生殖器官与其毗邻器官之间形成异常通道称为生殖道瘘，临床以尿瘘（urinary fistula）（图 14-4）又称泌尿生殖瘘（urogenital fistula）最常见，其次为粪瘘（fecal fistula），两者可同时存在，称为混合性瘘（combined fecal fistula）。

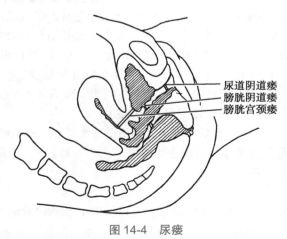

尿道阴道瘘
膀胱阴道瘘
膀胱宫颈瘘

图 14-4　尿瘘

一、尿瘘

【概述】

尿瘘指生殖道与泌尿道之间形成的异常通道，表现为尿液自阴道排出，不能控制。尿瘘可发生在生殖道与泌尿道之间的任何部位，根据其发生的部位可分为膀胱阴道瘘（vesico-vaginal fistula）、尿道阴道瘘（urethro-vaginal fistula）、膀胱尿道阴道瘘（vesico-urethro-vaginal fistula）、膀胱宫颈瘘（vesico-cervical fistula)、输尿管阴道瘘（uretero-vaginal fistula）、膀胱宫颈阴道瘘（vesico-cervical vaginal fistula）、膀胱子宫瘘（vesico-uterine fistula）。常见尿瘘为产伤和盆腔手术损伤所致的膀胱阴道瘘和输尿管阴道瘘。其他如外伤、放射治疗后、膀胱结核、晚期生殖泌尿道肿瘤、子宫托安放不当、局部药物注射治疗均能导致尿瘘。尿道阴道瘘通常是压力性尿失禁或阴道前壁膨出的手术并发症。

【护理评估】

1. 健康史　详细询问患者既往史，尤其是肿瘤、放射治疗、结核等病史。了解患者有无难产及妇科手术史，找出尿瘘的原因。详细了解患者漏尿的时间及其他问题。

2. 身体状况

（1）漏尿：产后或盆腔手术后出现**阴道无痛性持续性流液是最常见、最典型的症状**。病因不同出现漏尿的时间也不同，坏死型尿瘘一般于产后及手术后 3～7 日出现漏尿；手术直接损伤者则于损伤后立即出现漏尿；根治性子宫切除的患者常在术后 10～21 日发生漏尿；放射损伤所致尿漏发生较晚且常合并粪瘘。

（2）外阴瘙痒或疼痛：由于尿液的长期刺激，外阴部、臀部甚至大腿内侧常出现皮炎或浅表溃疡，患者常感到外阴不适、瘙痒、灼痛或行走不便等。

（3）尿路感染：因女性尿道短而直，容易引起泌尿道逆行感染，可出现尿频、尿急、尿痛等尿路感染的症状。

3. 心理 - 社会支持状况　由于漏尿，身体有异味，患者表现为不愿意参与社交活动，常感到无助，家属和周围人群的不理解使患者出现自卑、失望等不良情绪。

4. 辅助检查

（1）亚甲蓝试验：是将亚甲蓝经尿道注入膀胱的一种试验。漏尿者有蓝色尿液从阴道流出。

（2）靛胭脂试验（indigo carmine test）：静脉推注靛胭脂 5ml，约 5～10 分钟如见蓝色液体自阴道流出，可帮助确诊。

（3）其他：膀胱镜检可看见膀胱的漏孔；肾显像、排泄性尿路造影也可帮助尿瘘的诊断。

5. 治疗要点　**手术修补为主要治疗方法**。手术治疗要注意时间的选择，直接损伤的尿瘘要及早手术修补，其他原因所致尿瘘应等待 3 个月，待组织水肿消退、局部血液供应恢复正常再行手术。

【常见护理诊断 / 问题】

1. 皮肤完整性受损　与损伤、排泄物刺激外阴部皮肤有关。

2. 社交孤立　与长期漏尿，身体有尿腥味，不愿与人交往有关。

3. 焦虑　与长期漏尿，旁人的躲避等引起精神压力有关。

【护理措施】

1. 采取适当体位　对妇科手术后所致小漏孔的尿瘘患者应留置尿管，或采取正确体位，并保持漏孔高于尿液面的卧位，使小漏孔自行愈合。如膀胱尿道瘘的患者，瘘孔在后底部，采取俯卧位；瘘孔在侧面，则取健侧卧位，从而减少尿液对修补处的浸泡。

2. 鼓励患者饮水　嘱咐患者每日饮水不少于 3000ml，必要时按医嘱静脉输液，以保证液体入量，达到稀释尿液、冲洗膀胱的目的，减少酸性尿液对皮肤的刺激，从而缓解患者的不适。

3. 手术前后的护理

（1）术前准备：除按一般外阴、阴道手术患者的准备以外，术前 3～5 日每日用 1∶5000 的高锰酸钾或 0.2‰ 的聚维酮碘液等坐浴，保持会阴皮肤清洁干燥。如有尿路感染者，遵医嘱给予抗生素治疗；外阴部有湿疹者，可坐浴后行红外线照射，然后涂氧化锌软膏；对老年妇女或闭经者按医嘱术前 1 周给予含雌激素的药物，如倍美力等，促使阴道上皮生长，利于伤口愈合。

（2）术后护理：术后护理是尿瘘修补手术成功的关键。术后必须留置尿管 **10～14 日**后才能拔除，注意防止尿管脱落，保持尿管通畅，以免膀胱过度充盈，影响切口的愈合。拔管前注意训练膀胱张力，拔管后协助患者每 1～2 小时排尿 1 次，然后逐步延长排尿时间。

4. 心理护理　患者由于漏尿，常感无助和自卑，护理人员不能因异味而疏远患者，应经常与患者沟通，告诉患者和家属通过手术能使该病痊愈，树立信心；同时指导家属如何关心、理解患者，从而让患者消除顾虑，积极主动配合治疗和护理。

5. 健康指导　术后 3 个月内禁止性生活及重体力劳动。术前口服己烯雌酚者术后继续服药 1 个月。保存外阴清洁干燥。

【护理评价】

1. 出院时，患者外阴皮炎是否完全消失。

2. 患者能否与其他人进行正常的社交活动。

3. 患者是否逐渐恢复自信心，能否积极配合治疗。

二、粪瘘

【概述】

粪瘘是指肠道与生殖道之间的异常通道，最常见的是直肠阴道瘘（rectal-vaginal fistula）。可以根据瘘孔在阴道的位置，将其分为低位、中位和高位瘘。与尿瘘相同，可因产伤、盆腔手术损伤引起，其他如发育畸形、感染性肠病、长期安放子宫托不取、生殖道恶性肿瘤晚期浸润或放疗，均可导致粪瘘。

【护理评估】

1. 健康史　详细询问患者既往史，了解患者有无难产、盆腔手术史、放疗、感染性肠疾史等，找出粪瘘的原因。

2. 身体状况　**阴道内排出粪便**是主要症状。瘘孔大者，成形粪便可经阴道排出，稀便时呈持续外流。瘘孔小者，阴道内可无粪便污染，但肠内气体可自瘘孔经阴道排出，稀便时则从阴道流出。

3. 心理 - 社会支持状况　不能自主控制肛门排便和排气往往令患者羞于启齿，意志消沉、孤僻、害怕被发现等心理如不及时防治，则会使患者精神颓废，社会适应能力逐步退化。

4. 辅助检查　阴道检查时，向阴道内注水，同时向直肠内注入气体，当有瘘孔存在时阴道内会有气泡产生。小肠和结肠阴道瘘需行钡剂灌肠检查方能确诊。肛门内超声波检查对证实括约肌损伤有帮助。

5. 治疗要点　手术修补为主要治疗方法。

【常见护理诊断 / 问题】

1. 皮肤完整性受损　与排泄物刺激外阴部皮肤有关。

2. 社交孤立　与长期漏粪，身体有粪臭味，不愿与人交往有关。

3. 焦虑　与长期漏粪，旁人的躲避等引起精神压力有关。

【护理措施】

1. 皮肤护理　粪瘘患者的床可垫塑料布及布单，再用旧布等将患者臀部兜住，或用硬纸壳做成簸箕式样，里边垫上废纸放在臀下，使用后取出倒掉，以节省布类和清洗的麻烦。最好是掌握排便规律，按时接便盆排便。便后用温肥皂水洗净会阴及肛门周围，发现臀部有发红现象时，可涂以凡士林油、四环素软膏或氧化锌软膏等，夏天可扑些爽身粉。

2. 手术治疗的护理　术前 3 日严格肠道准备：少渣饮食 2 日，术前流质饮食 1 日，同时口服肠道抗生素以抑制肠道菌群。手术前晚及手术当日晨行清洁灌肠。术后 5 日内控制饮食及不排便，禁食 1～2 日后改少渣饮食，同时口服肠蠕动抑制药物。保持会阴清洁。第 5 日起，口服药物软化大便，逐渐使患者恢复正常排便。

3. 心理护理　护理人员应通过帮助患者充分认识粪瘘的有关问题，经常与患者沟通，告诉患者和家属通过手术能使该病痊愈或好转，要充满信心，消除顾虑，积极主动配合治疗和护理。

4. 健康指导　提高产科质量是预防产科因素所致粪瘘的关键。分娩时注意保护会阴，防止会阴Ⅲ度裂伤发生。会阴缝合后常规进行肛门指诊，发现有缝线穿过直肠黏膜，应立即拆除重缝。

第五节　压力性尿失禁

【概述】

压力性尿失禁（stress urinary incontinence，SUI）指腹压突然增高时导致尿液不自主流出，但不是由逼尿肌收缩压或膀胱壁对尿液的张力压所引起。其特点是**正常状态下无遗尿，而腹压突然增高时，**

如咳嗽、打喷嚏、大笑等出现不自主溢尿。也称为张力性尿失禁、应力性尿失禁。

压力性尿失禁分为两型。90% 以上为解剖型压力性尿失禁，为盆底组织松弛所引起。盆底松弛的原因有妊娠与阴道分娩的损伤；绝经后雌激素减低导致支持薄弱；尿道、阴道手术；腹压慢性增高，如肥胖、盆腔巨大肿物、慢性便秘等。约不足 10% 的患者为尿道内括约肌障碍型，为先天发育异常所致。

【护理评估】

1. 健康史　详细询问患者的既往史，了解患者的分娩史、有无盆腔手术史、盆腔巨大肿物、慢性便秘等，有无家族遗传史，找出压力性尿失禁的原因。

2. 身体状况　腹压增加下的不自主溢尿是最典型的症状，还有尿急、尿频、急迫尿失禁和排尿后膀胱区胀满感等症状。80% 的压力性尿失禁患者伴有阴道膨出。

3. 心理 - 社会支持状况　此类患者长期不自主溢尿，严重时会全身散发异味，所以遭到周围人的不理解、冷落、歧视在所难免，而患者本身还要承受巨大的精神压力和家庭的经济压力，往往是人际关系紧张，交际范围缩小，久而久之，就导致精神沮丧，极易产生社交恐惧和孤僻症。

4. 相关检查　无单一的诊断性试验。以患者的症状为主要依据，除常规查体、妇科检查及相关的神经系统检查外，还可做以下试验：

（1）压力试验（stress test）：是将一定量的液体（一般为 300ml）注入膀胱，或患者有尿意时，嘱患者取膀胱截石位，用力咳嗽，观察尿道口有无尿液漏出。如每次咳嗽时均伴有尿液不自主流出则可提示 SUI。

（2）指压试验（bonney test）：检查者把中示指放入患者阴道前壁的尿道两侧，指尖位于膀胱与尿道交接处，向前上抬高膀胱颈，再行压力试验，如不自主溢尿现象消失，则为阳性（图 14-5）。

（3）棉签试验（Q-tip test）：患者取仰卧位，将涂有利多卡因凝胶的棉签置入尿道，使棉签头处于尿道膀胱交界处，分别测量患者在静息时和 Valsalva 动作（紧闭声门的屏气）时棉签棒与地面之间形成的角度。在静息及做 Valsalva 动作时该角度差小于 15° 为良好的结果，说明有良好的解剖学支持；如角度差大于 30°，说明解剖学支持薄弱；介于 15°～30° 时，结果不能确定。

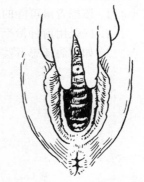

图 14-5　压力性尿失禁检查（指压试验）

（4）其他：尿动力学检查（urodynamics）、尿道膀胱镜检查、超声检查。

5. 治疗要点　对于轻、中度压力性尿失禁治疗和手术治疗前后的辅助治疗可用非手术治疗，有 30%～60% 的患者能改善症状，并治愈轻度压力性尿失禁。手术治疗方式多样，目前公认的金标准术式为阴道无张力尿道中段悬吊术和耻骨后膀胱尿道悬吊术。

【常见护理诊断 / 问题】

1. 皮肤完整性受损　与排泄物刺激外阴部皮肤有关。

2. 社交孤立　与长期不自主漏尿，身体有尿腥味，不愿与人交往有关。

3. 焦虑　与长期不自主漏尿，旁人的躲避等引起精神压力有关。

【护理措施】

1. 皮肤护理　由于长期酸性尿液对患者皮肤的刺激，外阴或臀部甚至大腿内侧皮肤可出现瘙痒、疼痛，严重时皮肤破溃。应指导患者每日用温开水清洗会阴部，勤换洗内裤，保持外阴部清洁、干燥。

2. 非手术治疗患者的护理　可指导患者进行盆底肌锻炼（详见本章第二节阴道膨出），进行盆底电刺激治疗、膀胱训练，遵医嘱阴道局部使用雌激素替代药物治疗等。

3. 手术前后的护理

（1）术前护理：术前做尿常规和阴道分泌物涂片检查，排除尿道感染和阴道感染。

（2）术后护理：术后观察阴道口有无流血和血肿，保持尿管通畅，鼓励患者多饮水，观察尿液颜色变化；密切观察双下肢感觉和活动情况，如出现下肢感觉和活动异常要及时通知医生处理。术后第 2 日拔除导尿管后观察患者排尿情况，注意有无排尿困难和尿失禁，自行排尿后要测残余尿，残余尿需≤50ml。同时督促患者开始行盆底肌锻炼。

4．心理护理　多与患者进行交流与沟通，帮助其树立配合治疗与护理的信心。

5．健康指导　预防和积极治疗腹压增加的疾病，避免重体力劳动。嘱患者保持会阴部清洁，勤换内裤；多吃水果蔬菜，保持大便通畅；3 个月内避免盆浴和性生活；嘱患者坚持盆底肌锻炼。

【护理评价】

1．出院时，患者外阴皮炎是否完全消失。

2．患者能否与其他人进行正常的社交活动。

3．患者是否逐渐恢复自信心，能否积极配合治疗。

（姚晓岚）

思考题

林女士，56 岁，孕 $_5$ 产 $_4$，有慢性咳嗽 5 年，阴道口脱出肿物近 2 年，刚开始自己用手能将肿物还纳回阴道，但最近 3 个月感肿物还纳阴道困难，且咳嗽时控制不住有小便溢出，伴腰酸及下腹坠胀不适，行走不便。到医院妇科检查示：阴道前壁膨出，子宫颈及子宫体均完全脱出于阴道口外，宫颈肥大水肿，上面有溃疡。子宫略小，两侧附件未触及异常。请问：

1．该患者最可能的临床诊断是什么？

2．应采用何种治疗方式？

3．如何为该患者实施护理？

思路解析

扫一扫，测一测

第十五章　女性生殖器官发育异常患者的护理

学习目标

1. 掌握女性生殖器官发育异常患者的护理措施。
2. 熟悉处女膜闭锁、阴道发育异常、子宫发育异常及两性畸形的类型及临床表现。
3. 了解女性生殖器官发育异常的发生。
4. 能熟练运用本章知识与患者及家属进行有效的沟通，能关心、尊重、理解生殖器发育异常患者。

第一节　女性生殖器官的发育

人类胚胎的性别是在受精时决定的。成功进入卵子中的精子携带的性染色体的类型决定了胚胎的性别。若胚胎具备的性染色体为 XX，当它发育到 8 周左右，女性生殖系统就开始分化。女性生殖器官的发育过程，包括生殖腺的发生、生殖管道的发生及外生殖器的发生。

一、生殖腺的发生

胚胎发育的第 3～4 周时，在卵黄囊内胚层内，生殖细胞开始发育，这种大于体细胞的生殖细胞称为原始生殖细胞（primordial germ cell）。胚胎发育第 5～6 周时，出现泌尿生殖嵴（urogenital ridge），即体腔背面肠系膜基底部两侧各出现 2 个有体腔上皮增生形成的凸起，其中内侧隆起为生殖嵴，外侧隆起为中肾。从胚胎发育的第 5 周开始，原始生殖细胞自第 10 胸椎水平的肠系膜迁移至生殖嵴，依靠周围性索细胞的支持和调控，分化形成原始生殖腺。原始生殖腺的分化方向，取决于 Y 染色体短臂性决定区睾丸决定因子（testis-determining factor, TDF）。若无睾丸决定因子的存在，在胚胎发育第 8 周，原始生殖腺分化形成卵巢。故女性卵巢及其生殖细胞发育和形成，是一种由于缺乏睾丸决定因子所致的基本分化途径。在表现为女性而性染色体为 XY 的患者中，发现有睾丸决定因子的缺失或突变；在表现为男性而性染色体为 XX 的患者中，发现 X 染色体上有睾丸决定因子的存在。由此可见，Y 染色体短臂性决定区的睾丸决定因子在生殖腺的发生上起着决定性作用。

二、生殖管道的发生

泌尿生殖嵴外侧的中肾有两对纵行管道，一对为中肾管，是男性生殖管道始基；另一对为副中肾管，是女性生殖管道始基。若生殖腺发育为睾丸，睾丸支持细胞分泌副中肾管抑制因子，抑制同侧副中肾管发育；在滋养细胞分泌的 HCG 刺激下，间质细胞产生睾酮，促进同侧中肾管发育为附睾、输精管和精囊。若生殖腺发育为卵巢，中肾管发育受到抑制，副中肾管头端发育形成输卵管，头段与中段合并形成子宫及阴道上段。副中肾管最尾端与泌尿生殖窦（urogenital sinus）相连，并分裂增殖，形成的实质圆柱状体，称为阴道板。阴道板由上至下贯通形成阴道腔。末端形成一层鳞状细胞薄膜，称为处女膜。

三、外生殖器的发生

胚胎发育初期的泄殖腔分化形成躯体腹侧的泌尿生殖窦与背侧的直肠。泌尿生殖窦两侧隆起，称为泌尿生殖褶（urogenital fold）。泌尿生殖褶的腹侧左右相会合形成结节状隆起，称为生殖结节，成熟后称为初阴；外侧隆起形成左右阴唇阴囊隆起。若生殖腺为睾丸，在雄激素的作用下，初阴伸长成为阴茎，两侧的泌尿生殖褶沿阴茎腹侧面，自背侧向腹侧合并，形成尿道海绵体部，两侧的阴唇阴囊隆起移向尾部并相互靠拢，在中线处连接形成阴囊。若生殖腺为卵巢，在胚胎发育的第 12 周末，生殖结节形成阴蒂，两侧泌尿生殖褶不合并，形成小阴唇，左右阴唇阴囊隆起发育成大阴唇。尿生殖沟扩展，并与泌尿生殖窦下段形成阴道前庭。

虽然外生殖器分化受性染色体支配，但在分化前切除胚胎生殖腺，则胚胎无睾丸激素的影响，其外生殖器必然向女性分化；若给予雄激素则胚胎向男性分化。由此可见，外生殖器的分化方向和是否受到雄激素即睾酮的作用有关。外阴向男性分化，还需通过外阴局部靶器官组织中 5α- 还原酶作用，使睾酮衍化为二氢睾酮，再与外阴细胞中相应的二氢睾酮受体相结合。因此，若外阴靶器官中缺乏 5α- 还原酶，或外阴细胞中缺乏二氢睾酮受体，即使睾丸分泌睾酮，外生殖器仍向女性分化，表现为两性畸形。

第二节　常见女性生殖器官发育异常

女性生殖器官发育异常多见于子宫和阴道异常，输卵管和卵巢异常临床较少见。部分属于两性畸形的女性生殖器官发育异常在第三节叙述。女性生殖器官发育异常，除在出生时即被发现而确诊的以外，大多数畸形在青春期因原发性闭经、腹痛、婚后性生活障碍、流产或早产就医时被诊断。

一、处女膜闭锁

处女膜闭锁（imperforate hymen）又称无孔处女膜，因泌尿生殖窦上皮未能贯穿前庭部所致，临床较常见。青春期月经初潮前可无任何症状，较难发现。偶有幼女因大量黏液积聚在阴道内，致处女膜膨出而发现。多数患者在月经初潮后经血无法排出积在阴道内，多次月经来潮后，经血积聚，造成子宫、输卵管积血，甚至腹腔积血（图 15-1）。输卵管伞端常因积血而粘连闭锁，故较少导致腹腔积血。

图片：处女膜闭锁

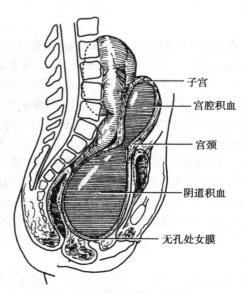

图 15-1　处女膜闭锁并阴道、宫腔积血

多数处女膜闭锁患者常表现为青春期后原发性闭经及逐渐加重的周期性下腹痛。严重者可出现便秘、肛门坠胀等症状。外阴检查可见处女膜向外膨出，呈紫蓝色，无阴道开口。直肠-腹部诊可在下腹部扪及位于阴道包块上方的另一较小包块，即经血潴留的子宫，压痛明显。盆腔 B 超可发现子宫及阴道内有积液，积液形成血块后，积液征象不明显。确诊后应行手术治疗。用粗针穿刺处女膜正中膨隆部，抽出褐色积血明确诊断后，即行"X"形切开处女膜，引流积血。积血大部排出后，常规检查宫颈是否正常。切除多余的处女膜瓣，缝合切口边缘黏膜，防止切口粘连和保证引流通畅。术后留置导尿管 1～2 日，每日擦洗外阴 1～2 次直至积血排净为止，外阴部置消毒会阴垫。术后给予抗生素预防感染。

二、阴道发育异常

1．先天性无阴道（congenital absence of vagina） 因双侧副中肾管发育不全，卵巢一般正常，几乎均合并无子宫或仅有始基子宫，合并发育正常的子宫的情况极为罕见。就诊原因常为原发性闭经或婚后性生活障碍。检查时可见外阴和第二性征发育正常，但未见阴道口或仅见一浅凹陷，部分患者可见泌尿生殖窦内陷形成的约 2cm 短浅阴道盲端。直肠-腹部诊和盆腔 B 超均未能发现子宫。有正常子宫发育者，常因青春期月经初潮后宫腔积血及周期性腹痛而就诊。约 15% 患者合并泌尿道畸形。临床上应与完全型雄激素不敏感综合征相鉴别。

组图：阴道
发育异常

对准备有性生活史并有短浅阴道患者可用机械扩张法，即按顺序由小到大，使用阴道模型局部加压扩张，以逐渐增加阴道长度，直至能满足性生活要求为宜。为不影响日间工作和生活，阴道模型一般是夜间放置日间取出。对于机械扩张法无效或不适用的先天性无阴道患者可行阴道成形术。手术方法很多，各有利弊，其中乙状结肠阴道成形术效果较好。对子宫发育正常的先天性无阴道患者，在初潮时即应行阴道成形术，同时引流宫腔积血并将人工阴道与子宫相接，以保留生育功能。对无法保留子宫者应予切除。

2．阴道闭锁（atresia of vagina） 因泌尿生殖窦未参与阴道下段形成。故闭锁位于阴道下段，长 2～3cm，其上段多正常。症状与处女膜闭锁相似，但闭锁处黏膜表面色泽正常，未向外膨隆。直肠指诊可扪及在处女膜闭锁上缘阴道有积血，包块向直肠凸出。明确诊断后应立即手术治疗。手术时应切开闭锁段阴道、游离积血下段的阴道黏膜，切开积血包块，待排净积血后，利用已游离的阴道黏膜覆盖创面。术后定期随访扩张阴道以防挛缩。

3．阴道横隔（transverse vaginal septum） 因双侧副中肾管汇合后的尾端未与泌尿生殖窦相接处贯通或仅部分贯通所致。阴道横隔分为完全性阴道横隔和部分性阴道横隔（图 15-2），前者较少见。横隔可位于阴道内任何部位，但以上、中段交界处为多见，厚度约为 1cm。横隔位于上端者不影响性生活，常是偶然检查时发现。位置较低者少见，常因性生活不满意而就诊。横隔的处理一般是切开并切除横隔多余部分，再缝合切缘以防粘连。术后短期内放置阴道模型防止挛缩。部分横隔在分娩时阻碍胎先露下降而被发现，横隔厚者应行剖宫产；横隔薄者，可在胎先露部将横隔鼓起撑得极薄时，将其切开继续阴道分娩。

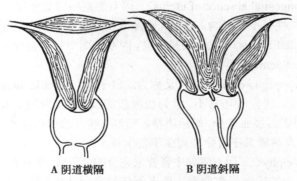

A 阴道横隔　　　　　B 阴道斜隔

图 15-2　阴道异常

4．阴道纵隔（longitudinal vaginal septum） 因双侧副中肾管汇合后，其中隔未消失或未完全消失所致。分为完全纵隔和不完全纵隔两类。完全纵隔形成双阴道，常合并双宫颈、双子宫。有时纵隔偏

笔记

向一侧形成斜隔（图 15-2）。阴道纵隔一般无症状，可不做特殊处理。因婚后性交困难或积血块继发感染而发现的阴道纵隔，应立即手术切除，缝合创面以防粘连；因分娩时阴道纵隔影响产程进展、胎先露下降的，可沿纵隔中部切断，分娩后缝合切口边缘止血。由于阴道纵隔导致不孕的患者，可切除纵隔提高受孕机会。

三、子宫发育异常

临床上较常见，常见类型见图 15-3。

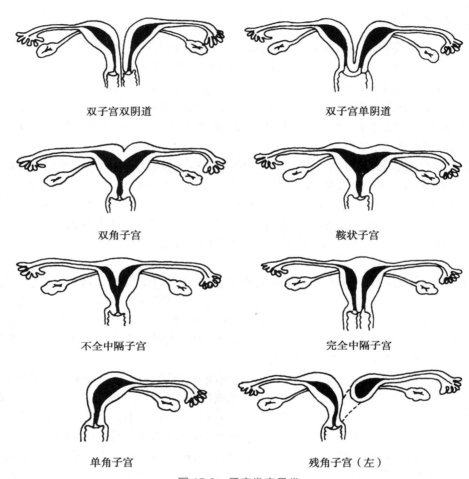

图 15-3　子宫发育异常

组图：子宫
发育异常

1. **先天性无子宫**（congenital absence of uterus）　因双侧副中肾管中段及尾段未发育所致，常合并无阴道，但卵巢发育、第二性征不受影响。直肠-腹部诊及超声检查未发现子宫。

2. **始基子宫**（primordial uterus）　又称痕迹子宫，因双侧副中肾管会合后不久即停止发育所致，常合并无阴道。子宫仅长 1～3cm，无宫腔。

3. **子宫发育不良**（hypoplasia of uterus）　又称为幼稚子宫（infantile uterus），因双侧副中肾管会合后短时间内停止发育所致。子宫较正常小，常为极度前屈或后屈，宫颈呈圆锥形，相对长，宫体与宫颈之比为 1:1 或 2:3。患者月经血量少，婚后不孕。直肠-腹部诊可扪及小而活动的子宫。若患者无排卵，可用小剂量雌激素及孕激素序贯疗法刺激子宫生长。

4. **双子宫**（uterus didelphys）　因双侧副中肾管未完全融合所致，常有两个宫颈、宫体，阴道也完全分开，左右侧子宫各有单一的输卵管和卵巢。患者无任何自觉症状，多在人工流产、产前检查或分娩时偶然发现。双子宫患者易因早期人工流产时误刮未孕侧子宫而致漏刮，胚胎继续发育。双子宫患者易导致妊娠晚期胎位异常、宫缩乏力、剖宫产率增加。偶见两侧子宫同时妊娠、各有一胎儿。亦有单阴道的双子宫，或阴道内有一纵隔，患者可有性交困难或性交痛。

笔记

5．双角子宫（uterus bicornis）和鞍状子宫（saddle form uterus）　因子宫底部融合不全呈双角者，称双角子宫；宫底部稍下陷呈鞍状，称为鞍状子宫，或称弓形子宫（arcuate uterus）。一般无症状，部分双角子宫患者可有月经血量增多伴痛经，或妊娠时胎位异常。发育不良宫腔狭窄的双角子宫患者，易发生晚期流产或早产。手术矫正难度较大。

6．中隔子宫（septate uterus）　因两侧副中肾管融合不全，宫腔内形成中隔所致，较为常见。完全中隔是从宫底至宫颈内口将宫腔完全隔为两部分；仅部分隔开为不完全中隔。中隔子宫常发生不孕、流产、早产和胎位异常；若胎盘粘连在隔上，可出现产后胎盘滞留。通过盆腔B超、子宫输卵管造影或宫腔镜检查可确诊。对有不孕和反复流产的中隔子宫患者，可通过宫腔镜切除中隔，术后宫腔内放置金属IUD，防止创面粘连，数月后取出IUD。

7．单角子宫（uterus unicornis）　因一侧副中肾管发育而另一侧未发育或未形成管道所致，常伴同侧的卵巢、输卵管、肾缺如。患者常出现晚期流产或早产。

8．残角子宫（rudimentary horn of uterus）　因一侧副中肾管发育而另一侧发育不全所致，常同侧泌尿系统发育畸形。检查时易与卵巢肿瘤混淆。残角子宫与对侧正常宫腔多不相通，或仅以纤维带相连；偶有两者间有狭窄管道相通者。若残角子宫内膜无功能，临床无症状，不需要治疗；若内膜有功能且与正常宫腔不相通时，可出现宫腔积血而痛经，甚至发生子宫内膜异位症，需手术切除残角子宫。若残角子宫妊娠，常在人工流产时发生漏吸，至妊娠16～20周时常破裂，表现为典型的输卵管妊娠破裂症状，需及时手术切除破裂的残角子宫以防大量内出血而死亡。

第三节　两性畸形

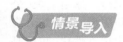
情景导入

情景描述：

小陈，女，20岁，未婚，原发性闭经。第二性征乳房发育但乳头小。阴毛和腋毛缺如。黄体酮注射后无撤药性出血。检查：外阴女性，但阴道短浅呈盲端。双侧腹股沟扪及12mm×14mm×12mm大小的实质性质地中等的包块。

请思考：

1．为明确诊断，下一步首先检查的项目是什么？

2．性激素检查后，最可能的结果是什么？

男女生物学性别可根据性染色体、生殖腺结构、外生殖器形态以及第二性征予以确定。两性畸形（hermaphroditism）指同时具有某些男女两性特征生殖器的一类疾病。本病为先天性生殖器发育畸形的一种特殊类型，易对患者的心理、生活、工作和婚姻带来诸多困扰，必须及早诊断和处理。

此类外生殖器出现两性畸形的原因，均与胚胎或胎儿在宫腔内接受过高或不足的雄激素有关。根据其发生原因，两性畸形分为女性假两性畸形、男性假两性畸形和生殖腺发育异常3类。

一、女假两性畸形

女假两性畸形（female pseudohermaphroditism）也称为外生殖器男性化，患者染色体核型为46，XX，生殖腺是卵巢，女性内生殖器均存在，但外生殖器出现部分男性化，其程度取决于胚胎和胎儿暴露于高雄激素的时期和剂量。轻者阴蒂粗大、阴唇后部融合，重者可出现阴茎。雄激素过高的原因常为先天性肾上腺皮质增生症或孕妇于妊娠早期服用具有雄激素作用的药物。

二、男假两性畸形

男假两性畸形（male pseudohermaphroditism）是指患者染色体核型是46，XY，生殖腺是睾丸，无女性内生殖器，阴茎极小、生精功能异常，无生育能力。其发生原因是男性胚胎或胎儿发育中缺少雄激

视频：女假
两性畸形

素刺激。男假两性畸形多为外周组织雄激素受体缺乏,临床称此病为雄激素不敏感综合征(androgen insensitivity syndrome),属 X 连锁隐性遗传,常发生于同一家庭。根据外阴组织对雄激素的不敏感程度,可分为完全型和不完全型两种。

(1)完全型:又称睾丸女性化综合征(testicular feminization syndrome),外生殖器表现为女性。因缺乏雄激素受体,故患者体内的雄激素转化为雌激素,青春期乳房发育丰满,但乳头小,乳晕苍白,腋毛、阴毛缺如,阴道短浅、为盲端,无子宫等其他内生殖器。睾丸大小正常,位于腹股沟或腹腔内,偶见位于大阴唇内侧。

(2)不完全型:较少见。外阴呈两性畸形,表现为短小阴茎或阴蒂肥大,阴唇部分融合,阴道有浅凹陷或极短。青春期后可表现为腋毛、阴毛增多,阴蒂增大等男性改变。

三、生殖腺发育异常

1.真两性畸形(true hermaphroditism)　患者体内同时存在睾丸和卵巢两种生殖腺,称为真两性畸形,是两性畸形中最罕见一种。可以是一侧生殖腺为卵巢,另侧为睾丸;或两侧生殖腺内同时含有卵巢及睾丸两种组织,称为卵睾(ovotestis);也可以是一侧为卵睾,另一侧为卵巢和睾丸。染色体核型多为 46,XX 或 46,XY 嵌合型,46,XY,较少见。临床表现与其他两性畸形相同,外生殖器多为混合型,可以男性为主或以女性为主,但是多有能勃起的阴茎,乳房为女性型。染色体核型是 46,XX 者体内雌激素和雄激素水平均略高。出生时患婴阴茎较大,多按男婴抚育。若能及早确诊,大多数仍以女婴抚育为宜。偶有子宫的患者在切除睾丸组织后,不仅月经来潮,还具有正常生育功能。

2.混合型生殖腺发育不全(mixed gonadal dysgenesis)　染色体核型是 45,X 与另含有一个 Y 的嵌合型,以 45,X 或 46,XY 多见。也存在其他混合型。混合型是指一侧是异常睾丸,另一侧是未分化生殖腺或生殖腺呈索状痕迹或生殖腺缺如。患者外阴部男性化,视诊可见阴蒂增大、尿道下裂、外阴不同程度融合。睾丸侧有输精管,未分化生殖腺侧有输卵管、发育不良的子宫和阴道,不少患者有Turner 综合征的躯体特征。出生时多按女婴抚养,但至青春期常出现男性化。若出现女性化,可能是生殖腺分泌雌激素肿瘤所致。

3.单纯型生殖腺发育不全(pure gonadaldysgenesis)　染色体核型是 46,XY,但生殖腺未能分化,故无雄激素分泌,副中肾管不退化,患者呈现为女性,虽身材较高大,但青春期乳房及毛发发育差,子宫、输卵管发育不良,无月经来潮。

第四节　女性生殖器官发育异常患者的护理

【护理评估】

1.健康史　询问患者的年龄,平素有无周期性下腹痛;有无尿频、便秘、肛门坠胀等症状;性生活是否困难,有无不孕或多次流产、早产史;了解患者母亲在孕期是否服用过雄激素类药物;了解患者的月经史、婚育史;了解患者的生活、习惯等,评估家族中有无类似畸形史等。

2.身体状况

(1)症状:评估患者下腹痛的部位、程度、性质、持续时间等,性生活满意度,有无月经来潮,月经血量是否正常。

(2)体征:观察患者第二性征发育情况,有无阴道、阴道是否通畅、阴茎大小、阴道口处黏膜是否膨出呈紫蓝色或有浅凹陷;阴道有无横隔或纵隔;是否存在两个正常的阴道。妇科检查(未婚者行直肠-腹部诊)了解子宫、输卵管、卵巢发育情况,有无盆腔压痛。

3.心理-社会支持状况　生殖器官发育异常的患者,易因身体的畸形而导致心理的障碍。常常感到紧张、忧虑,尤其是得知病情能影响生育后,患者更加自卑,对生活失去信心。应注意患者的表现、丈夫的态度和家人的支持情况等。

4.辅助检查

(1)B超检查:确诊内生殖器官的发育情况、位置、大小,盆腔积血的情况。

(2)实验室检查:染色体核型检查,血雌激素、雄激素值,血 FSH 值、LH 值等。

（3）生殖腺活检：腹腔镜或剖腹探查取生殖腺做病理学检查。

5．治疗原则　根据患者畸形程度、原社会性别及患者本人性别自认确定治疗方案。原则上除阴茎发育良好者外，均宜按女性矫治。

【常见护理诊断／问题】

1．自尊低下　与身体异常和不能生育有关。

2．下腹疼痛　与宫腔积血、手术创伤有关。

【护理措施】

1．心理护理　患者自卑敏感，既怕病情泄露，又担心婚后性生活障碍。应以热情的态度和亲切的语言，在合适的时间多与患者及家人交流沟通，让他们了解疾病的发生发展、目前该种疾病治疗的成功率，让患者参与治疗方案的制订等。

2．术前护理　需做阴道成形术的患者，应根据患者年龄准备适当型号的阴道模型和丁字带；大腿中部的皮肤备皮后用无菌治疗巾包裹好备用；乙状结肠阴道成形术者做好肠道准备。

3．术后护理　严密观察伤口有无渗血、红肿，有无异常分泌物。处女膜切开术后采取头高脚低位或半卧位，利于积血排出；阴道引流应通畅防止创缘粘连。阴道模型每日消毒更换，第一次更换前半小时患者可口服镇痛药减轻疼痛，更换时模型表面涂抹润滑剂。乙状结肠阴道成形术后的患者，应观察人工阴道的分泌物量、性状、血运，尽量推迟第一次排便时间避免感染。

4．健康指导　指导患者术后 1 个月复诊。嘱患者及家属注意下次月经周期的时间，月经流出是否通畅，若有下腹胀痛或肛门坠胀感及时就诊。鼓励患者坚持使用阴道模型，教会患者更换消毒阴道模型的时间及方法。待阴道伤口完全愈合后可以有性生活。

（王钰姗）

思考题

小刘，女，16 岁，月经未来潮，周期性腹痛伴加重 4 个月来医院就诊。腹痛每次持续几日后可缓解，腹痛时有肛门坠胀感。查体：生命体征均正常，第二性征发育正常，下腹压痛明显。妇科检查：外阴发育无异常，见处女膜向外膨隆，呈紫蓝色，未见阴道开口。请问：

1．小刘可能的问题是什么？

2．为了明确诊断，还需进一步做什么检查？

思路解析

扫一扫，测一测

第十六章　不孕症妇女的护理

学习目标

1. 掌握不孕症的定义、分类和女性不孕的常见原因。
2. 熟悉女性不孕常用的辅助检查方法和注意事项。
3. 了解辅助生殖技术的常用方法和适应证。
4. 能够较全面的对不孕症患者进行护理评估并协助医生诊疗。

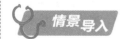
情景导入

情景描述：

李女士，28岁，结婚4年，至今未育，夫妻俩到医院就诊。询问后得知她刚结婚时曾怀孕一次，因个人原因做人工流产手术后，一直没有再怀孕。她希望找到不孕的原因，尽快怀孕。

如果你是接诊护士，请思考：

1. 李女士两年来一直未孕的可能原因是什么？
2. 下一步需要做哪些评估和检查，你应该给他们哪些方面的指导？

第一节　不　孕　症

【概述】

女性未避孕有正常性生活至少12个月而未受孕，称为不孕症（infertility）。不孕症可分原发性不孕和继发性不孕。未避孕且从未妊娠者称为原发不孕；既往曾有过妊娠史，而后未避孕连续12个月未孕称为继发不孕。夫妇一方因为先天或后天的解剖生理缺陷通过目前的治疗方法无法治愈不能妊娠者为绝对不孕；夫妇一方因某种因素阻碍受孕，导致暂时不孕，经过治疗可以受孕者为相对不孕。不孕症在不同国家、民族、地区的发病率存在不同，我国的不孕症发病率大概为7%～10%。

（一）受孕的必备条件

受孕是一个复杂的生理过程，正常受孕必备条件包括：①卵巢排出正常的卵子；②精液正常，精子数目与形态均正常；③精子和卵子能够在输卵管内结合成为受精卵；④受精卵被顺利输送到子宫腔；⑤子宫内膜准备充分适合受精卵植入。这些环节中任何一个不正常，均会阻碍受孕。

笔记

（二）不孕原因

导致不孕的因素可能有女方因素（约占60%）、男方因素（约占30%）或不明原因（约占10%）。

1．女性不孕因素　导致女性不孕的原因包括输卵管因素、卵巢因素、子宫因素、宫颈因素、外阴阴道因素和免疫因素等。

（1）输卵管因素：是导致不孕症最常见的原因（约占1/3）。输卵管具有拾卵、运送精子以及把受精卵送入宫腔的作用，并且是精卵结合的部位，输卵管不通畅或其他任何影响输卵管功能的病变都可引起不孕。如慢性输卵管炎症（如淋病奈瑟菌、沙眼衣原体、结核分枝杆菌等感染）引起伞端闭锁、输卵管发育异常（如输卵管过长、肌层菲薄）、子宫内膜异位症（异位病灶压迫或破坏输卵管）以及各种输卵管手术，甚至输卵管的周围病变，导致输卵管纤毛运动及管壁蠕动能力变差或消失。

（2）卵巢因素：包括排卵障碍和卵巢内分泌紊乱。无排卵是不孕症最严重的一种因素，可能导致排卵障碍以及引起卵巢功能异常的原因有：①卵巢病变，如先天性卵巢发育不良，卵巢功能早衰和功能减退、多囊卵巢综合征、卵巢肿瘤等；②下丘脑-垂体-卵巢轴功能紊乱：如下丘脑肿瘤、脑炎、脑外伤、Sheehan综合征等；③其他因素：如精神过度紧张、神经性厌食、营养不良、过度肥胖、甲状腺功能失调、闭经泌乳综合征、高催乳血症等。

（3）子宫因素：子宫发育不良甚至先天性子宫缺如以及各种子宫畸形均可导致不孕；子宫内膜病变如子宫内膜结核和子宫内膜炎症、宫腔肿瘤、宫腔粘连等，引起受精卵着床或胚胎发育障碍，导致不孕。

（4）宫颈因素：宫颈狭窄、宫颈发育异常影响精子进入宫腔。宫颈炎症可引起宫颈黏液量和性状发生变化，不利于精子的活动和穿透，导致不孕。

（5）阴道因素：先天性阴道畸形（阴道纵隔、横隔、无阴道等）、瘢痕可影响性交并阻碍精子进入阴道。外阴阴道炎症会引起阴道pH的改变，影响精子的活动力和穿透力，缩短其成活时间，从而降低受孕率。

2．男性不孕因素　男方原因导致不孕的因素很多，主要有生精障碍和输精障碍。

（1）精液异常：很多因素可引起精子的数量、结构、功能异常，表现为无精、弱精、少精、精子发育停滞、畸精症等。主要的诱因包括以下几方面：

1）先天发育异常：先天性睾丸发育不全无法产生精子；双侧隐睾导致曲细精管萎缩妨碍精子的产生。

2）局部原因：如睾丸结核引起的睾丸组织破坏、腮腺炎并发睾丸炎导致的睾丸萎缩、精索静脉曲张造成的精子质量乃致数量的下降。严重的生殖道感染可影响精子的生成及活力。局部阴囊温度过高如长期高温桑拿等因素亦可影响精子的产生。

3）全身性疾病或损害：如营养不良，下丘脑-垂体-睾丸轴的功能紊乱，肾上腺功能异常、甲状腺功能异常，糖尿病，理化因素如接触杀虫剂、铅、砷，或进行放化疗以及吸毒、酗酒、精神过度紧张等均可影响精子的产生，可致精子减少甚至无精子。

（2）精子运送受阻：除先天发育异常及创伤外，生殖系统感染会引起精子运送受阻，如睾丸炎、附睾炎可使输精管阻塞，精囊炎和前列腺炎导致射精管阻塞。另外，由于精神心理等因素造成的阳痿、不射精或逆行射精等性功能异常可导致排精障碍，也是导致不孕的原因。

3．不明原因　女方能排卵，输卵管通畅且功能正常，男方精液正常，但仍不能怀孕，属于不明原因不孕，占不孕原因的10%～20%，这是一种生育力低下的状态。

（1）缺乏性生活的基本知识：夫妻双方因为对双方生殖系统的解剖结构和生理功能不了解导致不正确的性生活。

（2）精神因素：精神的恐惧、紧张、忧虑会通过神经系统影响下丘脑和垂体从而影响内分泌系统造成不孕。

（3）免疫因素：女方血清内存在抗精子抗体（精液中含多种蛋白，作为特异性抗原可导致女性生殖道局部或血液中产生抗体）阻碍受孕，从而导致不孕。

（4）其他：潜在的卵子质量异常、受精障碍、遗传缺陷、植入失败等，但目前的检测手段无法确诊。

【护理评估】

1．健康史　应从多方面全面评估相关病史。详细询问女方年龄、月经情况（包括初潮、周期、经期、经量，有无痛经及严重程度等)，有无结核病史或接触史，有无生殖器官炎症史，有无慢性疾病史，有无腹部或盆腔手术史。继发性不孕需了解以往分娩或流产情况以及有无感染史。男方病史应询问是否有结核、腮腺炎病史，有无慢性疾病史，有无外伤、手术史以及个人生活习惯等情况。男女双方的相关资料还包括结婚年龄、婚育史、是否两地分居、性生活情况(包括性交频率、采用过的避孕措施、有无性交困难)，有无烟酒嗜好、成瘾性药物、吸毒史，个人职业及特殊环境、毒物接触史，家族有无出生缺陷及流产史等。

2. 身体状况　体格检查：包括测量身高与体重，了解体脂分布特征，必要时计算体重指数(body mass index，BMI)，BMI大于24为超重，大于27为肥胖。观察有无雄激素过多体征(全身毛发过多、痤疮、黑棘皮征等)；乳房发育情况，是否有溢乳；甲状腺情况等。妇科检查包括外阴发育及阴毛分布，处女膜的情况；阴道是否通畅，有无横隔或纵隔；宫颈有无异常分泌物、大小及颜色；子宫大小、位置、形状、活动度、有无压痛；附件有无压痛及包块；盆腔有无压痛、反跳痛和包块。男方检查包括全身和生殖器官的发育情况、有无畸形或病变等。

3. 辅助检查　应进行男女双方全面有序的检查，不但能明确原因，且能估计预后并指导处理方案的选择。

(1) 男方检查：精液常规检查是不孕夫妇首选的检查项目。初诊时男方要进行2～3次精液检查，以获得基线数据。精液检查的项目主要包括精液的量及液化时间、精子形态和精子的密度、活率、活力等。

(2) 女方检查

1) 卵巢功能检查：包括基础体温测定，阴道脱落细胞涂片检查，宫颈黏液结晶检查，B超连续监测卵泡发育、排卵及黄体形成，月经来潮前子宫内膜检查，血激素(包括FSH、LH、E_2、P、T、PRL)水平测定等，了解卵巢的内分泌功能、基础状态和储备能力。必要时要进行甲状腺功能测定及其他检查。

2) 输卵管通畅试验：①子宫输卵管X线造影术，在阴道流血干净后3～7日进行。②子宫输卵管超声造影：通过向宫腔注入造影剂，在超声下观察宫腔的形态和输卵管的通畅情况(图16-1、图16-2)。

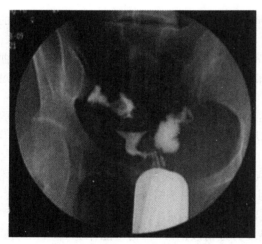 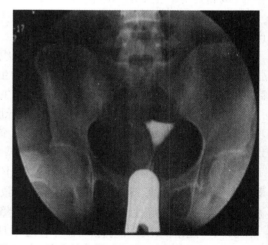

图16-1　子宫输卵管碘油造影(双侧输卵管积水)　　图16-2　子宫输卵管碘油造影(输卵管间质部阻塞)

3) 宫腔镜检查：直视检查子宫腔内形态、内膜厚度、双侧输卵管开口，观察是否有宫腔粘连、内膜息肉、黏膜下肌瘤、子宫畸形等。

4) 腹腔镜检查：用于了解盆腔情况。通过腹腔镜可直视子宫、输卵管、卵巢的大小、形态以及有无盆腔粘连等异常情况，同时可进行子宫肌瘤剔除术、盆腔粘连分解、异位病灶切除等手术。结合输卵管通液术(亚甲蓝液)可确定输卵管是否通畅。

5) 性交后精子穿透力试验(postcoital test)：又称Sims-Huhner试验，是检测精子对宫颈黏液的穿透性和相容性的试验。试验前3日避免阴道冲洗和用药，禁止性交。

6) 精子免疫学检查：如抗精子抗体、抗子宫内膜抗体等。包括酶联免疫吸附实验、放射免疫分析、免疫荧光及混合抗球蛋白反应试验（MAR）等。

4. 心理 - 社会支持状况　生育被看作女性基本的社会职能之一，不孕的诊断给女性带来巨大的心理以及生理的压力。对大多数夫妇来说，不孕是其生活中经历的最有压力的事件之一，导致其出现情绪的不良变化。不孕症不仅是一种疾病，更是一种心理创伤。女性更易出现心理问题，包括：恐惧、悲伤、敏感、焦虑、抑郁、处事偏激、负罪感、甚至导致自尊紊乱和自我形象紊乱，最终会导致性关系不和谐及婚姻满意度下降等。

5. 治疗原则及主要措施

（1）一般治疗：拥有平和、积极、健康的心态尤为重要，积极改变生活方式，体重超重者应通过正确的方法减轻体重，纠正贫血和营养不良状态；增强体质，摒弃烟酒等不良嗜好，同时应掌握科学的性知识。

（2）对因治疗：根据不同原因进行相应的药物或手术治疗。如使用药物促排卵，改善黄体功能。通过输卵管内注药或手术治疗输卵管阻塞或粘连。对子宫畸形、内膜息肉、子宫肌瘤、宫腔粘连或卵巢肿瘤等行手术治疗。

（3）辅助生殖技术：根据不同情况选择相应的辅助生殖技术进行助孕。如人工授精、试管婴儿等。

【常见护理诊断 / 问题】

1. 知识缺乏　缺乏生殖系统解剖和生理知识。

2. 焦虑或抑郁　与来自社会和家庭的压力有关，也与不了解检查及治疗结果有关。

3. 自尊紊乱　与繁杂的检查和治疗效果不佳有关，或因受到周围人包括家庭成员的歧视有关。

【护理目标】

1. 夫妇双方掌握基本的生殖器官解剖和生理知识。

2. 女性能够自我调整，找到有效缓解焦虑情绪的办法，以积极和健康的心态面对检查和治疗。

3. 女性能够面对现实，正确认识和评价自我价值。能够树立健康的生活观和生育观，能与家人、朋友正常的沟通交流。

【护理措施】

1. 生活指导

（1）改善生活方式：增加营养，注意饮食（如蛋白质和矿物质等）均衡，保证叶酸和锌的充分摄入。坚持体育锻炼，超重者应以科学方式减轻体重。改变不良的生活方式，避免熬夜，戒烟戒酒，保持心态平和，避免精神过度紧张和劳累。治疗慢性疾病，纠正营养不良和贫血。

（2）指导妇女提高妊娠技巧：指导女性学会自我预测排卵的方法，如月经规律的情况下计算排卵期（下次月经来潮前 14 日左右）、基础体温的测量、观察宫颈黏液性状等。让患者在排卵期适当增加性交次数，如在排卵前 2～3 日或排卵后 24 小时内性交增加受孕机会。性交前、中、后避免阴道灌洗或阴道润滑剂；性交后不要立即如厕，可抬高臀部平卧 20～30 分钟，以利于精子进入宫颈。

2. 协助诊断和治疗

（1）指导患者配合相关检查：基础体温的监测需要连续进行 3 个月经周期；B 超监测排卵，一般于月经周期第 8 日起，每日 B 超监测卵泡增长的速度和有无排卵；输卵管通畅试验和子宫输卵管造影需要在月经干净后 3～7 日进行，如输卵管不通畅做该项检查会有疼痛等不适感；判断有无排卵和子宫内膜情况应选择月经来潮前及来潮后 12～24 小时内，取子宫内膜行组织学检查；性交后精子穿透力试验的进行应选择在临近排卵期，试验前 3 日禁止性交，避免阴道冲洗或用药。性交后卧床 0.5 小时，2～8 小时到医院取子宫颈黏液，其中活动精子数量≥20 个 /HPF 为正常。男方精液检查要求采集标本前 3 日不排精，通过手淫法取出全部精液收集于干燥的消毒杯中，30 分钟内送检。

（2）协助治疗实施：对药物治疗，如排卵障碍、黄体功能不全者，应注意指导用药方法及注意事项。对因器质性病变需手术治疗者，如卵巢肿瘤切除术、输卵管成形术、子宫内膜粘连松解术等，做好手术前后的护理。绝对不孕患者应给予心理支持的同时提供相关信息，使其能够根据自身情况选择相应的辅助生殖技术。

3. 提供心理支持　患者承受了来自家庭及社会的巨大压力，且痛苦和压抑对患者的病情恢复不利。医护人员要注意与患者的沟通交流，通过心理疏导和支持让患者的不良情绪得以宣泄和释放，帮助患者树立健康的生育观,给患者提供准确的信息。如治疗过程中出现难以调整的适应障碍,必要时应进行心理咨询。

【护理评价】

1. 患者是否对生殖健康的知识以及不孕症原因有正确的认识。

2. 患者是否能够主动配合进行各项检查和治疗。

3. 患者是否能够说出对不孕的感受,是否对不孕的现状具备了良性的认知态度,是否找到方法调整和控制自己的情绪。

4. 绝对不孕者是否可以正确评价自我能力,恢复自尊,与周围人群正常的沟通交流。

第二节 辅助生殖技术及护理

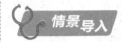

情景描述:

曾女士,32 岁,结婚后因 2 次异位妊娠,先后切除双侧输卵管,今天夫妇俩到生殖医学中心进行咨询,希望通过辅助生育技术获得自己的孩子。

请思考:

1. 他们最适合选择哪项辅助生育技术?

2. 在实施相关技术前夫妻双方应该做哪些准备?在治疗过程中还需注意哪些问题?

辅助生殖技术(assisted reproductive techniques,ART)是指在体外对配子和胚胎采用显微操作技术,帮助不孕夫妇受孕的一组方法,包括人工授精、体外受精 - 胚胎移植、配子移植技术以及在这些技术基础上衍生出的各种技术。

【常用辅助生育技术简介】

(一)人工授精

人工授精(artificial insemination,AI)是将精子通过非性交方式注入女性生殖道使其妊娠的一种技术。按来源不同可分为两类:使用丈夫精液的人工授精(artificial insemination with husband sperm,AIH)和用供精者精液的人工授精(artificial insemination by donor,AID)两种。按国家规定目前 AID 精子来源一律由卫生部认定的人类精子库提供和管理。

1. 适应证

(1)夫精人工授精:①男性性功能障碍(阳痿、早泄、少精、弱精、液化异常、生殖器畸形等)但精液正常或轻度异常;②女性宫颈因素不孕(如宫颈管狭窄),生殖道畸形及心理因素导致无法性交;③免疫性不孕(抗精子抗体阳性等)。

(2)供精者人工授精:主要适用于丈夫精子质量有问题,包括:①不可逆的无精子症、严重的精液量减少(不足 1ml 精液不能接触宫颈口与宫颈黏液)、低精子计数、弱精症和畸精症;②输精管复通失败;③射精障碍。此类患者中,除不可逆的无精症外,其他患者通过卵胞浆内单精子显微注射技术也可能获得与自己有血亲关系的后代,如果患者本人坚持放弃技术助孕的权益,则必须与其签署知情同意书后,方可采用供精者授精技术助孕。

2. 方法和步骤 目前临床上较常用的方法是宫腔内人工授精。将精液洗涤处理后,去精浆,取0.3~0.5ml 精子悬浮液,在女方排卵期间,通过导管经宫颈管注入结构正常的宫腔内受精。排卵障碍者可先行促排卵治疗,人工授精可在女方自然周期和促排卵周期进行。受孕时间为排卵前后 3~4日,于排卵前后各注射一次为好。

(二)体外受精 - 胚胎移植

体外受精 - 胚胎移植(in vitro fertilization and embryo transfer,IVF-ET)是指从女性卵巢取出卵子,在体外培养后与精子受精,发育到一定时期后将胚泡移植入妇女的宫腔内,使其着床发育成胎儿的过

图片:人工授精

程，又称试管婴儿。体外受精 - 胚胎移植技术是现代助孕技术中最常用的基本技术，为其他助孕技术的进一步开展奠定了基础。

1. 适应证　输卵管堵塞性不孕症（原发性和继发性），为主要的适应证，包括输卵管吻合术失败者。其他包括通过常规治疗方法无法妊娠者，如子宫内膜异位症、排卵障碍；男性因素不育症（精子数量少、活力差、射精异常等）；免疫性不孕；不明原因多次人工授精失败等。

2. 方法和步骤

（1）IVF 的术前准备：详细掌握月经情况。完善各项辅助检查，并根据结果选择治疗方案和治疗时机，并签署知情同意书。

（2）IVF-ET 的主要步骤：药物刺激卵泡发育以获取多个卵子；监测卵泡发育成熟、在超声引导下穹隆处穿刺取卵，将卵母细胞和精子在模拟输卵管环境的培养液中受精，受精卵在体外培养 2~5 日后进行母体宫腔内移植，移植后应卧床 3~6 小时并应用黄体酮进行黄体支持。胚胎移植 2 周后测血 HCG，明显增高提示妊娠，移植 4~5 周后阴道超声检查确定宫内临床妊娠。

（三）IVF-ET 的衍生技术

1. 配子移植技术　配子指精子和卵子的合称。将精卵于配子期植入女性体内，两者结合，进一步发育成为新个体称为配子移植技术。根据配子移植部位的不同，配子移植技术可分为配子输卵管移植（gamete intrafallopian transfer，GIUT）和配子宫腔内移植（gamete intrauterine transfer，GIFT）。

2. 单精子胞浆内显微镜注射技术（intra-cytoplasmic sperm injection，ICSI）　是应用显微操作技术，在体外将单个活动的形态正常的精子注入卵细胞胞浆内使其受精，体外培养至早期胚胎再放回子宫内发育（图 16-3）。针对严重的男性少精、弱精患者，多次体外受精失败者，此技术可提高妊娠成功率。ICSI 也适用于部分无精症患者。存在严重染色体异常等情况不宜应用该技术。这是由 IVF-ET 衍生的所谓第二代试管婴儿技术。

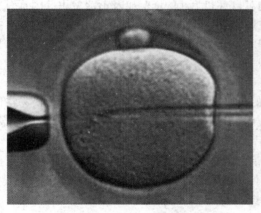

图 16-3　卵细胞浆内单精子注射图片

1992 年比利时 Palermo 成功应用了 ICSI 技术，获世界首例 ICSI 试管婴儿。1996 年中山医科大学诞生我国首例 ICSI 婴儿。

（四）辅助生殖的实验室技术

1. 胚胎植入前遗传学诊断（preimplantation genetic diagnosis，PGD）　是指从体外受精第 3 日的胚胎或第 5 日的囊胚中，取 1~2 个卵裂球或多个滋养细胞，进行遗传学的检测分析，然后选择正常的胚胎进行移植以获得健康后代。

PGD 能够避免将自身的基因缺陷遗传给后代，同时避免了传统产前诊断后因遗传疾病终止妊娠带来的情感焦虑，此项技术给有遗传病的父母提供拥有生育健康后代的机会，更容易实现优生目标，常被称为第三代试管婴儿技术。

2. 胚胎冷冻保存 - 移植技术（frozen-thawed embryo transfer，FET）　将通过试管培育技术得到的胚胎，置于零下 196℃ 的液氮环境中长时间保存。如果一次治疗失败，可以在以后的治疗周期中解冻这些胚胎并进行移植。此技术可提高 IVF 的累积妊娠率，降低多胎率，同时可降低总治疗费用、在预

视频：体外受精

图片：体外受精与胚胎移植

视频：体外受精与早期胚胎培养

视频：胚胎移植

防卵巢过度刺激综合征等方面起着重要作用。自 1983 年澳大利亚 Trounson 等首例人类冻融胚胎移植成功妊娠后，此项技术日益纯熟，作为 IVF-ET 技术的重要补充已被广泛应用。

【辅助生殖技术的常见并发症】

1. 卵巢过度刺激综合征（ovarian hyper stimulation syndrome，OHSS）　是指药物促排卵治疗过程中对卵巢刺激过度而产生的一种严重并发症。由于多个卵泡生长，体内雌激素水平过高，血管通透性增加，血液浓缩。轻者腹胀、卵巢增大，重者腹腔积液、胸腔积液、尿量减少、电解质紊乱、重要脏器血栓形成，严重者可导致死亡。自然周期方案和卵巢温和刺激可减少该并发症的出现。

2. 多胎妊娠　诱导排卵及多个胚胎移植，致使多胎妊娠发生率增加。多胎妊娠会导致母婴并发症的增加，使流产、早产的发生率大大增加。目前国内规定避免双胎，严禁 3 胎及 3 胎以上的妊娠，对于 3 胎及以上的妊娠可在孕期实施减胎术。

3. 异位妊娠　辅助生育技术后异位妊娠的发生率远高于普通人群。行 ART 的女性，可能与患者本身输卵管炎症、移植管放入宫腔的深度、移植时注入的速度、液体量及患者移植术后体位、胚胎与子宫内膜发育同步性相关。已确诊或高度怀疑异位妊娠者，必须住院治疗。

4. 胎儿或新生儿畸形　目前并不十分确定，有报道称 IVF-ET 胎儿的畸形发生率为 2.25% 左右，但仍有较多文献认为，在正常人群中采用 IVF-ET 或其他辅助生殖技术后儿童染色体畸变率未见增高。ICSI 可能明显增加基因缺陷的可能性。

【护理评估】

评估夫妇双方相关病史，如年龄、职业、身体健康状况，以及相关诊断、治疗过程、各项检查以及疗效等方面的内容。在治疗过程中应详细评估不孕症夫妇可能存在的情绪及心理问题。

【常见护理诊断 / 问题】

1. 恐惧　与之前经历的治疗过程失败有关，或过度担心辅助生殖技术失败。

2. 焦虑　与手术和药物对自身和胎儿的影响以及治疗费用等因素有关，与担心隐私泄露有关。

3. 疼痛　与反复药物注射和手术操作引起身体的创伤或治疗相关并发症有关。

4. 知识缺乏　与缺乏辅助生殖技术相关的基本知识及治疗后续注意事项有关。

【护理措施】

1. 治疗前的准备

（1）治疗前应增强患者的信心，耐心解答其提出的疑问，用通俗易懂的语言详细讲解各项辅助生殖技术的适应证、优缺点、费用等问题，对患者进行人文关怀，帮助其克服恐惧感，使不孕症夫妇能够理解并选择适合的方案，对后续治疗成功率等问题有着正确的理解。

（2）寻求辅助生殖技术治疗的行为必须符合国家有关政策。做人工授精及试管婴儿的不孕夫妻需尽早准备好夫妻双方的证件、相关部门开具的准生证等证件，交医护人员查验并保留复印件。要完善男女双方治疗前的各项检查。

（3）治疗前 3 个月，夫妻双方要戒烟酒，养成健康的生活方式，保持心情愉快，避免过度劳累，避免发生各类疾病，尽量不用对卵子和精子可能有不良影响的药物。

2. 治疗护理

（1）合理、适度应用促排卵药物，严格遵守此类药物个体化原则和适时调整的要求，协助医生密切监测卵泡发育并配合取卵。

（2）对卵巢过度刺激综合征高危人群，应加强预见性护理，注意患者的症状和体征，判断有无发生该病的高危倾向。遵医嘱给予静脉滴注白蛋白，减少 HCG 的用量，必要时可以放弃该周期。将所获早期胚胎冷冻保存，待自然周期再行胚胎移植。重症卵巢刺激综合征的患者易出现低血容量性休克，应严密观察病情变化，每 4 小时测一次血压、脉搏、体温、呼吸，记录 24 小时液体出入量，每日测量体重和腹围，必要时心电监护；如患者出现胸闷、呼吸困难等症状，应让患者抬高床头 15°～30°，取半卧位，以氧流量 2～3L/min 间断给氧。此类患者由于全身水肿皮肤弹性差，应提高静脉穿刺成功率，以防液体外渗。

3. 实施取卵和移植术时的监护及术后护理

（1）实施卵巢取卵、人工授精、胚胎移植、配子移植等手术时，核对患者夫妻双方姓名及病历号。

术中需注意观察患者生命体征的变化,发现异常及时采取应对措施。人工授精操作结束后需仰卧位半小时,无不适方可离开。

(2)术后护理

1)术后患者应卧床休息3～6小时,限制活动5～6日以提高成功率。

2)胚胎移植后遵医嘱给予黄体酮或HCG支持治疗。期间不能擅自停用黄体酮。

3)移植后14日测血或尿HCG,判断是否妊娠;若确定妊娠需在移植后4、6周做B超,了解胚胎发育情况(有无胎囊、胎芽及胎心、有无多胎)。确定宫内妊娠者,按高危妊娠监护。

4.心理护理 辅助生殖技术是不孕症患者最后的希望,不孕症患者承受着来自社会和家庭的压力,并且对辅助生殖怀有陌生感,会出现压抑、焦虑、紧张、恐惧等负面情绪,有报道表明心理因素会影响治疗结果。应重视与患者的沟通与交流,帮助患者增强信心,建立良好的护患关系,使患者对治疗的配合度提高。尤其面对如流产、治疗失败等不良结局时引导患者说出内心的感受,做好心理疏导,帮助不孕症夫妻增加正性的特质和能力,鼓励她们多参与社会活动与公益活动,有助于排解焦虑情绪,认识自我,肯定自我,建立正向自我概念。

5.健康指导

(1)移植妊娠的妇女可从胚胎移植往前推14日作为计算预产期的日期。若三胎或三胎以上需入院适时行胚胎减灭术。因胎儿为珍贵儿,分娩时建议行剖宫产术。

(2)警惕出现卵巢过度刺激综合征等并发症,如有腹胀、恶心、呼吸困难等症状请及时就医。辅助生殖技术成功妊娠者,流产和异位妊娠发生率高,如出现阴道出血、腹痛等症状应及时就诊。

(3)移植未受孕成功的患者,在第二次月经来潮后11～13日回医院安排解冻适时安排下一步治疗。没有冻胚的患者应进一步分析病情确定方案,2～3个月后考虑第二次治疗。

(牛 倩)

思考题

1.李女士,30岁,结婚5年,性生活正常,3年前行人工流产1次。近2年未避孕,未受孕。月经史:$13\frac{5～7}{28～30}$,量中等,无痛经。妇科检查:外阴正常,阴道通畅,宫颈光滑,子宫前位,正常大小,质地正常,活动欠佳,双附件未及异常。女方基础体温呈双相型;在月经周期第13日B超监测卵巢有18mm×19mm优势卵泡。男方精液检查正常。请思考:

(1)下一步该患者最有价值的辅助检查项目是什么?

(2)若此项检查发现异常,应采取的治疗措施是什么?

(3)针对该患者以上所进行的检查和治疗,作为护士你应该给予患者哪些指导和建议?

2.王女士,28岁。因婚后3年未孕就诊。患者婚后性生活正常,同居3年未孕。月经史:$17\frac{3～7}{30～60}$,量中等,无痛经。妇科检查,女方妇科检查示阴道通畅,宫颈未见异常,子宫体后位,大小及活动度正常,双侧附件未见异常,基础体温测定为单相型。男方精液常规结果正常。请思考:

(1)该患者不孕最有可能的原因是什么?

(2)请列出需要进一步检查的项目。

思路解析

思路解析

扫一扫,测一测

笔记

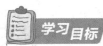

1. 掌握女性性反应的分期，女性性功能障碍的表现。
2. 熟悉女性性功能障碍的原因。
3. 了解女性性功能的影响因素。
4. 培养学生尊重患者隐私，为患者考虑的意识和能力。

第一节　女性性功能及其影响因素

性功能是人类活动的本能，是生育、繁衍后代的基础。长期以来，由于传统文化和社会习俗等因素的影响，人们"谈性色变"，女性的性生活质量并未引起医务人员和女性本身的重视。近年来，关于如何提高女性性生活质量、改善女性性功能障碍等方面的研究屡见不鲜，说明女性性健康已受到关注，女性自身对于性生活质量的关注也比以前更多。

一、女性性反应及其分期

性反应（sexual response）是指人类在性成熟后，当受性刺激后身体出现可感觉到、观察到并能测量到的变化。性刺激对机体可产生不同程度的影响，其中最明显的是生殖器官的解剖生理性反应。对于女性而言，突出表现为阴道周围的血管反射性扩张和充血、生殖器的膨胀和湿润。美国学者 Masters 和 Johnson 对性功能正常男女的性活动进行了广泛研究，在此基础上，于 1966 年率先提出性反应周期（sexual response cycle）的概念，并将其划分为连续的四个期：性兴奋期、性持续期、性高潮期和性消退期。目前，许多学者认为 Masters-Johnson 的周期模式忽视了性欲和性唤起这两个极为重要的人类对性反应的主观感受，建议将性反应周期划分为性欲期、性兴奋期、性持续期、性高潮期和性消退期。

1. 性欲期（sexual desire phase）　是心理上受到性刺激后对性的极度渴望阶段。此期以性幻想和性渴望为特征，一般只有心理变化，无明显生理变化。

2. 性兴奋期（sexual excitement phase）　是指性欲被唤起后机体出现的性紧张阶段，亦是性冲动开始萌发和性功能全面发挥的准备阶段。全身反应主要是皮肤血管充血及肌张力增加，如乳房肿胀、乳头竖起、心率加快、呼吸稍快及肌肉紧张等表现。此期以生殖器充血、阴道湿润为首要特征，一般在性刺激出现后的 10 秒内液体从阴道壁渗出，导致阴道湿润；出现阴蒂和大小阴唇轻度充血，阴道长度增加，并如气球样膨胀（即外口缩小，内部膨胀），以便容纳阴茎。

3. 性持续期（sexual plateau phase） 是性兴奋进一步发展、性紧张持续在较高水平的阶段。女性的乳房会进一步肿胀，肌肉紧张更加明显并出现部分肌强直，心率及呼吸进一步加快。此期生殖器官的血管充血达到顶峰，阴蒂勃起，阴道更加湿润，阴道外 1/3 段由于充血而呈环状缩窄，使得该段阴道管腔缩小。当阴茎纳入阴道后，具有弹性的阴道段能够紧贴阴茎，加强了对阴茎的围裹，且该阴道段具有丰富的感觉神经末梢，通过阴茎在阴道内不断摩擦抽动，女性会感受到强烈的性刺激并激发性高潮。

4. 性高潮期（sexual orgasm phase） 是在性持续期的基础上，迅速出现身心最强烈的性愉快感，是性反应分期中最短暂、最关键的阶段。女性性高潮是由于阴茎背侧部分对膨胀的阴蒂头部及阴道壁的 G 点频繁刺激摩擦而触发，表现为阴道和肛门括约肌出现不随意的、间隔 0.8 秒的节律性收缩，3～12 次，由强到弱逐渐消退，同时伴全身痉挛、面部扭曲、出汗、呻吟等表现，全身多部位可出现性红晕。女性性高潮仅持续数秒，在数秒内通过强烈的肌肉痉挛使积聚的性紧张迅速释放，同时心理感受到极大的满足与快感。

5. 性消退期（sexual resolution phase） 是性高潮后性紧张渐渐松弛并恢复至性唤起之前的状态。阴蒂于高潮后 10 秒内恢复到正常位置，而阴道则 10～15 分钟才恢复到松弛、苍白的状态；性反应中增加的心率、呼吸和皮肤血管充血斑点于高潮后数分钟内恢复正常。一般男性在性消退期后存在不应期，而女性可在高潮过后的数秒钟再次接受性刺激而获得高潮。

二、女性性功能的影响因素

1. 年龄 年龄是影响性功能的重要因素。随着年龄增长，女性的性欲、性快感和性高潮的出现率均呈递减趋势，性生活频率随年龄增长亦呈下降趋势。有研究显示，女性的性功能到 30～40 岁时才达到高峰，绝经后逐渐减退，60 岁左右开始明显减弱。可能是因为随着年龄增长，盆底肌肉松弛、生殖器官萎缩等变化使性反应能力下降；在围绝经期和绝经后，雌激素和雄激素水平下降，性欲下降、阴道干涩和性交疼痛，性活动缺乏自发性欲，这些均严重影响女性的性功能。

2. 文化程度 随着女性文化程度的提高，性功能障碍的发生率呈下降趋势。另外，文化程度的高低，使得女性对自身性问题的认识深度存在差异，影响性功能的角度也不同。

3. 精神心理因素 精神心理因素是人类性反应独有的也是重要的影响因素。如年幼时接受错误的性教育，认为性生活是不洁的行为，使性欲受到了抑制；另外，紧张、忧郁、焦虑等不良情绪也会影响性欲的产生；既往的恶性刺激所遗留下来的不安与惧怕，如未婚人流与频繁的人工流产，所造成的痛苦与后遗症，均可以影响女性的性功能。

4. 分娩 据英国的一项研究，初产妇女在分娩后性交痛、阴道干涩和性欲降低等现象十分普遍。国内的一项针对产后性生活质量与分娩方式关系的研究中得出了相似结论，其中以性交痛、阴道干涩为主要问题。调查显示哺乳与性交痛、性欲降低和阴道干涩有关，可能是因为哺乳时母体内激素水平的变化而致。

5. 健康状况 健康状况对性功能的影响既重要又复杂，只有身心健康的人才能长期维持较高的性功能水平。长期或大量服用某些药物，可致性功能减退，甚至可引起女性性功能缺乏。影响性功能的药物种类很多，其中重要并常见的有：利血平、普萘洛尔、氯丙嗪、溴丙胺太林和一些抗癌药物。长期接受放射治疗的女性，也会影响其性功能。另外，身体功能状态差的女性，如工作过度劳累、外阴湿疹、外阴创伤（外阴擦伤或血肿）、外阴溃疡、外阴干皱、萎缩性硬化性苔癣、巴氏腺囊肿等都会影响女性的性功能。

第二节 女性性功能障碍

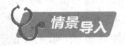

情景描述：

小梅，27 岁，因婚前听一位女友说第一次性交疼痛剧烈，因而结婚后每次性生活都感到紧张、疼痛，从而使丈夫的阴茎不能进入阴道。婚后半年，两人感情逐渐冷淡，小梅为此非常苦恼，便去做了妇科检查。检查时，医生仅能一手指进入阴道，且感到阴道括约肌收缩很紧，小梅也觉得异常疼痛，然而阴道无先天性缺陷，子宫大小和两侧附件均正常。

请思考：

1. 小梅的表现可能是什么原因导致的？

2. 对于小梅的情况，最佳的治疗方法是什么？

性功能是人类最基本的生理功能，它以健全的生殖系统为前提，在中枢神经系统和内分泌系统的双重调节下，在性交过程中依次完成性欲期、性兴奋期、性持续期、性高潮期和性消退期五个生理反应阶段，从而获得极大的愉悦和快感。成年女性在生殖系统健全的情况下，性反应周期的一个或几个阶段发生障碍，或出现与性交相关的疼痛，而不能参与或达到其所预期的性关系，造成心理痛苦，称为性功能障碍（female sexual dysfunction）。

一、女性性功能障碍的原因

引起女性性功能障碍的原因主要有两大类：一是功能性障碍，为主要原因，占80%～95%；二是器质性障碍，占5%～20%。

女性功能性障碍的主要原因有：轻度或重度抑郁症；性知识、性技巧的缺乏和错误的认识，一般见于文化水平较低的女性；夫妻关系不和谐；长时间口服避孕药；其他因素，如女性在性生活中受过重大刺激，曾受过性侵犯，引起痕迹反应；有较强的自卑感、长时间情绪低落等因素。

女性功能器质性障碍主要包括：女性健康状况较差、妇科和泌尿系统疾病、内分泌性疾病、性器官发育不良、处女膜过度肥厚、手术后身体未能痊愈、放射治疗后的女性、患有血管疾病等因素。

二、女性性功能障碍的表现

1. 性欲障碍（sexual desire disorders）　包括性欲低下、性厌恶。性欲低下也称性冷淡、性淡漠，它是指持续或反复地性幻想、或向往、或接受性活动的欲望不足（或缺乏），甚至拒绝过性生活。性厌恶是指持续或反复的恐惧性厌恶和回避与性伴侣进行性接触，并引起个人心理痛苦。

2. 性唤起障碍（sexual arousal disorders）　是指持续或反复的不能达到或维持充分的性兴奋，引起个人痛苦。具体表现为性生活时持续缺乏主观的性兴奋，缺乏阴道湿润、生殖器肿胀或其他躯体反应。

3. 性高潮障碍（sexual orgasmic disorders）　也称性快感不足，是指女性虽有正常的性欲要求，但在充分的性刺激和性兴奋后，持续或反复发生的难以达到、推迟甚至不能获得性高潮，得不到应有的性快感和性满足。

4. 性交疼痛障碍（sexual pain disorders）　性交疼痛障碍分为三类：性交疼痛、阴道痉挛和其他性交痛。性交疼痛是新婚夫妻性生活最为常见的症状，通常指持续或反复发生的与性交有关的生殖器和盆腔疼痛，其疼痛可在性交时或持续至性生活后数小时甚至数日；女性性交痛多是由于缺乏性知识，性交时精神紧张、恐惧，特别是在女方性欲未充分唤起、阴道湿润程度不够时，就急于性交，致使女方产生程度不同的疼痛。阴道痉挛是持续或反复发生的在阴茎插入时出现阴道口和外1/3段肌肉的不自主痉挛性收缩，多由非器质障碍因素引起。其他性交痛是指由非性交刺激引起的反复或持续发生的生殖器疼痛。

三、女性性功能障碍的治疗

1. 心理治疗　多数性功能障碍为功能性，主要由心理因素造成。即使是器质性性功能障碍，亦多伴有心理因素。因此，心理治疗不容忽视。在准确判断患者性心理障碍的基础上，应结合其性格特征、行为特点、文化水平及宗教等背景制定有针对性的治疗方案。常见方法有精神分析法、婚姻疗法及催眠疗法等。如性厌恶由于大部分患者拒绝谈论性功能障碍因而治疗相对困难，应由心理医生分辨是心理问题，还是精神异常的病态，并进行系统脱敏治疗。

2. 一般治疗　主要包括提供有关性的知识和技巧，鼓励夫妻共同阅读相关的书籍、画册与录像，畅谈过去恩爱的生活；鼓励和教育夫妇互相交流，商量改变性交姿势、性生活时间及地点；建议使用润滑剂等。

3. 行为疗法　根据条件反射学说和社会学理论产生的治疗方法。具体方法有：性感集中训练、自我刺激训练、盆底肌肉锻炼等。

4. 药物治疗

（1）性激素：绝经后和雌激素水平较低的妇女，阴道局部或全身应用雌激素可有明显效果，且雌激素能够减轻阴道萎缩、增加阴道局部的敏感性。保留子宫的妇女长期使用雌激素应每1～3个月给予孕激素，拮抗雌激素的副作用。

（2）抗抑郁药：通过增强多巴胺及抑制5-羟色胺、催乳素等途径提高性欲，如曲唑酮、氟西汀等。

（3）多巴胺受体激动剂：通过增加多巴胺在脑内活性与兴奋性来提高性欲，如溴隐亭、司来吉兰等。

（4）西地那非：主要用于女性性唤起障碍的治疗，有效性和安全性尚在临床试验阶段。

5. 原发病治疗　对于有器质性疾病的女性，如妇科炎症、子宫内膜异位症等，只有积极治疗原发病才能消除性功能障碍。

第三节　女性性卫生与性健康教育

一、女性性卫生

女性性卫生（sexual hygiene）是指通过性卫生保健而最终实现性健康和提高性生活质量的目的。女性性卫生包括性心理卫生和性生理卫生。

1. 性心理卫生　健康的性心理是健康性生活的保障和前提。夫妻双方首先应懂得性生活是人类的基本需要，是人体性功能的正常表现，也是夫妻生活中不可或缺的组成部分，不应为对方有性要求而厌烦、反感和恐惧，亦不要为自身的欲望而内疚和羞愧。对于女性，更要消除在性生活中的被动态度和自卑感，应主动参与，相互配合。其次，夫妻双方要对男女性反应的差异有充分认识和思想准备。女性性反应个体差异较大，性敏感区分布广泛，对听觉和嗅觉较为敏感，尤其触觉最敏感，性高潮体验较男性强烈，且具有连续性高潮的能力，但在性生活中女性性唤起较慢，达到性高潮也相对缓慢，因此要给予女方更多的爱抚和刺激，盲目追求女性性高潮，对着书本行事或过度刺激只能妨碍性高潮的出现，导致双方性功能障碍。

2. 性生理卫生

（1）良好的生活习惯：女性应有良好的起居习惯，不酗酒、不吸烟、远离毒品。酗酒既不利于健康，也可抑制性功能，酒精剂量越大、浓度越高，对性功能影响越大。吸烟能够抑制卵巢功能。吸毒对性功能更是不利。

（2）性器官卫生：女性外生殖器解剖结构较为特殊，外阴前与尿道毗邻，后与肛门邻近，较男性更容易受到损伤及各种病原体的感染。因此，每次性生活之前，需特别注意外生殖器的清洁，这对预防女性泌尿生殖系统感染性疾病有重要意义。男性包皮过长者应行手术治疗。

（3）性生活卫生：应根据夫妻双方具体情况，合理安排性生活的时间、频率和时机。对于女性，特别要注意月经期、妊娠期、产褥期和绝经期的性生活卫生。另外，由于性生活时大量消耗体力，伴有心率增加、血压升高、呼吸加快、全身肌张力增加等生理变化，所以对于心、肺、肝、肾等重要脏器有功能不全或有高血压、动脉粥样硬化等全身性疾病者，应在医师指导下进行性生活。

（4）避孕：对无生育要求或暂时不考虑生育的育龄夫妇，应采取合理有效、适合夫妻双方的避孕措施，避免意外妊娠。

（5）预防性传播疾病：杜绝不洁性交、性滥交是预防性传播疾病最有效的措施。在夫妻一方已患性传播疾病时，夫妻双方应共同治疗。治疗期间应暂停性生活，必要时推荐使用避孕套，以防夫妻间传播。

二、性健康教育

性健康教育（sexual health education）指通过有计划、有组织、有目标的系统教育活动，进行的关于性知识和性道德教育，使受教育者具有科学的性知识、正确的性观念、高尚的性道德和健康的性行为。向各年龄段人群普及性生理和性心理知识，建立正确的性观念，预防性传播疾病和消除性犯罪是进行性健康教育的目的所在。性健康教育中最重要的内容是性知识教育，主要有性医学知识、性心理知识、性道德教育、性法学教育等知识。性健康关系到人的一生，不同年龄阶段、不同生活层次的人群均应接受有针对性的性健康教育。

1. 儿童期性健康教育　性唤起能力在出生时即可存在，因此性健康教育应从 0 岁开始。北欧的一些国家性教育起步较早，并取得良好的效果，其经验之一就是将性教育从小做起。而我国受传统观念影响，对"性"讳莫如深，更不敢对儿童授予正确的性知识。儿童期性教育的重点在于指导小朋友树立正确的性态度、培养正确的性别自识和性别角色意识。父母可以适时教孩子认识自己的性别，认识自己的身体，特别要保护好自己的外生殖器，不让外人触摸。要避免孩子在幼儿时期就受到"性抑制"，如看到孩子玩弄生殖器时，就训斥或打骂，或当孩子提出有关性方面的问题时，不予回答或责备，应多加诱导，耐心教育。

2. 青春期性健康教育　青春期的性健康教育是性教育的关键阶段，意义重大。世界许多国家已将性教育列入青少年教育的内容。我国的性教育虽起步较晚，但近年来已受到一定程度的重视，如上海已经以中学为主要阵营，将性教育纳入教育计划。我国青少年性健康教育旨在向青少年传授科学的性知识，纠正与性有关的行为与认识偏差，使青少年能够获得最基本的性知识和性伦理教育，重点突出性道德教育，这对预防过早发生的不安全性行为，保护青少年的健康成长，是尤为重要的。

3. 成年期性健康教育　成人性健康教育的主要任务是帮助成年人建立和谐幸福的夫妻生活，并在进一步普及性知识的同时，着重教育他们的性行为必须遵守性道德规范的行为要求，做一个有高尚道德情操的人；并教育他们学会对自己子女进行性健康教育的具体方法。

4. 老年期性健康教育　长期以来，由于性教育的滞后，性神秘、性压抑的现象到处可见，特别是老年人的性问题上更存在诸多错误的观点，如进入老年期后，性生活就应该或必须停止；绝经就意味着绝欲；更有甚者认为老年人再有性需求就是"老不正经"。许多老年妇女由于上述见解而为自己出现性欲时感到羞耻、恐惧，并因此郁郁寡欢，影响健康。这些偏见都影响着老年妇女的身心健康。

进入老年期后，女性的生殖器官虽然逐渐萎缩，雌激素水平急剧下降，但是女性的角色未变，依然有对性的自然需求。因此，老年人性健康教育的重点是帮助她们了解绝经后虽然躯体变老、生殖器官退化，性反应能力减弱，但仍有性欲和获得性高潮的能力，保持有规律的性生活是有助于健康的。随着社会的进步，人的寿命也越来越长，女性的平均期望寿命一般比男性高 3～6 岁，开展老年人的性教育，维护老年女性的性健康，已是当务之急。

（周　雪）

思考题

思路解析

思路解析

笔记

1. 张某，女，31 岁，25 岁结婚。主诉婚后性生活时阴道干涩、轻度疼痛且无性感觉，但用自慰工具可以出现性高潮。既往体健，平时用去氧孕烯炔雌醇片（妈富隆）避孕。妇科检查发现生殖器官无异常，刺激乳头、阴蒂、外阴均无明显反应。请思考：

（1）该患者属于何种类型的性功能障碍？

（2）对于该患者，你该如何进行健康指导？

2. 王某，女，36 岁，婚后与丈夫分居两地，虽性生活次数较少，但双方尚满意，有时可达到性高潮。8 年前听说丈夫有外遇且患过淋病，自此与丈夫感情冷淡、失眠，对性生活毫无兴趣。6 年前两人调到一地工作，性生活次数虽有增多，但非自觉要求，多是迫不得已应付丈夫，也未达到过性高潮，最近夫妻感情有些恢复，故希望得到治疗。王女士既往月经略多，现有一双子女，无器质性病变，但经常服用艾司唑仑片（舒乐安定）。妇科检查生殖器官无明显异常，女性激素也在正常范围内。请思考：

（1）王某的疾病诊断是什么？

（2）对于该患者，最佳的治疗方法是什么？

扫一扫，测一测

第十八章　计划生育妇女的护理

 学习目标

1. 掌握各种避孕方法及护理措施,具有开展计划生育指导的能力。
2. 熟悉工具避孕、药物避孕的原理和人工终止妊娠的方法、并发症及其防治措施。
3. 了解女性绝育方法。
4. 具有良好的职业素养,尊重关爱妇女,保护患者隐私。

　　计划生育是妇女生殖健康的重要内容,计划生育(family planning)是指科学的控制人口数量,提高人口素质,使人口增长与经济、社会协调发展。做好育龄夫妇避孕和节育方法知情选择,落实优生优育,避免先天性缺陷,是实现计划生育优质服务的根本。常用的女性避孕方法有工具避孕、药物避孕及外用避孕法。目前我国男性主要采用阴茎套避孕。本章主要介绍女性避孕的各种方法与选择、绝育及避孕失败的补救措施以及阴茎套避孕。

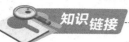 **知识链接**

我国计划生育政策产生及发展过程

　　我国的计划生育政策经历了反复探索和不断完善的发展过程。从新中国建立到20世纪50年代后期,面对人口出生的第一次高潮出现,著名经济学家马寅初先生提出了对人口问题的主张,70年代我国开始推行计划生育措施,随着我国人口红利消失、临近超低生育率水平、人口老龄化等问题的出现,自2016年1月开始实施全面二孩政策。

第一节　常用避孕方法及护理

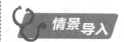 **情景导入**

　　情景描述:
　　谢女士,27岁,丈夫张先生29岁,结婚5个月,妻子平素月经规律、身体健康,无高血压和肝肾等疾病史,检查生殖器官无异常。婚后一直用避孕套避孕,丈夫感觉麻烦,目前两人因暂时没有怀孕计划特来门诊咨询相关问题。

请思考：
1. 建议他们选用的最佳避孕方法是哪一种？
2. 该方法有哪些禁忌证和副作用？

避孕（contraception）是计划生育的重要组成部分，是指采用科学的方法，在不妨碍正常性生活和身心健康的情况下，使妇女暂时不受孕。避孕主要控制生殖过程中 3 个关键环节：①抑制精子和卵子产生；②阻止精卵结合；③使子宫环境不利于精子获能、生存，或不适宜受精卵着床和发育。理想的避孕方法应符合安全、有效、简便、实用、经济的原则，为男女双方均能接受及乐意持久使用。常用的方法有工具避孕、药物避孕和其他避孕方法。

一、药物避孕

药物避孕（contraceptive drugs）也称激素避孕（hormonal contraception），是指应用甾体激素达到避孕效果，具有经济、方便、安全、高效的特点。自 20 世纪 60 年代美国第一个复方口服避孕药 Enovid 上市后，显示了其可靠的避孕效果。我国 1963 年成功研制出第一代甾体激素复方口服避孕药，以后不断研制出长效口服避孕药及避孕针，但由于长效避孕制剂中激素含量高，副作用大，现已逐渐淘汰。第一代复方口服避孕药的孕激素主要为诀诺酮。第二代复方口服避孕药的孕激素为左炔诺孕酮，其活性强于第一代，具有较强的抑制排卵作用。第三代复方口服避孕药的孕激素其结构与天然黄体酮更为相似，有更强的受体亲和力，活性增强，避孕效果更好。第三代复方口服避孕药中几乎无雄激素作用，副作用下降。

视频：避孕药作用机制（抑制排卵）

【避孕原理】
1. 抑制排卵　避孕药为外源性甾体激素，通过干扰下丘脑-垂体-卵巢轴的正常功能，抑制下丘脑释放促性腺素释放激素，使垂体分泌的促卵泡素和黄体生成素减少，同时直接影响垂体对促性腺素释放激素的反应，阻止排卵前黄体生成素高峰形成，因此不发生排卵。
2. 改变宫颈黏液性状　受避孕药中孕激素的影响，宫颈黏液减少，黏稠度增加，拉丝度减少，不利于精子穿透。

视频：避孕药作用机制（改变宫颈黏液性状）

3. 改变子宫内膜的形态与功能　避孕药中的孕激素干扰了雌激素效应，抑制子宫内膜增生，并使腺体及间质提早发生类分泌期变化，子宫内膜呈现分泌不良，不利于孕卵着床。
4. 改变输卵管的功能　服用复方避孕药的妇女，在持续雌、孕激素作用下，改变了输卵管上皮正常的分泌和纤毛蠕动，使受精卵在输卵管内的正常运行速度发生了改变，从而干扰受精卵着床。

【种类及用法】
目前常用激素避孕药的制剂类型（表 18-1、表 18-2）。

表 18-1　常用的女用甾体激素复方短效口服避孕药

名称	雌激素含量（mg）	孕激素含量（mg）	剂型
复方炔诺酮片（避孕片 1 号）	炔雌醇 0.035	炔诺酮 0.6	22 片 / 板
复方甲地孕酮片（避孕片 2 号）	炔雌醇 0.035	甲地孕酮 1.0	22 片 / 板
复方避孕片（0 号）	炔雌醇 0.035	炔诺酮 0.3 甲地孕酮 0.5	22 片 / 板
复方去氧孕烯雌醇片	炔雌醇 0.03	去氧孕烯 0.15	21 片 / 板
复方孕二烯酮片	炔雌醇 0.03	孕二烯酮 0.075	21 片 / 板
炔雌醇环丙孕酮片	炔雌醇 0.035	醋酸环丙孕酮 2.0	21 片 / 板
屈螺酮炔雌醇片	炔雌醇 0.03	屈螺酮 3.0	21 片 / 板
左炔诺孕酮 / 炔雌醇三相片			
第一相（1～6 片）	炔雌醇 0.03	左炔诺孕酮 0.05	21 片 / 板
第二相（7～11 片）	炔雌醇 0.04	左炔诺孕酮 0.075	
第三相（12～21 片）	炔雌醇 0.03	左炔诺孕酮 0.0125	

笔记

表 18-2 其他女用甾体激素避孕药

类别	名称	孕激素含量（mg）	剂型	给药途径
探亲避孕片	炔诺酮探亲片	炔诺酮 5.0	片	口服
	甲地孕酮探亲避孕片 1 号	甲地孕酮 2.0	片	口服
	炔诺孕酮探亲避孕片	炔诺孕酮 3.0	片	口服
	53 号避孕药	双炔失碳酯 7.5	片	口服
长效避孕针	醋酸甲羟孕酮避孕针	醋酸甲羟孕酮 150	针	肌内注射
	庚炔诺酮注射液	庚炔诺酮 200	针	肌内注射
皮下埋植剂	左炔诺孕酮硅胶棒 I 型	左炔诺孕酮 36/ 根	6 根	皮下埋植
	左炔诺孕酮硅胶棒 II 型	左炔诺孕酮 75/ 根	2 根	皮下埋植
	依托孕烯植入剂	依托孕烯 68/ 根	1 根	皮下埋植
阴道避孕环	甲地孕酮硅胶环	甲地孕酮 200 或 250	只	阴道放置
	左炔诺孕酮阴道避孕环	左炔诺孕酮 5	只	阴道放置

【适应证】

凡健康育龄妇女无避孕药禁忌证者。

【禁忌证】

①严重心血管疾病、血液病、血栓性疾病者。②急、慢性肝炎、肾炎或内分泌疾病，如静脉栓塞、糖尿病、甲亢等。③癌前病变、恶性肿瘤。④月经异常，如月经稀少、闭经者。⑤哺乳期妇女或年龄 >45 岁者。⑥年龄 >35 岁的吸烟妇女，不宜长期服用避孕药，以免引起卵巢功能早衰。

【护理措施】

1. 心理护理　热情接待并做好细致的解释工作，帮助选择适宜的避孕药种类，解除思想顾虑，使服药者乐于接受积极配合。

2. 正确使用避孕药

（1）短效口服避孕药：是最早的避孕药，以孕激素为主，辅以雌激素构成的复方避孕药。有单相片和三相片。服法及注意事项如下：

1）单相片：月经周期第 5 日起，每晚 1 片，连服 22 日不间断，若漏服，应在 12 小时内补服 1 片，以免发生突破性出血或避孕失败。一般停药后 2～3 日发生撤药性出血，相当于月经来潮。如停药 7 日尚无月经来潮，则当晚开始服第 2 周期药。

2）三相片：第一周期从月经周期的第 1 日开始服用，每日 1 片，连服 21 日不间断，第二周期及以后改为月经周期的第 3 日开始服用，如停药 7 日尚无月经来潮，则当晚开始服下一周期药。

（2）长效口服避孕药：主要以长效雌激素和人工合成的孕激素配伍而成。在月经来潮第 5 日服第 1 片，第 10 日服第 2 片，以后按第 1 次服用日期每月服 1 片。服用 1 次可避孕 1 个月，因不良反应较多，已较少应用。

视频：长效口服避孕药的作用机制

（3）长效避孕针：首月于月经周期第 5 日和第 12 日各肌内注射 1 支，以后在每次月经周期的第 10～12 日再注射 1 支，一般于注射后 12～16 日月经来潮。月经频发或经量过多者不宜选用。

（4）速效避孕药：服用时间不受经期限制，**适用于短期探亲夫妇**。

1）炔诺酮：探亲时间在 14 日以内者，于性交当晚及以后每晚口服 1 片，若已服 14 日而探亲期未满，可改服 1 号或 2 号短效避孕药至探亲结束。

2）18- 甲基炔诺酮：房事前 1～2 日开始服用，方法同炔诺酮。

3）甲地孕酮：房事前 8 小时服 1 片，当晚再服 1 片，以后每晚服 1 片，直至探亲结束次晨加服 1 片。

4）53 号避孕药：性交后立即服 1 片，次晨加服 1 片，不需连续服用。多作为意外性生活的紧急补救措施。

（5）缓释系统避孕药：是将避孕药（主要是孕激素类）与具备缓慢释放性能的高分子化合物制成各种剂型，在体内持续恒定进行微量释放，起长效避孕作用。

1）皮下埋植剂：是将左炔诺孕酮做成硅胶囊，埋于育龄妇女的前臂皮下，药物经硅胶囊的管壁缓慢而恒定地释放，产生避孕作用。埋植时间选择在月经周期的第 7 日内，局麻后在左上臂内侧切开 2mm，用特制的套管针将硅胶囊扇形埋植于皮下。此法有效率达 99% 以上，一组埋植剂有效期为 5 年。

2）缓释阴道避孕环：以硅胶为载体含孕激素的阴道环，国产阴道环内含甲地孕酮，称为甲地孕酮硅胶环。每日释放一定量的避孕药，一次放置可避孕 1 年，经期不需取出。其副作用与其他单孕激素制剂基本相同。

3）避孕贴片：避孕药放在特殊贴片内，粘贴于皮肤上，通过皮肤吸收，发挥避孕效果。月经周期第 1 日使用，每周 1 贴，连用 3 周，停用 1 周。

4）其他：微球和微囊避孕针等。

3．不良反应及应对措施

（1）类早孕反应：服药初期约 10% 妇女出现食欲缺乏、恶心、呕吐、乏力、头晕等类似早孕反应，轻者一般不需处理，数日后可自行减轻；重者可口服维生素 B_6 20mg、维生素 C 100mg 及山莨菪碱 10mg，每日 3 次，连续 1 周。

（2）月经改变

1）闭经：停药后月经不来潮，需除外妊娠，停药 7 日后可继续服药，若连续停经 3 个月，需停药观察。

2）阴道不规则出血：又称突破性出血。若前半周期出血，是由于雌激素不足所致，每晚加服炔雌醇 0.005～0.015mg 与避孕药同时服用至 22 日停药；若后半周期出血，多为孕激素不足，可每晚加服避孕药 1/2～1 片，同服至 22 日停药；若出血量多如月经量或流血时间已近经期者应停药，按月经来潮处理，待出血第 5 日再开始下一周期用药。

（3）体重增加：早期研制的第一和第二代避孕药中孕激素具有雄激素活性，个别妇女服药后食欲亢进，体内合成代谢增加，体重增加。也可能由于雌激素促进水钠潴留致体重增加。一般不需处理，如症状显著者改用其他避孕措施。

（4）色素沉着：少数妇女面部出现淡褐色色素沉着，停药后多数可自行消退或减轻。第三代口服避孕药能改善原有皮肤痤疮。

4．健康指导

（1）妥善保管口服避孕药，因药片的有效成分在糖衣上，潮解、脱落可影响避孕效果，应将药物保存在阴凉、干燥处，同时注意防止发生儿童误服。

（2）向服药妇女强调按时服药的重要性，以免发生突破性出血或避孕失败。

（3）停用长效避孕药者，停药后应改用短效口服避孕药 3 个月，防止月经紊乱。

（4）服药期间禁同时服用巴比妥、利福平等可使肝酶活性增强的药物，因其能加速药物代谢，降低血中避孕药水平，影响避孕效果。

（5）服用长效口服避孕药并要求生育者，应在停药 6 个月后再计划怀孕。

（6）长期服用避孕药者应每年随访一次并做好记录，有异常者及时就诊。

二、工具避孕

工具避孕（tools contraception）是利用工具阻止精子与卵子结合或改变宫腔内环境而达到避孕的目的。目前，男用工具多采用阴茎套避孕，女用工具有宫内节育器和阴道套等方法。

（一）阴茎套

阴茎套（condom）又称避孕套，也称安全套，为男性避孕工具。既可达到避孕的目的，又能防止性疾病传播，故提倡使用。

阴茎套是筒状优质薄型乳胶制品，其顶端小囊为储精囊。使用前选好合适型号，坚持每次性生活使用及更换新套，也可在阴茎套外涂些避孕药膏以起润滑作用，同时可提高避孕效果。事后检查阴茎套有无破损，如发现阴茎套破损或滑落，应立即采用紧急避孕措施。

（二）阴道套

阴道套（vaginal pouch）为女用避孕套（female condom），是一种柔软、宽松的袋状聚氨酯（或乳胶）

制品，开口处为一直径 7cm 的柔软"外环"，套内有一直径为 6.5cm 的游离"内环"（图 18-1），即能避孕，又能防止性疾病传播。目前我国供应较少。

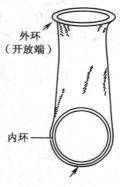

图 18-1　阴道套

（三）宫内节育器

宫内节育器（intrauterine device，IUD）避孕是一种安全、有效、简便、经济、可逆的避孕方法，也是**目前我国育龄妇女的主要避孕措施**。我国是世界上使用 IUD 最多的国家。

【种类】

国内外已有数十种不同种类的宫内节育器（图 18-2），大致可分为两大类：

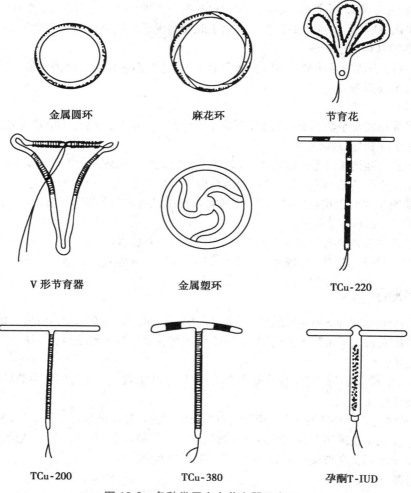

图 18-2　各种常用宫内节育器示意图

1. 惰性宫内节育器 为第一代宫内节育器，由惰性原料如金属、硅胶、塑料或尼龙等制成。国内主要为不锈钢圆环及其改良品，由于金属单环脱落率及带器妊娠率高，1993年已淘汰使用。

2. 活性宫内节育器 为第二代宫内节育器，内含活性物质如铜离子、激素、药物等，以恒定速度释放出来，既能增强节育器避孕效果，又减少副作用。分为含铜IUD和含药IUD两大类。现已广泛应用。

（1）带铜宫内节育器：是目前我国应用最广泛的IUD。包括TCu-200、TCu-220、TCu-380A、VCu-200等多种，T或V表示IUD的形状，200、220或380分别表示暴露于宫腔的铜丝表面积，分别为200mm²、220mm²或380mm²。含铜宫内节育器的避孕效果与含铜表面积成正比。副作用主要表现为点滴出血，避孕有效率均在90%以上。

1）带铜T形宫内节育器（TCu-IUD）：TCu-IUD按宫腔形状设计制成，呈T字形。以聚乙烯为支架，在纵臂或横臂上绕有铜丝或铜套。铜丝易断裂，放置年限较短，一般放置5～7年。铜套较稳定，放置时间可达10～15年。T形器纵杆末端系以尾丝，便于检查及取出。

2）带铜V形宫内节育器（VCu-IUD）：IUD呈V形状，横臂及斜臂绕有铜丝，由不锈钢做V形支架，两横臂中间相套为中心扣，外套硅橡胶管，有尾丝，放置年限5～7年。带铜V型宫内节育器形状更接近宫腔形态，其带器妊娠、脱落率较低，但出血发生率及因症取出率较高。

3）母体乐（MLCu-375）：聚乙烯支架，呈伞状，两弧形臂上各有5个小齿，具有可塑性。铜表面积375mm²，可放置5～8年。

4）宫铜IUD：形态更接近宫腔形状，不锈钢丝呈螺旋状，内置铜丝，铜表面积300mm²，无尾丝，可放置20年左右。

5）含铜无支架IUD：又称吉妮IUD。为6个铜套串在一根尼龙线上，顶端有一个结固定于子宫肌层，悬挂在宫腔中使IUD不易脱落。铜表面积330mm²，有尾丝，可放置10年。

（2）含药宫内节育器：将药物储存于节育器内，通过每日微量释放提高避孕效果，降低副作用。目前我国临床主要应用含孕激素IUD和含吲哚美辛IUD。

1）左炔诺孕酮IUD（LNG-IUD）：又称曼月乐（Mirena）。以聚乙烯作为T形支架，人工合成孕激素-左炔诺孕酮储存在纵管内，总量52mg，纵管外膜控制药物释放，每日释放左炔诺孕酮20μg。左炔诺孕酮的主要作用是使子宫内膜分泌期发育不良，不利于受精卵着床，宫颈黏液变稠不利于精子穿透，一部分妇女排卵抑制，有效率达99%以上。适用于月经过多、年轻无生育要求的女性，避孕同时可避免和治疗月经过多，明显优于其他避孕环导致月经过多的不良反应。但出血模式改变表现为点滴出血，经量减少甚至闭经，取器后恢复正常。有尾丝，可放置5年。

2）含吲哚美辛IUD：包括宫铜IUD、活性γ-IUD和吉妮致美IUD等。通过每日释放一定量的吲哚美辛，可减少放置IUD后引起的月经过多等副作用。

视频：宫内节育器的作用机制（前列腺素作用）

视频：宫内节育器的作用机制（子宫内膜变化）

视频：活性宫内节育器的作用机制

【避孕原理】

宫内节育器的避孕机制复杂，至今尚未完全清楚。

1. 杀精毒胚作用 IUD放置后成为异物，长期压迫并刺激子宫内膜，引起无菌性炎性反应，大量宫腔渗出液可吞噬精子溶解囊胚；子宫内膜受压缺血损伤产生前列腺素，激活纤溶酶原，局部纤溶活性增强，致使囊胚被溶解吸收。

2. 干扰着床 IUD改变输卵管蠕动，使受精卵运行与子宫内膜发育不同步，影响受精卵着床。

3. 带铜宫内节育器持续释放铜离子提高避孕效果 铜离子使精子头尾分离，使精子不能获能进入细胞内；改变酶活性并影响糖原代谢、雌激素摄入及DNA合成，不利于受精卵着床及囊胚发育。

4. 含孕激素的宫内节育器缓慢释放孕酮，可使子宫内膜腺体萎缩和间质蜕膜化，不利于受精卵着床；还可使宫颈黏液变稠，妨碍精子穿透。

图片：7双环8金塑环9硅橡胶盾环

【适应证】

凡育龄期妇女自愿要求放置宫内节育器避孕而无禁忌证者均可。

【禁忌证】

①妊娠或妊娠可疑。②生殖器官急性炎症，如急性阴道、宫颈及盆腔炎症等。③生殖器官肿瘤。④近3个月内月经过多、过频或不规则阴道流血。⑤其他：如重度陈旧性宫颈裂伤、宫颈口过松、子宫脱垂、子宫畸形等。⑥严重全身性疾病：如心力衰竭、贫血等。⑦有铜过敏史。

【放置宫内节育器的不良反应】

1. 不规则阴道出血　是放置 IUD 常见不良反应，表现为经量增多或不规则子宫出血。一般不需处理或用止血剂作对症处理，3～6 个月后自行减少，治疗无效者更换节育器型号或改用其他避孕方法。

2. 腰腹坠痛、白带增多　前者为节育器与宫腔形态或大小不符，引起子宫收缩所致，明确诊断后对症处理。后者多不需治疗。

【放置宫内节育器的并发症】

1. 感染　多因无菌操作不严或 T 型节育器尾丝导致上行感染所致。一旦发生感染，应取出节育器并给予抗感染治疗。

2. 节育器异位或脱落　前者常因 IUD 过大过硬、子宫壁薄而软或粗暴的操作等损伤宫壁所致，确诊后根据其所在部位采取经腹或腹腔镜下将节育器取出。后者多因节育器型号选择不当、宫颈内口过松、月经过多或 IUD 放置未达子宫底部所致，常见于 IUD 放置后 1 年内，尤其是头 3 个月。IUD 脱落确诊后，查明原因后选择合适的型号或种类重新放置。

3. 带器妊娠　多因 IUD 下移、脱落或异位。带器妊娠者，行人工流产的同时取出节育器。

4. 节育器嵌顿或断裂　常因放置时损伤宫壁或放置时间过久，致部分 IUD 嵌入子宫肌壁或发生断裂。一旦发生，应立即取出；取出困难者，可在 B 超、X 线或宫腔镜下取出。

【节育器放置术及护理配合】

1. 放置时间　①月经干净后 3～7 日无性交者。②人工流产术后宫腔深度小于 10cm 者。③正常分娩后 42 日且生殖系统复旧正常者。④剖宫产术后半年。⑤哺乳期闭经排除妊娠者。⑥自然流产于月经复潮后，药物流产于 2 次正常月经后放置。⑦含孕激素 IUD 在月经第 3 日放置。

2. 放置方法　双合诊检查子宫大小、位置及附件情况。外阴阴道常规消毒铺巾，阴道窥器暴露宫颈后消毒阴道、宫颈与宫颈管，以宫颈钳夹持宫颈前唇，用子宫探针顺子宫位置探测宫腔深度。用放置器推送节育器达宫底部，带有尾丝的 IUD 在距宫口 2cm 处剪断尾丝。观察无出血即可取出宫颈钳和阴道窥器。术毕。

3. 护理配合

（1）术前护理

1）术前核对姓名、手术名称、测量体温，评估受术者全身及专科情况。

2）告知受术者术中出现腰酸及轻微腹痛，消除顾虑，积极配合手术。

3）用物准备：放环包内有子宫颈钳、阴道扩张器、止血钳 1 把、长镊子 1 把、（4 号～5 号）宫颈扩张器各 1 根、探针 1 根、放环叉 1 根、剪刀 1 把，另备一次性臀垫、手术衣、手套、口罩、帽子、0.5% 碘伏棉球。

4）受术者自排小便后取膀胱截石位仰卧于手术床上。

（2）术后护理

1）术毕留在观察室休息片刻，无异常方可回家休息。

2）对受术者做好健康指导：①术后可能有少量阴道流血及腹部轻微坠胀不适，2～3 日后症状可消失。如有发热、明显腹痛、阴道流血较多或异常分泌物等应随时就诊。②保持外阴清洁、干燥，每日清洗外阴，使用消毒会阴垫。③术后休息 3 日，1 周内避免重体力劳动，2 周内禁性生活和盆浴，3 个月内月经期、排便时注意有无节育器脱出。④术后 1、3、6、12 个月于月经干净后 3～7 日随访透环 1 次，以后每年 1 次。⑤根据 IUD 避孕年限不同，告知受术者到时更换以免影响避孕效果。

【节育器取出术及护理配合】

1. 取器指征　①绝经 1 年者；②放置期限已满需更换者；③不良反应严重治疗无效或出现并发症者；④带器妊娠者或计划再生育者；⑤改用其他避孕措施或绝育者。

2. 取器时间　月经干净后 3～7 日，出血多者随时可取。

3. 取器方法　取器前行 B 超或 X 线检查，确定 IUD 是否在宫腔内，同时了解其类型。常规消毒铺巾，有尾丝者用血管钳夹住尾丝轻轻牵引取出。无尾丝者按无菌操作原则扩张宫颈口后，用取环钩或取环钳将 IUD 取出。取器困难者可在 B 型超声或宫腔镜下取出。取出 IUD 后应落实其他避孕措施。

视频：宫内节育器的并发症

视频：放置宫内节育器术

图片：最常见宫内节育器形态的实物与超声图对照

视频：宫内节育器取出术

笔记

4. 护理配合

（1）术前护理：核对、解释、消毒铺巾、探测宫腔深度与节育器放置术相同。

（2）用物准备：取环包内上环叉改取环钩1根，余同放环包。

（3）术后护理

1）术后留在观察室休息片刻，无异常方可离开。

2）对受术者做好健康指导：①术后可能有少量阴道流血，2～3日后症状可消失。如有异常随时就诊。②保持外阴清洁、干燥，每日清洗外阴，使用消毒会阴垫。③术后注意休息，1周内避免重体力劳动，2周内禁性生活和盆浴。④指导落实其他避孕或绝育措施。

三、其他避孕方法

（一）紧急避孕

紧急避孕（postcoital contraception）或称房事后避孕，是指在无防护性生活后或避孕失败后几小时或3～5日内，妇女为防止非意愿性妊娠的发生而采用的避孕方法。广泛使用紧急避孕可降低人工流产率，避免不必要的痛苦和并发症。包括放置宫内节育器和口服紧急避孕药。

【避孕原理】

①阻止或延迟排卵。②干扰受精或阻止着床。

【适应证】

①性生活中未使用任何避孕方法。②避孕失败，包括阴茎套滑脱、破裂，漏服短效避孕药、节育器脱落、安全期计算错误等。③遭到性暴力。

【禁忌证】

已确定妊娠的妇女禁忌使用。

【护理措施】

1. 紧急避孕药　一般应在无保护性生活3日（72小时）之内口服。

（1）非激素类：米非司酮为抗孕激素制剂，性交后72小时内单次服用25mg。有效率为85%，妊娠率为2%。

（2）激素类

1）雌孕激素复方制剂：复方左旋18-甲基炔诺酮避孕药，首剂4片，12小时后再服4片。

2）单孕激素制剂：主要成分为左炔诺孕酮片，于无保护性生活72小时内服1片，12小时再服1片。目前我国生产的"毓婷""惠婷""安婷"均为左炔诺孕酮片。正确使用的避孕成功率为96%。

3）53号避孕药：性交后立即服1片，次晨加服1片。

2. 宫内节育器　一般应在无保护性生活后5日（120小时）之内放入带铜宫内节育器。有效率为95%以上。

【注意事项】

1. 紧急避孕药应按要求于性交后72小时内服用，性交后超过72小时但未达5日则可放置宫内节育器。

2. 该方法激素用量大，副作用亦大，只能起一次性保护作用，不宜作为常规避孕方法。

（二）安全期避孕

又称自然避孕（natural contraception）。月经周期规律的妇女，排卵通常发生在下次月经前14日左右，排卵期前后4～5日内为易孕期，其余时间不易受孕，被视为安全期，于安全期内进行性生活而达到避孕目的。采用此方法避孕的妇女首先必须准确推算排卵日期，可根据日历表记载、基础体温测定、宫颈黏液观察来判定排卵期。由于妇女排卵受外界环境、健康状况、情绪等因素影响可提前或推后，也可能发生额外排卵。因此，安全期避孕法并不是十分可靠，失败率高达20%，故不宜推广。

（三）外用杀精剂

是具有灭活精子作用的一类化学避孕制剂，性交前置入女性阴道。目前常用的有避孕栓、避孕药膜等，主要成分为壬苯醇醚，具有强烈杀精作用。每次性交前5～10分钟置入阴道，溶解后开始起效，而后开始性生活。使用正确，有效率高。

（四）其他避孕法

目前正在研究黄体生成激素释放激素类似物避孕、免疫避孕法的导向药物避孕和抗生育疫苗等。

第二节　女性绝育方法及护理

女性绝育术（sterilization）是用手术或药物的方法，使妇女达到永久性不孕的目的。通过手术结扎输卵管或药物粘堵输卵管等方法，阻断精子与卵子相遇而达到绝育目的。常用经腹输卵管结扎术、经腹腔镜输卵管绝育术。

一、经腹输卵管绝育术

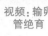
视频：输卵管绝育

【适应证】

①患有严重全身疾病不宜生育者。②要求接受绝育手术而无禁忌证者。

【禁忌证】

①各种疾病的急性期及全身状况不佳不能胜任手术者，如心力衰竭、血液病、产后出血等。②腹部皮肤有感染者，或急、慢性盆腔炎症。③患严重的神经官能症者。④4小时内有2次体温达到37.5℃或以上。

【手术时间】

月经干净后3～4日；人工流产或分娩后48小时内；自然流产月经复潮后；剖宫产术或剖宫取胎术同时；哺乳期或闭经者排除早孕后。

【手术步骤】

1. 排空膀胱，取仰卧位，留置导尿管。

2. 手术野常规消毒、铺巾。下腹切口部位用0.5%～1%盐酸普鲁卡因作局部浸润麻醉。取下腹正中耻骨联合上3～4cm处，做约2cm长纵切口；产妇则在宫底下方2cm处切开，逐层进入腹腔。

3. 寻找提取输卵管是手术的主要环节。可用卵圆钳夹取法先将一侧输卵管提出至切口外。亦可用指板法或吊钩法提取输卵管。

4. 辨认输卵管　用鼠齿钳夹持输卵管，再用两把无齿镊交替依次夹取输卵管，见到输卵管伞端后证实为输卵管，并检查卵巢情况。

5. 结扎输卵管　输卵管结扎方法有抽心包埋法、输卵管银夹法和输卵管折叠结扎切除法。我国目前多采用抽心近端包埋法。抽心包埋法具有血管损伤少、并发症少、成功率高等优点，目前广泛应用。手术方法：用两把鼠齿钳夹持输卵管，于输卵管峡部浆膜下注入0.5%利多卡因1ml使浆膜膨胀，用尖刀切开膨胀的浆膜层，再用弯蚊钳游离该段输卵管，剪除输卵管约1cm长，用4号丝线结扎输卵管两侧断端，1号丝线连续缝合浆膜层，将近端包埋于输卵管系膜内，远端留于系膜外。

6. 检查无出血后松开鼠齿钳，将输卵管送回腹腔。同法处理对侧输卵管。

7. 清点器械、纱布无误后逐层关闭腹腔，术毕。

【术后并发症】

1. 感染　多因手术无菌操作观念不强或消毒不严、体内原有感染灶尚未控制所致。应针对原因以预防为主。术后发生感染应积极抗感染治疗。

2. 出血或血肿　因术中止血不彻底，结扎线松脱，过度牵拉、钳夹而损伤输卵管或其系膜血管，引起腹腔内积血或血肿。一旦发现应查明原因，找出出血部位予以缝扎止血。血肿形成时应切开止血后再缝合。

3. 损伤　因局部解剖关系辨认不清或操作粗暴所致。主要是膀胱及肠管损伤。一旦发生损伤及时予以修补。

【护理措施】

1. 术前护理

（1）用物准备：手术包内用物有甲状腺拉钩2把、卵圆钳1把、无齿弯头卵圆钳1把（或输卵管钩1把或指板1个）、巾钳4把、直止血钳4把、弯止血钳4把、鼠齿钳2把、弯蚊钳2把、持针钳1把、中

笔记

号无齿镊 2 把、短无齿镊 1 把、短有齿镊 1 把、组织剪及线剪各 1 把、刀柄 2 把、圆刀片及尖刀片各 1 个、10ml 注射器 1 具、弯盘 1 个、小药杯 2 个、6×14 弯圆针 3 个、9×24 弯圆针及弯三角针各 1 个、4 号和 0 号丝线各 1 团。

（2）受术者准备

1）知情选择：将手术适应证、禁忌证、手术方法及可能的并发症等交代清楚，取得受术者的知情同意及配合。

2）心理护理：向受术者介绍简要的手术过程，如遇特殊情况，可进行输卵管再通手术，消除顾虑和恐惧，使其轻松愉快地接受手术。

3）做好术前准备：对受术者进行全面的身心评估，协助完成各项常规辅助检查，按妇科腹部手术进行术前准备。

2. 术后护理

（1）平卧位休息，密切观察生命体征、腹痛情况及出血征象。

（2）注意观察伤口有无渗血，保持敷料清洁干燥。

（3）鼓励受术者卧床休息 4～6 小时后下床活动，以免腹腔粘连。

（4）做好健康指导，嘱受术者注意个人卫生、休息和营养。

（5）术后休息 3～4 周，禁性生活 1 个月，1 个月后来院复查。

二、经腹腔镜输卵管绝育术

经腹腔镜输卵管绝育术是指腹腔镜直视下，采用机械手段或热效应使输卵管受阻达到绝育的目的，方法简单、安全，创伤小，国内已广泛推广选用。

【手术步骤】

1. 受术者取头低仰卧位，局麻、硬膜外麻醉或全身麻醉。

2. 按腹腔镜操作常规完成气腹及套管针穿刺。

3. 置腹腔镜，在腹腔镜直视下将硅胶环套或将弹簧夹钳夹在一侧输卵管峡部。也可用双极电凝烧灼输卵管峡部 1～2cm，使输卵管通道阻断。同法处理另一侧输卵管。

4. 尽量排出腹腔内气体，取出套管，缝合腹壁切口。

【护理措施】

1. 术前护理

（1）用物准备：除一般共同的腹腔镜器械、穿刺套管针直径为 10～12cm 外，另备：①套扎法：双环套扎器 1 把、硅橡胶环 2 只；②钳夹法：上夹器 1 把、弹簧夹 2 只；③电凝法：双极电凝器 1 把。

（2）受术者准备

1）知情选择：将手术适应证、禁忌证、手术方法及可能的并发症等交代清楚，取得受术者的知情同意。

2）心理护理：向受术者讲解腹腔镜输卵管绝育术的原理、介绍简要的手术过程，介绍其创伤小、恢复快等特点，消除顾虑和恐惧，使其接受手术并主动配合。

3）做好术前准备：对受术者进行全面的身心评估，协助完成各项常规辅助检查，按妇科腹部手术进行术前准备。

4）受术者排空膀胱后，取膀胱截石位，头低臀高倾斜 15°。

2. 术后护理

（1）严密观察生命体征变化，注意有无体温升高、腹痛、腹腔内出血或脏器损伤征象。

（2）嘱受术者平卧 3～5 小时后若无特殊情况，可下床活动。

（3）其他护理同经腹输卵管绝育术和腹腔镜检查。

第三节　避孕失败的补救措施及护理

因避孕失败且不愿继续妊娠者、以及由于优生或疾病原因等不能继续妊娠，可采用人工方法使妊娠终止。常用人工终止妊娠的方法有药物流产、人工流产术（包括负压吸宫术和钳刮术）及中期妊娠引产术。

一、药物流产

视频：药物流产

药物流产（medical abortion or medical termination）也称药物抗早孕，是 20 世纪 90 年代以来日趋完善的一种非手术终止早孕的方法。具有方法简便、无需宫内操作、痛苦小、无刺激性的优点。目前最常用的药物是米非司酮（RU486）配伍米索前列醇。两者配伍应用终止早孕完全流产率达 90% 以上。

米非司酮（mifepristone）是一种类固醇抗孕激素制剂，具有抗孕酮、抗皮质激素和轻度抗雄激素的作用。其对子宫内膜孕激素受体的亲和力比孕酮高 5 倍，能和孕酮竞争受体，取代孕酮而与蜕膜的孕激素受体结合，从而阻断孕酮活性使妊娠终止。米索前列醇（misoprostol）具有兴奋子宫、诱发宫缩和宫颈软化作用。

【适应证】

①妊娠 49 日以内，已确诊为宫内妊娠，本人自愿。②手术流产的高危对象，如剖宫产术后半年内、近期有人工流产手术史、哺乳期、畸形子宫、瘢痕子宫、宫颈发育不良等。③对手术流产有疑虑和恐惧心理者。

【禁忌证】

①使用米非司酮禁忌证：肝、肾、肾上腺及其他内分泌疾病患者。②使用前列腺素禁忌证：心血管系统疾病、癫痫、青光眼、高血压、哮喘、胃肠功能紊乱等。③过敏体质、带器妊娠者。④疑为异位妊娠者。

【服药方法】

米非司酮 25mg（1 片），每日 2 次口服，连用 3 日，于第 4 日上午用米索前列醇 0.6mg（3 片）一次顿服。

【护理措施】

1. 用药前护理

（1）核对孕妇病史，全面评估孕妇的身心状况，协助完成各项常规辅助检查，如血常规、尿常规、血或尿 HCG 和阴道分泌物检查，B 超确定宫内妊娠。

（2）向孕妇详细讲解药物特点、剂量、服药方法、效果、不良反应或失败的可能性，使孕妇有充分的思想准备，消除紧张心理。

（3）告知孕妇用药的注意事项：①米非司酮在空腹或进食前后 2 小时用温水吞服。②服药过程中，少数孕妇会出现恶心、呕吐、头晕、乏力等类早孕反应，大多会自行消失，无需特殊处理，严重者及时到医院就诊。③服药后会出现少量阴道流血，注意观察阴道流血量及阴道排出物，如见组织物应及时送医院检查。④药物流产必须在有正规抢救条件的医疗机构进行。

2. 用药后护理

（1）核对孕妇姓名，询问末次服米非司酮的时间，按时给服米索前列醇。

（2）使用米索前列醇后出现腹痛、腹泻或发冷、寒战、起皮疹等现象，留院观察 6 小时。观察生命体征、腹痛、腹泻、阴道流血等情况。仔细检查阴道排出物是否完整，有无绒毛及胚胎组织，必要时送病理检查。

（3）备齐缩宫素、止血药等急救物品，做好输液、输血准备。

（4）流产后阴道出血多或时间过长或发生腹痛、发热等异常情况，及时到医院就诊。

（5）药物流产失败者，或不全流产发生阴道多量流血者，需行清宫术清理宫腔。

（6）两周内禁性生活和盆浴，5 周后随访，了解月经恢复情况。

二、人工流产术

视频：人工流产（负压吸引术）

人工流产术（induced abortion）是指在妊娠 14 周以内，用人工方法终止妊娠的手术，包括负压吸宫术和钳刮术。

【适应证】

①因避孕失败要求终止妊娠而无禁忌证者。②因各种疾病不宜继续妊娠者。③负压吸宫术适用

笔记

于妊娠10周以内者。④钳刮术适用于妊娠11~14周者。

【禁忌证】

①生殖器官急性炎症。②各种疾病的急性期。③全身情况不良，不能耐受手术者。如严重贫血、心力衰竭、妊娠剧吐酸中毒未纠正者。④术前2次体温≥37.5℃。

【手术步骤】

1. 负压吸引术

（1）核对解释：核对姓名、手术名称，评估受术者全身及专科情况并做好解释。

（2）安置体位：受术者排空膀胱，取截石位。

（3）消毒铺巾：双合诊复查子宫位置、大小及附件情况。常规消毒外阴、阴道、宫颈及颈管，铺无菌巾。

（4）探测宫腔：宫颈钳夹持宫颈前唇，用子宫探针探测子宫屈向和深度。

（5）扩张宫颈：用宫颈扩张器由小到大依次扩张宫颈管，至比选用吸宫头大半号或1号。

（6）负压吸引：按孕周选择吸管大小，先做负压试验后按顺时针方向吸引宫腔1~2圈，按孕周及宫腔大小控制负压在400~500mmHg之间，感到宫壁粗糙，折曲橡胶管取出吸管，再用小号刮匙搔刮宫底及两侧宫角，必要时重复吸引宫腔1圈。

（7）检查宫腔：探针复测子宫深度，观察有无活动性出血，取下宫颈钳，术毕。

（8）过滤绒毛：用过滤网或纱布过滤全部吸出物，检查有无绒毛及胚胎组织，是否与孕周相符合，必要时送病理检查。

（9）观察记录：填写手术记录，告知术后注意事项。受术者在休息室观察无异常即可离院。

2. 钳刮术

（1）~（4）步同负压吸引术。

（5）钳取妊娠物：用小号有齿弯卵圆钳顺着子宫弯曲度进入宫腔，钳夹胎儿及胎盘，待大块组织钳夹干净后，再用吸宫头吸净宫内残留物。

（6）复查宫腔：宫腔迅速缩小，出血减少，吸出血液为泡沫状，证明已刮干净。

（7）检查刮出物：拼凑胎儿碎块，见头、四肢、胸廓、脊柱及胎盘，证明钳夹干净，必要时送病理检查。

【并发症】

1. 子宫穿孔　多因手术者操作不熟练，子宫过度倾屈术前未查清，或哺乳期子宫、多次刮宫、瘢痕子宫、子宫畸形等子宫特殊情况所致。可表现为受术者在术中突然感到下腹剧烈疼痛，器械进入宫腔探不到底或再次进入宫腔时深度明显超过术前探查深度。此时应立即停止手术，遵医嘱给予缩宫素和抗生素，密切观察患者的生命体征、腹痛情况及有无内出血情况。破口大、有内出血或怀疑脏器损伤者应立即做好剖腹探查术准备。

2. 人工流产综合征　多因受术者精神过度紧张、子宫和子宫颈受机械性刺激引起迷走神经兴奋所致。表现为头晕、心慌、胸闷、心律不齐、心动过缓、面色苍白、出冷汗、脉搏减慢、血压下降，甚至发生晕厥或抽搐。因此，术前给予受术者精神安慰，提供心理支持；术中缓慢扩张宫颈，吸宫时选择适当负压，操作轻柔，减少不必要的反复吸刮，一旦出现人工流产综合征表现，应立即停止手术操作，同时遵医嘱给予氧气吸入，静脉注射阿托品0.5~1mg，即可迅速控制症状。

3. 吸宫不全　指人工流产术后部分妊娠物残留宫腔内，是人工流产术后常见并发症。多因操作技术不熟练或子宫过度屈曲所致。表现为术后阴道流血超过10日量仍多或流血停止后又有多量流血。B超检查有助于诊断。未合并感染者应配合行清宫术，刮出物送病理检查。术后遵医嘱用抗生素预防感染，同时伴有感染者，应控制感染后再行清宫术。

4. 感染　多因吸宫不全、消毒不严、术后性生活过早等导致。表现为子宫内膜炎、盆腔炎甚至腹膜炎。所以在人工流产手术中应严格无菌操作规程；适当卧床休息，遵医嘱用药；保持外阴清洁，禁止性生活和盆浴1个月。

5. 其他　漏吸、术中出血、羊水栓塞。

6. 远期并发症　有宫颈粘连、宫腔粘连、月经失调、慢性盆腔炎、继发不孕等。

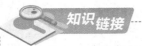

无痛人流术

无痛人工流产手术是指在静脉麻醉下进行的人工流产,是在人工流产手术时使用安全、有效的短效静脉全身麻醉药,使孕妇进入睡眠状态,在孕妇无知觉的情况下完成手术。避免术中扩张子宫颈和吸刮子宫内膜时受术者的疼痛不适和强烈刺激引起的反射性心率、血压变化。还可结合B超定位更精确在可视的状态下进行手术。适用于初次妊娠、剖宫产再孕、多次流产后恐惧疼痛、精神因素难以配合手术者、高血压、心脏病不能耐受疼痛刺激者。

【护理措施】

1.术前护理 评估受术者一般情况及专科情况,了解手术的耐受程度。

2.术中配合

(1)核对受术者姓名、手术名称。打开人工流产手术包前检查消毒有效期,钳取消毒用棉球纱布放入弯盘或药杯内。

(2)调整照明灯光,协助连接负压吸引头,保证供应术中所需器械、敷料和药物等。

(3)陪伴、关心、体贴受术者,指导术时配合,使手术顺利进行。

(4)观察受术者的面色、脉搏、腹痛等情况,注意负压瓶内吸出血量,必要时遵医嘱使用缩宫剂。

(5)协助手术者认真检查人工流产的吸(刮)出物,有无绒毛及胚胎组织,与妊娠周数是否相符,必要时送病理检查。

3.术后护理

(1)护送受术者到观察室休息1~2小时,注意阴道流血及腹痛情况,无异常方可回家休息。

(2)术后如有发热、腹痛、阴道流血量多或持续流血超过10日以上时,应及时到医院就诊。

(3)保持外阴清洁,每日清洗,使用消毒会阴垫。1个月内禁忌性生活和盆浴。

(4)术后休息半个月,1个月后随访。

三、中期妊娠引产

使用人工方法终止中期妊娠称为中期妊娠引产(trimester abortion)。中期妊娠引产的过程与足月分娩近似。

(一)依沙吖啶(利凡诺)引产术

依沙吖啶(Ethacridine)又名利凡诺(rivanol)是一种强力的杀菌剂,注入羊膜腔内或羊膜外宫腔内,药物经胎儿吸收后,损伤胎儿主要生命器官,使胎儿中毒死亡;可使胎盘变性坏死,刺激子宫收缩,最后娩出胎儿(似正产分娩)达到终止妊娠的目的。是目前常用的引产方法,有效率达90%~100%。

【适应证】

①妊娠13~28周须终止妊娠而无禁忌证者。②因患某种疾病不宜继续妊娠者。③孕期检查发现畸胎者。

【禁忌证】

①急、慢性肝肾疾病。②各种疾病的急性期。③生殖器官急性炎症。④剖宫产术或肌瘤挖出术2年内,瘢痕子宫、陈旧性宫颈裂伤等。⑤术前24小时内2次体温≥37.5℃。

【手术步骤】

1.核对、解释 核对床号、姓名、手术名称,评估受术者全身及专科情况并做好解释。

2.安置体位 排空膀胱,取仰卧位。

3.选择穿刺点 在宫底与耻骨联合中点,腹中线偏外侧1cm处或在胎儿肢体侧、空虚感最明显处作为穿刺点。必要时可先行B超定位。

4.消毒铺巾 以穿刺点为中心,常规消毒腹部皮肤,铺好无菌孔巾。

5.羊膜腔穿刺 用7~9号腰椎穿刺针,经腹壁垂直刺入羊膜腔,见羊水溢出后固定穿刺针不动。

6.注入药液 换上吸有依沙吖啶100mg的注射器,回抽见羊水后缓慢注入药物。注毕,拔出穿刺针,压迫2～3分钟,无菌纱布覆盖,胶布固定。

【并发症】

1．发热　偶见体温升高,多发生于穿刺术后24～48小时,但不超过38℃。

2．阴道流血　80%受术者伴有阴道流血,但不超过月经量。

3．产道裂伤　胎儿娩出过程中少数受术者发生不同程度软产道裂伤。

4．胎盘残留　产后可有少量胎盘胎膜组织残留,可行刮宫清除干净。

【护理措施】

1．术前护理

（1）用物准备

1）羊膜腔内注入法:无齿卵圆钳2把、弯盘1个、药杯1个、7～9号腰椎穿刺针1个、5ml及20ml注射器各1副、针头2个、棉球、纱布若干。

2）羊膜腔外注入法:无齿长镊子1把、阴道窥器1个、宫颈钳1把、敷料镊2把、橡皮导尿管1根、5及20ml注射器各1副、2.5%碘酒、75%乙醇。

3）药物准备:依沙吖啶安全有效剂量是每次50～100mg。用注射用水稀释或抽吸羊水配制,**切忌用生理盐水稀释**,以免发生药物沉淀。

（2）受术者准备

1）向孕妇讲解依沙吖啶引产的特点、效果和用药后可能出现的反应,解除其思想顾虑。

2）协助完成各项常规辅助检查,如尿常规、血常规、出凝血时间、肝肾功能等,留取阴道分泌物检查,B超检查胎盘、胎体的位置,确定穿刺点。

3）清洁腹部及外阴部皮肤。

4）孕妇排空膀胱后,送至手术室或产房接受羊膜腔穿刺术。

2．术中配合

（1）陪伴孕妇,给予精神支持和鼓励,顺利配合手术。观察孕妇术中反应。

（2）术毕,护送孕妇回病房休息。

3．术后护理

（1）注意体温情况。注药24～48小时后体温升高不超过38℃,不需处理,短时间内可自行恢复正常。

（2）严密观察宫缩、产程进展及阴道流血情况。一般注药后12～24小时出现规律宫缩,在用药后36～48小时胎儿胎盘娩出。

（3）按正常分娩接产。胎儿娩出后,遵医嘱肌注缩宫素促使胎盘剥离和减少出血。胎盘娩出后,应仔细检查胎盘胎膜是否完整、软产道有无裂伤,发现异常及时报告医生并协助处理。

（4）保持外阴清洁,每日清洗2次,使用消毒会阴垫,一个月禁性生活和盆浴。

（5）按常规退奶。引产术后1个月随访,指导避孕,不适随诊。

（二）水囊引产

水囊引产(cystic induction of labor)是将无菌水囊置于子宫壁与胎膜之间,再向囊内注入一定量无菌生理盐水,增加宫腔内压力和机械刺激宫颈管,引起子宫收缩,促使胎儿及附属物排出。

【适应证】

除与依沙吖啶引产相同外,也适用于患有心、肝、肾脏疾病,尚能胜任手术者。

【禁忌证】

①妊娠期有反复阴道流血史者、前置胎盘或皮肤感染者。②其他禁用条件同依沙吖啶引产。

【手术步骤】

1．安置体位　孕妇排尿后取膀胱截石位,外阴、阴道常规消毒、铺巾。

2．消毒扩张宫颈　阴道窥器暴露宫颈并消毒宫颈及宫颈管。宫颈钳夹持宫颈前唇并稍向外牵拉。必要时可用宫颈扩张器逐号扩张宫颈至6～7号。

3．置入水囊　将无菌水囊顶端涂以润滑剂,用长无齿镊夹住水囊顶端,经宫颈管插入宫腔内胎膜与宫壁之间,将整个水囊放入为止。

4．注水　用注射器向囊内缓慢注入无菌生理盐水。按每妊娠月 100ml 注入计算，最多不超过 500ml。注液完毕，折叠导尿管并扎紧，消毒纱布包裹置于阴道穹隆部。

【并发症】

1．感染　发病率较低，但严重感染可致死亡。

2．其余同依沙吖啶引产。

【护理措施】

1．术前护理

（1）用物准备

1）制备水囊：将 2 个避孕套套在一起变为双层，用 1 根 18 号橡皮导尿管放入双层避孕套内 1/3。用丝线扎紧囊口于导尿管上，用注射器将导尿管残余气体抽出，结扎导尿管末端，消毒备用。

2）水囊引产包：消毒钳 2 把、阴道窥器 1 个、宫颈钳 1 把、宫颈扩张器 4～7 号各 1 根、长无齿镊 1 把、50ml 注射器 1 副、备好的水囊 2 个、换药碗 1 个、10 号丝线 30cm、长棉签 2 根、干纱布、棉球若干。无菌手套 1 双、无菌生理盐水 300～600ml、消毒液状石蜡、0.05% 聚维酮碘等。

（2）受术者准备：术前 3 日阴道冲洗，每日 1 次。其余同依沙吖啶引产。

2．术中配合　同依沙吖啶引产。

3．术后护理

（1）嘱孕妇卧床休息，以免阴道内导尿管及纱布脱出。保持外阴清洁，防止感染。

（2）一般水囊放置 24 小时内可引起宫缩。当出现规律有力的宫缩时，放出囊内液体，取出水囊。若 24 小时后仍无宫缩或宫缩较弱，也应取出水囊。

（3）注意严密观察宫缩、腹痛、阴道流血及血压情况。无宫缩或宫缩较弱，可遵医嘱静脉滴注缩宫素，并由专人守护。

（4）按正常分娩接生。其余同依沙吖啶引产。

第四节　计划生育措施的选择

避孕方法知情选择（informed choice of contraceptive methods）是计划生育优质服务的重要内容，指通过广泛深入宣传、教育、培训和咨询，帮助育龄妇女根据自身特点（包括家庭、身体、婚姻状况等），选择合适的安全有效的避孕方法。以下介绍生育年龄各期避孕方法的选择。

（一）新婚期

1．原则　使用方便、不影响生育。

2．选用方法　①复方短效口服避孕药使用方便，避孕效果好，不影响性生活，列为首选。②性生活适应后可选用阴茎套，也是较理想的避孕方法。③外用避孕栓、药膜等。

3．注意事项　①由于尚未生育，一般不适合选用宫内节育器。②不适宜用安全期、体外排精及长效避孕药。

（二）哺乳期

1．原则　不影响乳汁质量及婴儿健康。

2．选用方法　①**阴茎套是哺乳期最佳避孕方式**。②单孕激素制剂长效避孕针或皮下埋植剂，使用方便，不影响乳汁质量。③放置宫内节育器，但操作要轻柔，防止子宫损伤。

3．注意事项　①由于哺乳期阴道较干燥，不适用避孕药膜。②哺乳期不宜使用雌、孕激素复合避孕药或避孕针，甾体避孕药可通过乳汁影响婴儿健康。③哺乳期因排卵不规律，也不适宜安全期避孕。

（三）生育后期

1．原则　选择长效、安全、可靠的避孕方法，减少非意愿妊娠进行手术带来的痛苦。

2．选用方法　①可根据个人身体状况选择各种避孕方法，如宫内节育器、皮下埋植剂、复方口服避孕药、避孕针、阴茎套等。②已生育两个或以上的妇女，可选用绝育术。

3．注意事项　对某种避孕方法有禁忌证者则不宜使用此种方法。

（四）绝经过渡期

1．原则　此期仍有排卵可能,应坚持避孕,选择以外用避孕药为主的避孕方法。

2．选用方法　①原来使用宫内节育器无不良反应者可继续使用,至绝经后1年取出。②也可采用阴茎套避孕。③可选用避孕栓、凝胶剂避孕。

3．注意事项　①绝经过渡期阴道分泌物较少,不宜选择避孕药膜避孕。②不宜选用复方避孕药及安全期避孕。

（李德琴）

思考题

1．张女士,32岁,二胎剖宫产术后3个月,母乳喂养且奶水充足,未见月经复潮。请思考:

（1）哺乳期何时落实避孕措施?请为张女士指导优选的避孕措施。

（2）月经未复潮前可能怀孕吗?为什么?

（3）哺乳结束后采用何种方法避孕为佳?

2．王女士,49岁,一次人工流产手术后放置宫内节育器已15年,种类不明。现月经逐渐不规律前来咨询。请思考:

（1）何时取出宫内节育器为宜?

（2）取器后如何对王女士进行健康指导?

思路解析

思路解析

扫一扫,测一测

第十九章　妇女保健

学习目标

1. 掌握职业妇女劳动保护措施，尤其是妇女各生理时期的保护内容。
2. 熟悉妇女保健工作的意义和目的。
3. 了解各种妇女保健统计指标，评价妇女保健工作质量。
4. 具有妇女保健与职业妇女劳动保护的意识。

第一节　概　　述

一、妇女保健工作的意义

妇女保健是我国卫生事业的重要组成部分，其宗旨是维护和促进妇女的身心健康。根据 2015 年国家卫生与计划生育委员会（现国家卫生健康委员会）发布的《关于妇幼健康服务机构标准化建设与规范化管理指导意见》的相关规定，妇女保健工作应坚持"以保健为中心、以保障生殖健康为目的，保健与临床相结合，面向群体、面向基层和预防为主"的工作方针。做好妇女保健工作，直接关系到子孙后代的健康和幸福，也关系到整个民族素质的提高。

二、妇女保健的组织机构

（一）行政机构

1. 国家卫生健康委员会　内设妇幼保健与社区卫生司（简称妇社司），其职能是领导全国妇幼保健工作。

2. 省级（自治区、直辖市）卫计委（即将更名卫健委）　设有妇幼保健与社区卫生处（简称妇社处）。

3. 市（地）级卫计委（即将更名卫健委）　设有妇幼保健科或防保科。

4. 县（市）级卫计委（即将更名卫健委）　设有医政科或防保科。

（二）专业机构

各级妇幼健康服务机构是具有公共卫生性质、不以营利为目的的公益性事业单位，包括各级妇幼保健机构和妇幼保健服务机构。各级妇幼保健机构包括：各级妇产科医院、综合性医院妇产科、预防保健科；妇产科、儿科诊所；中医医疗机构中的妇科、儿科。各级妇幼保健机构情况如下。

1. 国家级　设有中国疾病预防控制中心妇幼保健中心。

2．省级　设省（自治区、直辖市）妇幼保健院。

3．市级　设市（地）级妇幼保健所（院）。

4．县级　设县（市）级妇幼保健所（站）。

各级妇幼保健机构（设有正式床位的称为"院"，不设床位但开展门诊业务的称为"所"，既不设床位也不开展门诊业务，仅对基层进行业务指导和管理的称为"站"）都必须接受同级卫生行政部门的领导，认真贯彻妇幼卫生工作方针。

三、妇女保健的工作内容

按照 2013 年《关于优化整合妇幼保健和计划生育技术服务资源的指导意见》，应切实加强基层妇幼保健服务网络建设，保证妇幼卫生服务各项工作落实。各省（区、市）应按照"省选设、市县合、乡增强、村共享"的方式，积极推进妇幼保健服务机构和职责整合，加快形成资源共享、优势互补、运转高效、群众满意的妇幼保健服务网络。妇幼健康服务机构按照全生命周期和三级预防的理念，以一级和二级预防为重点，为妇女儿童提供从出生到老年、内容涵盖生理和心理的主动、连续的服务与管理。

第二节　非孕期女性的保健

一、女童期保健

女童期是指从新生儿期至青春早期（10 周岁）的阶段。10 周岁以前，女童的生殖器官仍为幼稚型，外阴发育不完善，阴道黏膜菲薄，大小阴唇未发育，加之缺乏雌激素，故阴道酸度低，对入侵病原菌无自净能力，有利于细菌的生长。

（一）女童的生理、心理和社会特点

1．女童的生理特点　女性胎儿由于在母体子宫内受到高雌激素的影响，故在出生后 5～7 日可有少量阴道血性分泌物排出，甚至乳腺少量泌乳，不必做特殊处理，这些现象一般持续 2～3 周后便可自然消退。此后，性器官呈未发育时的幼稚型，子宫体与子宫颈之比为 1：2；阴道细小；卵巢狭长不发育，无排卵，亦无雌激素分泌。在女童期后期，随着神经内分泌的调节功能逐渐形成，生殖器官开始发育，表现为阴唇丰满增大，阴道增长，特别是子宫体发育显著，子宫体与子宫颈的比例逐渐超出 1：1。受垂体促性腺激素的影响，卵巢内的卵泡有一定的发育并分泌少量性激素，但是往往尚未成熟即衰退闭锁。8～9 岁时乳晕增大，乳房的腺体及腺管均开始增生。

2．女童的心理、社会特点　目前，仍有不少地区和家庭存在重男轻女的思想和行为，严重影响着女童的身心健康。在一些农村和偏远山区，女孩从出生起，即受到歧视和虐待，喂养条件比男婴差；甚至为了供兄弟上学，学龄期女孩便辍学在家，过早的参加劳动。在城市，对孩子寄予很高的期望。加之有些父母穷养儿、富养女的心态，对女孩过分溺爱和娇纵，也会对其心理发育产生不良的影响。

（二）女童期保健要点

1．女童的生殖卫生保健　关注女童的生殖保健，对她们稚嫩的生殖器官予以充分保护，对维护女童的身心健康至关重要。要培养其良好的卫生习惯，2 周岁的女童已能独立行走，应避免穿开裆裤，以减少外阴、阴道污染的机会。另外，应勤洗澡、勤更衣，坚持每晚清洗外阴，保持外阴的干燥、清洁。养成良好的排便习惯，定时排便，便后需自前向后擦拭。

2．重视心理健康与体格锻炼　父母应多采用启发式和鼓励的教育方法，避免一味的训斥、打骂，从小培养孩子形成自信自强、力求上进的良好品质。对学龄期儿童，组织其参加适宜的游戏活动或体操锻炼，以利健全其身心发展。

二、青春期保健

青春期是由儿童发育到成人的过渡阶段。总的来讲，女孩的青春期一般在 10～11 岁开始，17～18 岁结束，分为早、中、晚三期，每期持续 2～4 年。早期指女孩月经初潮前的阶段，以体格生长发育突增为主要表现；中期以第二性征与性器官迅速发育为特点，多已出现月经初潮；晚期性器官发育基本成熟，第二性征发育也近乎成人，体格发育逐渐停止。

（一）青春期的心理、行为和社会特点

1. 青春期的心理特点　从女童期对异性的疏远到对异性开始关注、产生仰慕心理，希望与异性建立友谊。另外，青春期少女对自己的体象问题也比较关注，包括对自己的体形、外貌、举止、仪态、着装等的关注，其心理感受亦会随之不断变化。情感更为复杂而热烈，但容易因受到挫折而产生悲观失望的情绪，性格往往具有两面性。主要是因为智力已成熟而心理却未完全成熟，责任感、理智、自控能力尚欠缺。

2. 青春期的行为和社会特点　青春期少女对社会发展的潮流和趋势比较热衷，思想、行为容易受到社会环境的影响，不能为自己的行为后果负责，容易随波逐流。因此，同龄伙伴的好坏，父母教育方法的优劣，媒体宣传的真伪，严重影响着青春期少女的思想行为。如结交好伙伴，可以共同学习，共同进步，但也有交友不慎，讲究吃喝玩乐、吸烟饮酒、养成不良着装和化妆习惯。有些少女由于缺乏社会经验，被一些不法之徒在威逼利诱下从事色情、卖淫等违法犯罪活动，既荒废学业，又影响健康。

（二）青春期保健要点

1. 卫生指导　进入青春期后，随着卵巢功能的完善，雌激素水平增加，子宫内膜、宫颈腺体、阴道腺体的分泌增加，加上阴道的脱落细胞，形成阴道分泌物，即白带。白带与经血的排出，及外阴皮脂腺的分泌物，均可成为病原体的培养基。因此，青春期少女应注意外阴部卫生，每日用清水清洗外阴，无须使用各种外阴洗液，须备专用的清洗外阴的盆和毛巾；选择宽松、棉制、透气性好的内裤，坚持每日更换清洗。

青春期少女在月经期间更要注意个人的清洁卫生，预防感染。经期要注意保暖，避免寒冷刺激，忌吃冷饮类食物，特别注意下腹部的保暖，以免突然的冷刺激使盆腔内的血管收缩，使经血减少或产生痛经；忌剧烈的体育活动，少食辛辣刺激食品，保证充足睡眠。

2. 心理指导　有些少女会因自己较早出现第二性征而产生心理负担，表现出自卑、焦虑、害羞或憎恨的情绪。家长、学校应根据青春期少女的心理特点，针对其问题进行教育引导，提供可以倾诉、咨询的场所，如建立咨询热线、学校成立心理咨询室、开设青春期保健门诊等。

3. 乳房保健　青春期少女在乳房发育之后应适时佩戴胸罩，佩戴时间应视乳房发育情况而定。一般测量乳房时，从乳房顶端经过乳头至底部的距离小于16cm，说明乳房还小，不必戴胸罩。如需佩戴，应选择合适的罩杯，太大起不到承托作用，太小有碍胸廓与乳房发育。需特别提醒，临睡前应取下胸罩，以保证乳腺正常的血液循环和胸部正常的呼吸。加强营养和体育锻炼亦是乳房发育的必要条件。

4. 性教育　青春期性教育通常以性生理知识为起点、以性心理教育为特点、以性道德教育为重点。性生理教育的任务是消除性神秘感，并掌握基本的卫生保健知识。性心理教育的重点是教育她们正确认识青春期性生理现象，分清友谊与爱情的界限，树立正确的恋爱观，理性面对性冲动。性道德教育主要是使其充分认识早恋、婚前性行为和少女妊娠可能带来的巨大危害，从而杜绝类似现象的发生。

三、围婚期保健

围婚期（perimarriage period）保健工作是围绕结婚前后，为保障婚配双方及其下一代健康所进行的一系列保健服务措施。围婚期保健的目的是保证健康的婚配，以利婚配双方及下一代的健康，防止某些疾病的传播，尤其是遗传性疾病的传播，以减少人群中遗传病的比例。围婚期保健主要包括婚前医学检查、婚前卫生指导、婚前卫生咨询。

婚前医学检查的项目主要有：询问病史，主要了解双方是否存在血缘关系，双方的健康史，家族史等；《中华人民共和国婚姻法》规定："直系血亲和三代以内的旁系血亲禁止婚配"。体格检查包括全身检查、生殖器检查、有无患遗传性疾病的一般体征、辅助检查等，女性受检者还需作阴道分泌物常规检查。

四、育龄期保健

育龄期保健工作的任务是普及孕产期保健和计划生育技术指导；开展妇科疾病与肿瘤的筛查，降低发病率，维护妇女健康。非孕期女性的育龄期保健工作重点有：

1. 计划生育技术指导　主要包括通过开展咨询，使育龄期妇女了解各种节育方法的有效性与安全性，指导其知情选择，减少因节育措施产生的不良影响；如介绍避孕套的使用方法与注意事项，明确屏障避孕具有避孕和预防性传播疾病的作用；降低人工流产率和妊娠中期引产的发生率等。

视频：阴道涂片

2. 妇科疾病与肿瘤的普查　通过健全妇女保健网络，定期对育龄期妇女进行妇科常见病及肿瘤的普查，**已婚妇女应每年普查一次**，内容包括妇科检查、阴道分泌物检查、宫颈脱落细胞学检查、超声检查。当普查发现异常时，应行宫颈活组织检查、分段诊断性刮宫术、CT等进一步检查。

视频：宫颈脱落细胞检查

普查的内容和方法：①以健康教育的方式向普查对象宣传妇女保健知识、妇女病普查目的和意义等。②询问病史，包括月经史、孕产史、既往史、家族史。③妇科检查、阴道分泌物检查及宫颈细胞学检查。④进行常规乳房检查，并教会妇女自我检查乳腺的方法，有助于乳腺癌的早期发现。⑤对妇科检查可疑者应行 B 超检查，有条件地区可定期进行 B 超普查。

五、围绝经期保健

围绝经期是介于育龄期和老年期之间的一段过渡时期。此阶段的主要生理特点是卵巢功能的逐渐衰退，性激素水平降低，从而引发一系列躯体和精神心理症状。因此，围绝经期的保健工作应以促进妇女身心健康为目标，重点如下：

1. 建立健康的生活习惯　围绝经期妇女由于雌激素水平降低对人体新陈代谢产生一定影响，饮食上要注意低热量、低脂肪、低盐，并注意增加钙与维生素 D 的摄入量。每晚睡眠 7～8 小时，提高免疫力，增强自身抵御疾病的能力。

2. 注意个人卫生与锻炼　保持外阴部清洁，勤换内裤，预防萎缩的生殖器发生感染。重视围绝经期不规则阴道流血，特别是绝经后阴道流血，应及时就医，明确诊断。由于体内支持组织和韧带松弛，围绝经期妇女容易发生压力性尿失禁、子宫脱垂等现象，应鼓励并指导妇女进行肛提肌锻炼，如收缩肛门括约肌的动作，每日 2 次，每次 15 分钟，可加强盆底组织支撑功能。

3. 心理保健　由于机体内分泌功能变化，围绝经期妇女可经常处于焦虑与悲观的心态之中，要重视心理保健，教会其保持良好情绪、进行情绪调整的方法，保持心情愉悦。

4. 定期体检　围绝经期是妇科肿瘤的好发年龄，应每年定期妇科检查，进行妇科常见疾病和肿瘤的筛查工作。另外，应指导围绝经期妇女避孕至停经 12 个月之后。必要时可在医生指导下应用激素替代疗法防治围绝经期综合征。

六、老年期保健

国际老年学会规定，65 岁即进入老年期。由于雌激素水平低落和生理方面的明显变化，都会影响老年妇女的健康和生活质量。因此，预防老年妇女常见妇科病，如妇科肿瘤、老年性阴道炎、阿尔茨海默病（Alzheimer disease，AD）等疾病，预防雌激素相关疾病，以及性健康的维护，是老年期保健的三大主要内容。

第三节　职业妇女劳动保护

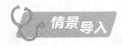
情景导入

情景描述：

24 岁的小高于 2017 年 10 月应聘到某超市工作，岗位为超市收银员，期限为 2 年。可是小高进入该公司不到一年，与男友同居未婚先孕。公司相关章程中明文规定，女职工未婚先孕属于严重违纪行为,公司有权单方解除劳动合同。因此,该公司与小高解除了劳动合同且不支付任何赔偿金。

请思考:

1. 该超市是否有权力与小高单方解除劳动合同?

2. 对于职业妇女,国家有何特殊保护?

一、基本任务与主要内容

在职业性有害因素作用下,妇女的生殖器官与生殖功能均可能受到影响,并可通过妊娠、哺乳等方式影响胎儿、婴儿的健康。因此,我国政府十分重视保护职业妇女的健康。职业妇女劳动保护的基本任务是:防止职业性有害因素对女工健康的危害,尤其是对生殖健康的负面影响,保障女工健康、高效地从事劳动工作,并孕育健康的后代。职业妇女劳动保护的主要内容有:根据妇女生理特点合理安排妇女劳动;改善劳动环境,为妇女参加各项劳动创造条件;确定女工特殊生理时期具体的保护措施;宣传和普及妇女劳动保护知识等。

二、职业妇女劳动保护措施

女性在特殊的生理时期,月经期、孕期、产期、哺乳期及围绝经期,由于机体生理功能发生改变,对一些有害因素的敏感性增强,职业性损害相对加重。因此,除了一般的劳动保护措施外,按照法律规定,还需采取一些特殊的劳动保护措施。

1. 改善劳动环境　一切职业危害因素都具有安全阈值,加强预防,降低作业环境中职业性有害物质的浓度或强度,改善劳动条件,使职业危害降低到最低程度。如 2012 年颁布的《女职工劳动保护特别规定》明确列出女职工禁忌参加的劳动有:矿山井下作业(不包括临时性的工作,如下矿井进行治疗和抢救等),森林业伐木、运送及流放木材的作业,连续负重(指每小时负重次数在 6 次以上)每次 >20kg;间断负重每次 >25kg 的作业等。

2. 合理安排劳动　组织劳动时应考虑到男女性别差异,有些工种不适宜于女性,如过重的体力负荷、井下作业或冷水作业等,对患有妇科病等不适宜从事某些工作的要及时进行调整。另外,应分别制定劳动考核指标,做到男女分工合理。《女职工劳动保护特别规定》第五条明确规定:**用人单位不得因女职工怀孕、生育、哺乳降低其工资、予以辞退、与其解除劳动或者聘用合同**。

3. 进行妇女各期的劳动保健

(1)月经期:女职工在月经期不得从事重体力劳动及高空、高温、冷水、野外作业以及接触有毒物质而无防护措施的作业。

(2)孕前期与妊娠期:对已婚待育的女职工禁忌从事接触高浓度铅、汞、苯、镉的作业。对已确定妊娠者,禁忌从事以下工作:工作中接触具有胚胎毒性作用及致癌作用的化学物质、强烈的全身震动或放射线工作,接触有毒物质浓度超过国家卫生标准的作业。**对怀孕满 7 个月后应适当减轻工作量,且不得安排夜班劳动**。怀孕女职工在劳动时间内的产前检查时间算作劳动时间。

(3)产前产后期:根据 2016 年 1 月 1 日起实施的新版《人口与计划生育法》,各省市(直辖市)、自治区先后对产假的天数进行调整,延长 30~90 日不等。如北京市符合生育政策的女性将享受到国家规定产假 98 日加上 30 日奖励假,为 128 日。多胎生育者,每多生育一个婴儿,增加产假 15 日。产假是按自然天数计算,包括法定节假日。国家规定产假是为了保证产妇恢复身体健康,因此,休产假不能提前或推后。

(4)哺乳期:《女职工劳动保护特别规定》第 9 条规定:"女职工哺乳(含人工喂养)未满 1 周岁的婴儿期间(以下称哺乳期间),用人单位不得延长其劳动时间或者安排其夜班劳动。用人单位应当在每日的劳动时间内为哺乳期间女职工安排不少于 1 小时的时间作为哺乳时间;生育多胞胎的,每多哺乳 1 个婴儿,每日增加 1 小时的哺乳时间。"

(5)流产后:《女职工劳动保护特别规定》第 7 条第 2 款规定:"**女职工怀孕未满 4 个月流产的,享受 15 日产假;怀孕满 4 个月流产的,享受 42 日产假**。"

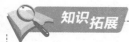

知识拓展

女性医务人员的职业危害

近年来，在麻醉性气体对医务人员健康的影响方面进行了大量的流行病学调查研究。最常用的麻醉性气体有一氧化二氮（笑气）、氟烷，少数使用氨氟醚。调查结果表明，接触麻醉性气体的女医务人员有不孕、自然流产增加的趋势，并且其子女先天性畸形发生率也高。此外，麻醉师及麻醉护士的新生儿出生体重低、性比异常（女婴较多）和围生期死亡增加。就目前的资料还不能下肯定的结论，但损害的趋势是存在的。

接触消毒剂（甲醛）、抗生素和汞（牙科医护人员）可引起接触性皮炎。接触抗癌药，如环磷酰胺、长春新碱、多柔比星（阿霉素）、博来霉素、达卡巴嗪和洛莫司打的医务人员，外周血淋巴细胞姐妹染色单体交换发生率和染色体异常的发生率增加。

第四节　生殖健康与妇女保健

一、生殖健康的概念

生殖健康（reproductive health）于 1994 年 4 月由世界卫生组织正式定义，并于 1994 年 9 月在埃及开罗召开的国际人口与发展大会（ICPD）上获得通过，并将生殖健康的概念写入该会通过的行动纲领中。WHO 给予生殖健康的概念为：在生命的整个过程中，生殖系统功能和过程中的身体、心理、社会适应的完好状态，而不仅是没有疾病和功能失调。

生殖健康的内涵主要包括：人们能够获得正常、满意和安全的性生活，不必担心意外妊娠及可能发生性传播疾病；妇女有生育能力，可以自由且负责任的决定生育时间和间隔；妇女在妊娠、分娩过程中能够获得优质保健服务，以保证母婴安全；夫妇有权知晓并获取安全、有效、可负担的计划生育方法。

二、妇女生殖健康基本保健范畴与服务

妇女生殖健康基本保健范畴为：计划生育技术指导；产前与产后保健、安全分娩的教育与服务；不孕症与人工流产的预防和治疗；生殖系统感染、性传播疾病等生殖健康问题的治疗；关于性行为、生殖健康的教育和咨询；对妊娠、分娩、流产并发症、生殖系统癌症、乳腺癌及性传播疾病的诊断和治疗。

随着生殖健康概念的提出，要求在生命的整个过程中，生殖系统功能和过程中的身体、心理、社会适应的完好状态，这就要求妇女生殖健康的内容不应局限在育龄期妇女，而应扩展到女性成长的各个阶段，提供青少年生殖健康教育、母婴保健、计划生育、性保健等服务。长期的实践证明，开展以人为本的计划生育服务，建立男性和女性在生殖健康方面的平等地位，共同为性关系及其后果负责，建立健全妇幼保健网络是做好妇幼保健工作的必备条件。

第五节　妇女保健统计指标

妇女保健统计指标能够客观评价妇女保健工作的质量和效果，了解妇女各阶段健康和疾病的主要问题，同时也为进一步制定妇女保健工作计划、指导妇女保健工作的实施和科学研究提供依据。

一、婚前保健工作统计指标

1. 婚前医学检查率 $= \dfrac{\text{同期婚前医学检查人数}}{\text{某年某地结婚登记人数}} \times 100\%$

2. 疾病检出率 $= \dfrac{\text{同期检出疾病总人数}}{\text{某年某地婚前医学检查人数}} \times 100\%$

3. 指定传染病占检出疾病的比例 $= \dfrac{\text{同期指定传染病人数}}{\text{某年某地检出疾病总人数}} \times 100\%$

4. 性病占指定传染病的比例 $= \dfrac{\text{该年该地性病人数}}{\text{某年某地指定传染病人数}} \times 100\%$

5. 严重遗传性疾病占检出疾病比例 $= \dfrac{\text{该年该地严重遗传疾病人数}}{\text{某年某地检出疾病总人数}} \times 100\%$

二、孕产期保健常用指标

(一)孕产期保健工作统计指标

1. 产前检查率 $= \dfrac{\text{孕期受检人数}}{\text{同期孕妇总人数}} \times 100\%$

2. 产后访视率 $= \dfrac{\text{接受产后访视的产妇数}}{\text{同期产妇总人数}} \times 100\%$

3. 住院分娩率 $= \dfrac{\text{住院分娩产妇数}}{\text{同期分娩产妇总人数}} \times 100\%$

(二)孕产期保健质量指标

1. 高危孕妇发生率 $= \dfrac{\text{高危孕妇数}}{\text{同期孕妇总人数}} \times 100\%$

2. 产后出血率 $= \dfrac{\text{产后出血人数}}{\text{同期产妇总人数}} \times 100\%$

3. 产褥感染率 $= \dfrac{\text{产褥感染人数}}{\text{同期产妇总人数}} \times 100\%$

4. 剖宫产率 $= \dfrac{\text{剖宫产人数}}{\text{同期产妇总人数}} \times 100\%$

5. 会阴损伤率 $= \dfrac{\text{会阴损伤的产妇人数}}{\text{同期产妇总人数}} \times 100\%$

(三)孕产期保健效果指标

1. 孕产妇死亡率 $= \dfrac{\text{孕产妇死亡人数}}{\text{同期产妇总人数}} \times 10\text{万}/10\text{万}$

2. 围生儿死亡率 $= \dfrac{\text{孕 28 周以上死胎、死产数和 7 天内新生儿死亡数}}{\text{同期孕 28 周以上活产数和死胎、死产数}} \times 1000‰$

3. 新生儿死亡率 $= \dfrac{\text{出生后 28 天内新生儿死亡数}}{\text{同期活产总数}} \times 1000‰$

4. 早期新生儿死亡率 $= \dfrac{\text{出生后 7 天内新生儿死亡数}}{\text{同期活产总数}} \times 1000‰$

三、计划生育技术统计指标

1. 人口出生率 $= \dfrac{\text{当年出生人数}}{\text{同期该地平均人口数}} \times 1000‰$

2. 人口死亡率 $= \dfrac{\text{当年死亡人数}}{\text{同期该地平均人口数}} \times 1000‰$

3. 计划生育率 $= \dfrac{\text{当年符合计划生育要求的活产数}}{\text{同期活产总数}} \times 100\%$

4. 节育率 $= \dfrac{\text{落实节育措施的已婚夫妇任一方人数}}{\text{同期已婚育龄妇女总数}} \times 100\%$

5. 绝育率 $= \dfrac{\text{男和女绝育数}}{\text{同期已婚育龄妇女总数}} \times 100\%$

四、妇女病防治工作统计指标

1. 普查率 $= \dfrac{\text{实查人数}}{\text{同期该地应查妇女总人数}} \times 100\%$

2. 患病率 $= \dfrac{\text{查出妇女病人数}}{\text{同期该地受检查妇女总人数}} \times 10\,\text{万}/10\,\text{万}$

3. 治愈率 $= \dfrac{\text{已治愈人数}}{\text{同期治疗妇女总人数}} \times 100\%$

4. 妇科常见三种恶性肿瘤的发病率

（1）宫颈癌发病率（1/10万）$= \dfrac{\text{宫颈癌新发人数}}{\text{同期普查总人数}} \times 10\,\text{万}$

（2）卵巢癌发病率（1/10万）$= \dfrac{\text{卵巢癌新发人数}}{\text{同期普查总人数}} \times 10\,\text{万}$

（3）子宫内膜癌发病率（1/10万）$= \dfrac{\text{子宫内膜癌新发人数}}{\text{同期普查总人数}} \times 10\,\text{万}$

（周　雪）

思考题

1. 王某，女，26岁，在鱼药公司化验室工作，婚后半年，一直服用短效口服避孕药至今，目前准备怀孕，前来医院咨询。无妊娠史。丈夫体健，每日抽烟3包。请问：

（1）对于王女士，可能存在哪些职业危险因素？

（2）请对王女士提出相应的医学指导。

思路解析

2. 李某，女，32岁，售货员。平素月经规律，周期正常，末次月经2018年4月9日，现有一个孩子，曾行人工流产术2次。平时坚持用避孕套，于4月25日套破，造成精神紧张，害怕意外怀孕。现已停经42日，尿妊娠试验阳性，要求行人工流产术。请问：

（1）对于王女士，可以采取的避孕措施有哪些？

（2）国家对女职工行人工流产术后，有何保护措施？

思路解析

扫一扫，测一测

第二十章　妇科常用护理技术

学习目标

1. 掌握妇科常用护理技术的适应证及操作方法。
2. 熟悉妇科常用护理技术的物品准备及护理要点。
3. 能根据临床需要为患者进行护理技术操作。
4. 具有良好的职业素养，尊重关爱患者，保护患者隐私。

第一节　外阴冲洗与消毒

外阴冲洗与消毒是利用消毒液对外阴部进行冲洗与消毒的技术，以保持局部清洁与无菌，防止经阴道逆行感染。

【目的】

防止发生感染。

【适应证】

1. 妇产科外阴、阴道手术前准备。
2. 阴道检查操作前准备。
3. 自然分娩产时消毒详见助产学或产科护理相关教材。

【操作前评估】

1. 了解孕/产妇（患者）的需求。
2. 评估孕/产妇（患者）的病情、自理能力及合作程度、会阴及外阴清洁情况（清洁度、有无伤口、出血等）及引流管情况，并保护伤口。
3. 嘱咐患者排空大小便。

【操作前准备】

1. 护士准备　着装整洁，洗手、戴口罩。
2. 环境准备　关好门窗，室温 26～28℃，湿度 50%～60%，环境舒适，请无关人员回避。
3. 用物准备　治疗车、外阴冲洗（消毒）包 1 个（内含弯盘 2 个、无菌棉球、无菌镊子或无菌卵圆钳 2 把）、肥皂水纱球罐（内置消毒肥皂水纱球）、一次性手套 2 副、无菌治疗巾 1 块、橡胶中单 1 块、一次性臀垫 1 块、冲洗壶 2 个、39～41℃温开水、0.5% 聚维酮碘、便盆 1 个、医疗垃圾桶、速干手消毒液等。

【操作步骤】

1．备齐用物并检查是否在有效期内，核对患者姓名、床号、住院号，告知其外阴冲洗与消毒的目的、方法，以取得患者的配合。

2．嘱患者排空膀胱，铺好橡胶中单。协助患者仰卧于检查床，取膀胱截石位充分暴露外阴部，注意遮挡患者。

3．给患者臀下垫一次性臀垫，置便盆。戴手套。

4．用卵圆钳（镊子）夹取肥皂水纱球擦洗外阴部，遵循自上而下、由外向内的原则，擦洗顺序是：先擦洗阴阜、大腿内侧上 1/3 处、腹股沟、大阴唇、小阴唇、再擦洗会阴体及臀部、最后擦洗肛门周围和肛门，然后弃掉棉球。擦洗时稍微用力。

5．操作者用温度计试水温 38～41℃，温度合适后用无菌干纱球堵住阴道口，再用温水由外至内、由上而下缓慢冲洗。

6．取下阴道口纱布球，更换手套。

7．无菌纱布擦干，遵循自上而下、由内向外的原则，顺序为：小阴唇、大阴唇、阴阜、腹股沟、大腿内上 1/3、会阴体、臀部及肛周、肛门。

8．再用 0.5% 聚维酮碘消毒外阴，顺序为：小阴唇、大阴唇、阴阜、腹股沟、大腿内上 1/3、会阴体、臀部及肛周、肛门。重复两遍，顺序不变，但范围不能超过前一次消毒的范围。

9．撤出臀下便盆及一次性臀垫，铺无菌治疗巾于臀下。

10．整理用物，告知注意事项。洗手、记录。

【护理要点】

1．操作前告知患者以取得配合。

2．操作者动作应轻柔，操作过程中注意保暖，注意保护患者的隐私。

3．外阴冲洗（消毒）的原则是：清洁顺序为自上而下、由外而内，消毒顺序为自上而下、由内而外。

4．水温为 38～41℃。

5．操作过程中应注意无菌原则，擦洗、冲洗及消毒的范围不得超过前一次的范围。擦洗和消毒时应呈叠瓦式，皮肤不能留有空隙。会阴部应加强擦洗及消毒，凡碰过肛门的卵圆钳不可再用。

第二节　会　阴　擦　洗

会阴擦洗是利用消毒液对会阴部进行擦洗及消毒的技术，以保持会阴清洁，预防感染，增加患者舒适度，促进会阴伤口愈合。是妇产科临床护理操作中常用的会阴清洁的护理技术。

【目的】

保持会阴及肛门部位清洁，促进舒适和会阴伤口的愈合，防止生殖系统和泌尿系统的逆行感染。

【适应证】

1．产后会阴有伤口者。

2．妇产科术后留置导尿者。

3．会阴部手术后患者。

4．长期卧床生活不能自理的患者。

5．急性外阴炎。

【操作前评估】

1．了解孕 / 产妇（患者）的需求。

2．评估孕 / 产妇（患者）的病情、自理能力及合作程度、会阴及外阴清洁情况（清洁度、有无伤口、出血等）及引流管情况，并保护伤口。

3．嘱咐患者排空大小便。

【操作前准备】

1．护士准备　衣帽整洁，洗手、戴口罩。

2．环境准备　环境舒适，请无关人员回避，关好门窗，拉上隔帘。也可在治疗室进行操作。

3. 用物准备 治疗车、会阴擦洗包 1 个（内有无菌弯盘 2 个、无菌镊子 2 把）、0.02% 的聚维酮碘溶液或 1∶5000 高锰酸钾液或 0.1% 苯扎溴铵溶液等，无菌持物钳 1 把，无菌棉球罐 1 个，橡胶中单 1 块，一次性中单 1 块，一次性臀垫 1 块，一次性治疗巾 1 块，一次性手套 1 副、速干手消毒液。

【操作步骤】

1. 准备好用物携至床旁，核对患者床号、姓名、住院号，关好门窗，请室内探视人员回避，注意遮挡，保护患者隐私。

2. 向患者解释说明操作目的及配合方法，以取得患者的理解与配合。

3. 嘱患者排空膀胱，协助患者脱下一侧裤腿盖在另侧腿上，一侧腿用盖被遮盖，协助患者取屈膝仰卧位，双腿略外展，充分暴露外阴部。臀下垫橡胶中单、中单、治疗巾。

4. 评估会阴情况。若为产后患者还需评估子宫复旧及恶露情况。

5. 将会阴擦洗包打开后置于两腿间，操作者戴手套，双镊操作擦洗会阴部，一般擦洗 3 遍。第 1 遍：自上而下，由外向内，首先初步擦去外阴的血迹、分泌物或其他污渍，先横向擦洗阴阜后顺大腿方向至大腿内上 1/3，然后纵向擦洗大阴唇、小阴唇再横向擦洗会阴，最后弧形由外向肛门擦洗肛周，最后擦洗肛门。第 2 遍：以会阴切口或尿道口为中心，由内向外，先擦洗会阴伤口或尿道口，然后依次擦洗小阴唇、大阴唇、阴阜、大腿内上 1/3、会阴、肛周、肛门（图 20-1）。第 3 遍擦洗顺序同第 2 遍，根据患者具体情况，必要时可增加擦洗次数直至擦净为止，每擦洗一个部位更换一个棉球，擦洗时均应注意最后擦洗肛门。最后再用无菌干纱布擦干，顺序同第 2 遍。

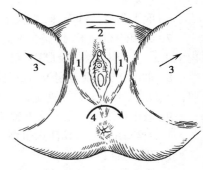

图 20-1 外阴擦洗顺序

6. 撤去用物，更换卫生垫。协助患者穿好衣裤，整理床单位。

7. 告知注意事项。

8. 整理用物，洗手，记录。

【护理要点】

1. 注意观察会阴部及会阴伤口周围情况，有无红肿、炎性分泌物、异味及伤口愈合情况，发现异常需及时报告医生并记录。

2. 有留置尿管者要注意观察尿色是否正常，尿管是否通畅，避免脱落或打结。

3. 操作过程中应注意无菌原则，操作前后护士均需洗净双手，动作要轻柔，注意保暖及保护患者隐私。

4. 注意最后擦洗有伤口感染的患者，以避免交叉感染。

第三节 阴道冲洗与灌洗

阴道冲洗与灌洗是使用消毒液对阴道部位进行清洗的一种方法，该方法可促进阴道的血液循环，减轻局部组织充血，减少阴道分泌物，控制和治疗炎症；也是妇科手术前阴道准备内容之一。

【目的】

通过消毒液对阴道部位的清洗，达到促进阴道血液循环，减轻局部组织充血，减少阴道分泌物，促进炎症消退的目的。

【适应证】

1. 治疗各种阴道炎、宫颈炎。

2. 经腹全子宫切除或阴道手术的术前准备。

【操作前评估】

1. 了解患者的需求。

2. 评估患者的病情、自理能力及合作程度。

3. 嘱咐患者排空大小便。

视频：会阴擦洗

【操作前准备】

1. 护士准备　衣帽整洁,洗手、戴口罩。

2. 环境准备　环境舒适,调节病房内的温度在26～28℃,请无关人员回避,拉上隔帘,保护患者隐私。

3. 物品准备

(1)用物:消毒灌洗筒1个、带调节夹的橡皮管1根、灌洗头1个、输液架1个、弯盘1个、便盆1个、阴道窥器1只、卵圆钳1把、无菌干棉球、无菌干纱布、手套1副、橡胶中单1块、一次性臀垫1块、一次性治疗巾1块、一次性中单1块、水温计1个、液状石蜡棉球、速干手消毒液等。

(2)灌洗溶液:0.02%聚维酮碘溶液、0.1%苯扎溴铵(新洁尔灭)溶液、生理盐水(41～43℃)、2%～4%碳酸氢钠溶液、1%乳酸溶液、4%硼酸溶液、0.5%醋酸溶液、1:5000高锰酸钾溶液、复方黄柏液等。

【操作步骤】

1. 备齐用物,核对患者的姓名、床号、住院号,了解患者的病情及配合程度,解释说明操作目的、方法、效果,以取得患者的配合与支持。

2. 操作者洗手,戴口罩,嘱患者排空膀胱后,清洁外阴,协助患者取膀胱截石位。脱去对侧裤腿盖在近侧裤腿上,对侧腿用盖被遮盖,注意保暖,暴露会阴部。臀下依次垫橡胶中单、一次性臀垫、一次性治疗巾,放好便盆。

3. 根据患者病情需要(遵医嘱)配制灌洗液500～1000ml,将灌洗筒挂在高于床面60～70cm的输液架上,先排除橡皮管内空气,水温计测试**水温(41～43℃)**后备用。

4. 操作者戴手套,左手用液状石蜡润滑右手的冲洗头,右手持冲洗头,先用灌洗液冲洗外阴,然后操作者用左手将小阴唇分开,将冲洗头沿阴道壁方向缓缓插入阴道到达后穹隆部,灌洗时应将冲洗头围绕宫颈上下左右轻轻移动;必要时可使用阴道窥器暴露宫颈后再冲洗,边冲洗边转动阴道窥器,将整个阴道穹隆及阴道壁冲洗干净后再将阴道窥器按下,使得阴道内的残留液体可以完全流出。

5. 当灌洗液剩100ml左右时,夹闭橡皮管拔除冲洗头及阴道窥器,再次冲洗外阴部。

6. 扶患者坐于坐便器上,有利于阴道内残留液体流出,用无菌干纱布擦干患者外阴部。

7. 依次撤去便盆、治疗巾、一次性臀垫及橡胶中单,协助患者穿好衣裤、整理床单元。

8. 整理用物,告知注意事项,将呼叫器置于患者方便处,感谢配合。洗手、记录。

【护理要点】

1. 灌洗筒与床面的距离不得超过70cm,避免压力过大,使灌洗液或污物进入子宫腔或流出过快,或使得灌洗液与阴道作用的时间过短。

2. 灌洗液温度应以41～43℃为宜,温度过低会使得患者不舒服,温度过高可能烫伤患者阴道黏膜。

3. **灌洗液应根据不同的灌洗目的进行选择。**滴虫阴道炎的患者宜用酸性溶液,假丝酵母菌病患者宜用碱性溶液,非特异性阴道炎患者则可以使用一般消毒液或生理盐水。术前准备的阴道冲洗可使用聚维酮碘溶液、高锰酸钾溶液或苯扎溴铵溶液。

4. 冲洗过程中,动作要轻柔,切忌冲洗头插入过深,以免损伤阴道壁或宫颈组织。

5. 未婚女性一般不做阴道灌洗。

6. 月经期、妊娠期、产褥期、人流术后子宫颈口未闭、不规则阴道流血及宫颈活动性出血的患者不宜行阴道冲洗,避免引起上行性感染,必要时可行外阴冲洗。

7. 产后10日、妇产科手术2周后的患者,若有阴道分泌物混浊、异味或阴道伤口愈合不良、黏膜感染坏死等,宜使用低位阴道灌洗,灌洗桶的高度不得超过床面30cm,避免污物进入宫腔或损伤阴道残端伤口,造成继发性感染。

视频:阴道灌洗

第四节　会阴湿热敷

会阴湿热敷是应用热原理及药物化学反应,直接接触病患区域,改善局部血液循环,增强局部白细胞的吞噬功能,有利于脓肿局限和吸收;进而刺激局部组织生长和修复,达到消炎、消肿、止痛、促进伤口愈合目的。

【目的】

通过改善局部血液循环,促进炎症的局限和吸收,达到消炎、消肿、止痛、促进伤口愈合目的。

【适应证】

1. 会阴水肿、血肿的吸收期。

2. 伤口硬结及早期感染的患者。

【操作前评估】

1. 了解患者的需求

2. 评估患者的病情、自理能力及合作程度、会阴及外阴清洁情况(清洁度、有无伤口、出血等)及引流管情况,并保护好伤口。

3. 嘱咐患者排空大小便。

【操作前准备】

1. 护士准备　衣帽整洁,洗手、戴口罩。

2. 环境准备　环境舒适,调节病房内的温度在26～28℃。请无关人员回避,拉上隔帘,保护患者隐私。

3. 物品准备　会阴擦洗包1个(内有无菌弯盘2个、无菌镊子2把、无菌纱布若干)、医用凡士林、棉布垫1块、热源(热水袋或电热宝等)、红外线灯、橡胶中单1块、一次性臀垫1块、一次性治疗巾、速干手消毒液。

4. 常用溶液　煮沸的50%硫酸镁溶液、95%乙醇、1∶5000高锰酸钾溶液、煮沸的大黄芒硝水、复方黄柏液等。

【操作步骤】

1. 备齐用物,核对患者的姓名、床号、住院号,了解患者的病情及配合程度,解释说明会阴湿热敷目的、方法、效果,以取得患者的配合与支持。

2. 操作者洗手、戴口罩,嘱患者排空膀胱,协助患者取屈膝仰卧位,双腿略外展,脱去对侧裤腿盖在近侧裤腿上,对侧腿用盖被遮盖,注意保暖。暴露会阴热敷处,臀下依次垫一次性中单、一次性臀垫,一次性治疗巾。

3. 先行会阴擦洗,清除会阴部污垢,干纱布擦干。

4. 在疾患部位先涂一薄层凡士林,盖上无菌纱布,再轻轻敷上浸有热敷溶液的温纱布(41～48℃),在外面覆盖棉布垫保温。

5. 一般3～5分钟更换热敷垫一次,热敷时间以15～30分钟为宜,也可用热源袋放在棉垫外保温或使用红外线灯照射(可有效减少热敷垫的更换次数),照射距离为20cm。

6. 热敷完毕,依次移去敷布,观察局部热敷部位皮肤情况,用纱布擦净皮肤上的凡士林,依次撤去一次性治疗巾、一次性臀垫及一次性中单。协助患者穿好衣裤,整理床单位,感谢患者的配合。

7. 整理用物,告知注意事项,将呼叫器置于患者方便取用处。洗手,记录。

【护理要点】

1. 会阴湿热敷的温度一般为41～48℃。热敷过程中应注意观察患者的反应,对休克、昏迷、老年女性、术后皮肤感觉障碍者,应严密观察皮肤颜色,提高警惕性,定期检查热源袋的完好性,防止烫伤。

2. 每次热敷面积是病损面积的2倍。

3. 热敷的过程中,要随时观察、评价患者的热敷效果,为患者提供生活护理。

视频:会阴
湿热敷

第五节　坐　　浴

坐浴是借助水温与药物的作用,促进局部组织的血液循环,增强抵抗力,减轻外阴局部的炎症和疼痛,使创面清洁,有利于组织的恢复,是妇产科最常用的护理技术之一。

【目的】

通过水温及药液的作用,促进局部血液循环,减轻外阴炎症与疼痛,使创面清洁有利于组织修复。

【适应证】

1．治疗或辅助治疗外阴炎、阴道非特异性炎症或特异性炎症、子宫脱垂的患者。

2．会阴切口愈合不良者。

3．外阴、阴道手术或经阴道行子宫切除术术前准备。

【操作前评估】

1．了解患者的需求。

2．评估患者的病情、自理能力及合作程度、会阴及外阴清洁情况。

3．嘱咐患者排空大小便。

【操作前准备】

1．护士准备　衣帽整洁，洗手、戴口罩。

2．环境准备　环境舒适，请无关人员回避，拉上隔帘，保护患者隐私。

3．物品准备

（1）用物：坐浴盆 1 个、30cm 高的坐浴架 1 个、无菌纱布 2 块、水温计 1 个、温开水、速干手消毒液。

（2）溶液的配制：①萎缩性阴道炎：常用 0.5%～1% 乳酸溶液。②滴虫阴道炎：常用 0.5% 醋酸溶液、1% 乳酸溶液或 1∶5000 高锰酸钾溶液。③阴道假丝酵母菌病：常用 2%～4% 碳酸氢钠溶液。④外阴炎及其他非特异性阴道炎、外阴阴道手术前准备：可选用 1∶5000 高锰酸钾溶液，1∶1000 苯扎溴铵（新洁尔灭）溶液，0.02% 聚维酮碘溶液，中成药液如洁尔阴、肤阴洁等溶液。

【操作步骤】

1．备齐用物，携物品至床旁，核对患者床号、姓名、住院号；了解患者的疾病诊断、病情、配合能力；告知坐浴的目的、方法、效果及预后，以取得患者的理解和配合。

2．嘱患者排空大小便，擦洗干净外阴及肛周，禁止室内人员走动，保护患者隐私。

3．遵医嘱根据患者病情需要按比例配制好药溶液 2000ml，将坐浴盆置于坐浴架上，妥善放置，检查水温。嘱患者将全臀和外阴部浸泡于溶液中，一般持续约 20 分钟，可适当加入热液以维持水温。根据水温不同坐浴可分为 3 种：①热浴：水温在 41～43℃，水温不能过高，以免烫伤，适用于渗出性病变及急性炎性浸润，可先熏洗后坐浴。②温浴：水温在 35～37℃，适用于慢性盆腔炎、手术前准备。③冷浴：水温在 14～15℃，刺激肌肉神经，使其张力增加，改善血液循环。适用于膀胱阴道松弛、性功能障碍及功能性无月经等，持续 2～5 分钟即可。

4．嘱患者注意避免烫伤，感觉不适时，要及时通知护士。

5．坐浴完毕后用无菌纱布蘸干外阴部，有伤口者需用无菌纱布擦干并换药，协助患者穿好衣裤。

6．整理用物，告知注意事项。

【护理要点】

1．坐浴溶液应严格按比例配制，浓度过高容易造成皮肤黏膜烧伤，浓度过低影响治疗效果。

2．根据病情及时调节水温，水温过高可造成皮肤烫伤，过低可引起患者不适。同时注意保暖，防止受凉。

3．坐浴水量不宜过多，以免坐浴时药液外溢。

4．坐浴时需将臀部及全部外阴浸入药液中。

5．月经期妇女、宫颈治疗或手术、阴道流血者、孕妇及产后 7 日内的产妇禁止坐浴。

6．坐浴后告知患者保持会阴清洁卫生，预防感染。

第六节　阴道或宫颈上药

阴道或宫颈上药是以治疗性药物通过阴道涂抹到阴道壁或宫颈黏膜上达到局部治疗的作用，此方法在妇产科护理操作中应用十分广泛。因为阴道和宫颈上药操作简单，所以治疗既可以在医院门诊由护士操作，也可教会患者自行局部上药。

【目的】

治疗各种阴道和子宫颈炎症。

【适应证】

1．各种阴道炎。

2．子宫颈炎及术后阴道残端炎。

【操作前评估】

1．了解患者的需求。

2．评估患者的病情、自理能力及合作程度、一般情况、各项检查结果。

3．嘱咐患者排空大小便。

【操作前准备】

1．护士准备　衣帽整洁，洗手、戴口罩。

2．环境准备　环境舒适，请无关人员回避，拉上隔帘，保护患者隐私。

3．物品准备

（1）用物：阴道灌洗用物1套、阴道窥器1个、长短镊子各1把、无菌干棉球、无菌长棉签、带尾线的大棉球或纱布、一次性无菌手套1副、橡胶中单1块、一次性臀垫1块、速干手消毒液。

（2）药品：①阴道后穹隆塞药：常用甲硝唑、制霉菌素等药片、丸剂或栓剂。②局部非腐蚀性药物上药：常用1%甲紫溶液、大蒜液、新霉素或氯霉素等。③腐蚀性药物上药：常用20%～50%硝酸银溶液、20%或100%铬酸溶液。④宫颈棉球上药：止血药、消炎止血粉和抗生素等。⑤喷雾器上药：常用药物有土霉素、磺胺嘧啶、呋喃西林、己烯雌酚等。

【操作步骤】

1．备齐用物，携物品至床旁，核对患者床号、姓名、住院号；告知阴道或宫颈上药的目的、方法、效果及预后，以取得患者的理解和配合。

2．了解患者的诊断、年龄、婚姻状况，评估意识状态、阴道炎或子宫颈炎症的程度，是否处于月经期、妊娠期，既往用药史，过敏史以及心理状态，对药物的认知程度等。

3．嘱患者排空膀胱，协助患者仰卧于检查床，取膀胱截石位，协助患者脱去对侧裤腿，盖在近侧腿部，对侧腿用盖被遮盖，暴露会阴，臀部垫橡胶中单1块和一次性臀垫1块。

4．上药前应先行阴道灌洗或擦洗，用阴道窥器暴露阴道、宫颈后，用无菌干棉球拭去宫颈及阴道后穹隆、阴道壁黏液或炎性分泌物，以使药物直接接触炎性组织而提高疗效。

5．戴无菌手套。

6．根据病情和药物的不同性状采用以下4种方法：

（1）阴道后穹隆塞药：常用于治疗滴虫阴道炎、阴道假丝酵母菌病、老年性阴道炎及慢性宫颈炎等患者。根据阴道炎的不同类型选择溶液先行阴道灌洗或冲洗，蘸干，再将药物放于阴道后穹隆处。也可指导患者自行放置，在临睡前清洁双手或戴指套，用一手示指将药片或栓剂向阴道后壁推进至示指完全伸入为止。为保证药物局部作用的时间，宜睡前用药，每晚1次，10次为一疗程。

（2）局部用药：局部所用药物包括非腐蚀性药物和腐蚀性药物，常用于治疗宫颈炎和阴道炎的患者。

1）非腐蚀性药物：阴道假丝酵母菌病的患者常用1%甲紫或大蒜液，每日1次，7～10日为一个疗程；急性或亚急性子宫颈炎或阴道炎的患者常用新霉素、氯霉素。用棉球或无菌长杆棉签将药液涂擦阴道壁或子宫颈。

2）腐蚀性药物：用于治疗慢性宫颈炎颗粒增生型患者。①将无菌长杆棉签蘸少许20%～50%硝酸银溶液涂于宫颈的糜烂面，并伸入宫颈管内约0.5cm，然后用生理盐水棉球擦去表面残余的药液，最后用干棉球吸干，每周1次，2～4次为一疗程。②用无菌长杆棉签蘸20%或100%铬酸溶液涂于宫颈糜烂面，如糜烂面乳头较大者可反复涂药数次，使局部呈黄褐色，再用无菌长杆棉签蘸药液插入宫颈管内约0.5cm，并保留约1分钟。每20～30日上药1次，直至糜烂面乳头完全光滑为止。

（3）宫颈棉球上药：适用于子宫颈亚急性或急性炎症伴有出血者。操作时，用阴道窥器充分暴露子宫颈，用长镊子夹持带有尾线的宫颈棉球浸蘸药液后塞压至子宫颈处，同时将阴道窥器轻轻退出阴道，然后取出镊子，以防退出阴道窥器时将棉球带出或移动位置，将线尾露于阴道口外，并用胶布固定于阴阜侧上方。嘱患者于放药12～24小时后牵引棉球尾线自行取出。

（4）喷雾器上药：适用于非特异性阴道炎及老年性阴道炎患者。各种阴道用药的粉剂如土霉素、呋喃西林、己烯雌酚等药均可用喷雾器喷射，使药物粉末均匀散布于炎性组织表面上。

知识拓展

不同药物剂型的用药方法

1．涂擦法　长棉签蘸取药液，均匀涂抹在阴道或宫颈病变处。

2．喷洒法　将药粉撒于带线大棉球上，暴露宫颈后将棉球顶塞于宫颈部，然后退出阴道窥器，线尾留在阴道口外。

3．纳入法　凡栓剂、片剂、丸剂可由操作者戴无菌手套后直接放于阴道后穹隆处，或将药片用带线大棉球顶塞于宫颈部，线尾留在阴道口外。

4．自行放置法（指导患者）　临睡前洗净双手或戴指套，用一手示指将药片或栓剂向阴道后壁推进至示指完全伸入为止。

7．上药结束后脱去手套，协助患者穿好衣裤。

8．整理用物，用物按无菌原则处理，告知患者相关注意事项。洗手，记录。

【护理要点】

1．应用非腐蚀性药物时，应转动阴道窥器，使阴道四壁均能涂上药物。

2．应用腐蚀性药物时，要注意保护好阴道壁及正常的组织。上药前应将干棉球或纱布垫于阴道后壁或阴道后穹隆，药液只涂于宫颈病灶局部，避免药液灼伤其他正常组织。药液涂好后，立即如数取出所垫棉球或纱布。子宫颈如有腺囊肿，应先刺破，并挤出黏液后再上药。

3．棉签上的棉花应捻紧，涂药时向同一方向转动，防止棉花落入阴道内难以取出。

4．采用带尾线大棉球上药者，应告知患者于放药12～24小时后牵引尾线自行取出。

5．应用阴道栓剂上药者应在临睡前或休息时上药，以避免起床后脱出，影响治疗效果。

6．经期或阴道流血者不宜阴道给药。

7．用药期间禁止性生活。

8．未婚女性上药时应避免使用阴道窥器，应使用长棉签涂药或戴上手套后用手指将药片推入阴道内。

9．指导患者保持会阴清洁卫生，用药期间可使用卫生巾或护垫，以保持衣裤清洁，遵医嘱按疗程规范用药，随意减少用药次数会降低疗效并产生耐药性。

（李仁兰）

视频：阴道与宫颈上药

思考题

1．刘女士，30岁，阴道分娩一女婴，总产程18小时，第二产程2小时30分钟。现产后30小时，发现刘女士子宫复旧好，阴道流血少，外阴水肿明显。

请问：1．应该用什么方法帮助刘女士减轻外阴水肿？

2．该方法具体操作步骤怎样？

2．王女士，38岁，已婚，G_2P_2，发现阴道分泌物增多5日，伴外阴剧烈瘙痒。妇科检查：白带呈豆腐渣样，量多而稠，阴道黏膜附有一层白膜，擦拭后见阴道黏膜充血有表浅溃疡。

请问：该患者阴道上药的操作方法是什么？

思路解析

思路解析

扫一扫，测一测

笔记

中英文名词对照索引

参 考 文 献

1. 谢幸，孔北华，段涛. 妇产科学. 9 版. 北京：人民卫生出版社，2018.

2. 谢幸，苟文丽. 妇产科学. 8 版. 北京：人民卫生出版社，2013.

3. 安力彬，陆虹. 妇产科护理学. 6 版. 北京：人民卫生出版社，2018.

4. 郑修霞. 妇产科护理学. 5 版. 北京：人民卫生出版社，2012.

5. 余艳红，陈叙. 助产学. 北京：人民卫生出版社，2017.

6. 姜梅，庞汝彦. 助产士规范化培训教材. 北京：人民卫生出版社，2017.

7. 程瑞峰. 妇产科护理. 北京：人民卫生出版社，2015.

8. 全国护士执业资格考试用书编写专家委员会. 2018 全国护士执业资格考试指导. 北京：人民卫生出版社，2018.

9. 朱嘉增，朱丽萍. 现代妇女保健学. 上海：复旦大学出版社，2011.

10. 顾美皎. 临床妇产科学. 2 版. 北京：人民卫生出版社，2011.

53检